Motivating People to Be Physically Active

신체활동 동기부여

이론과 실제 2판

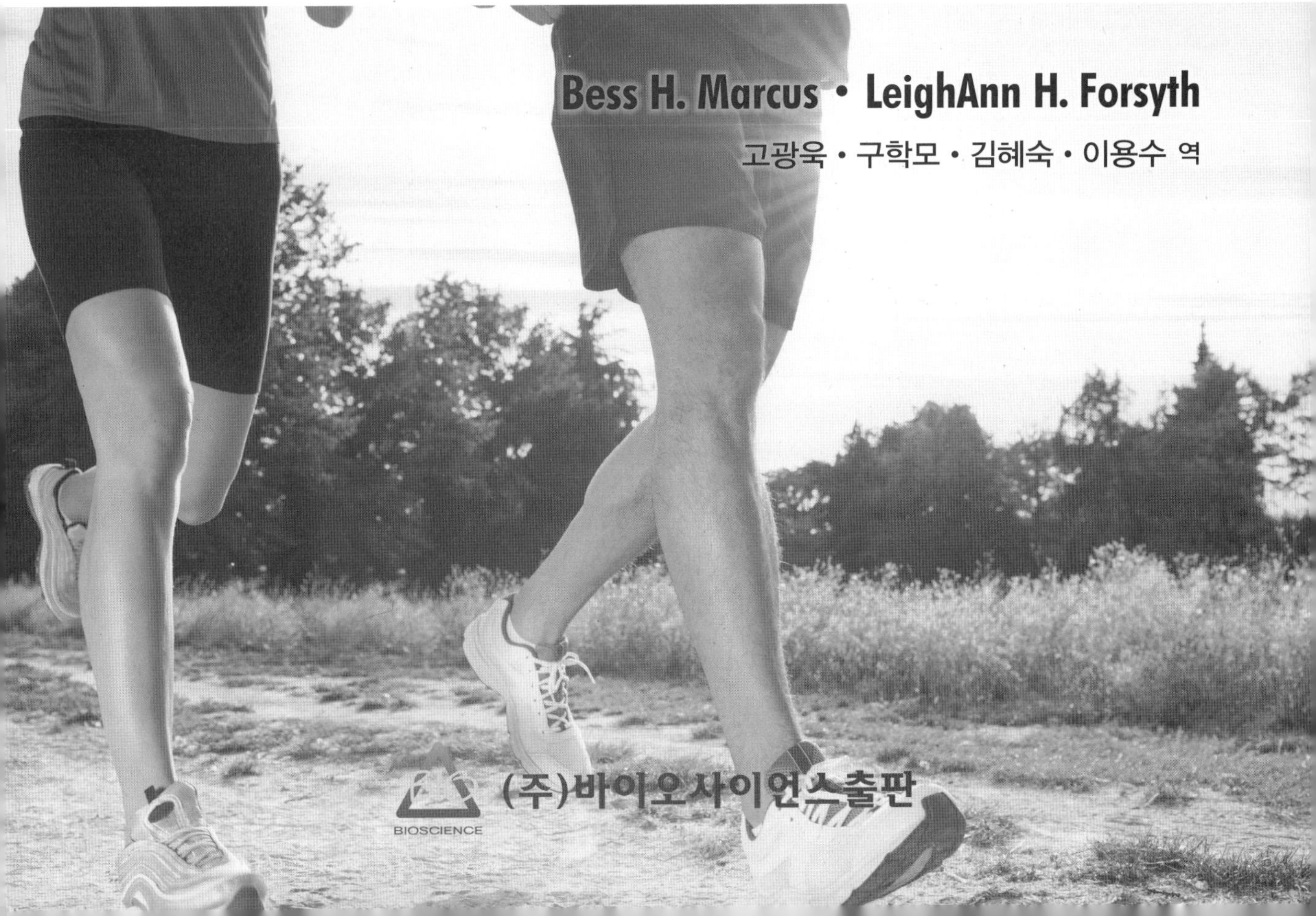

Bess H. Marcus · LeighAnn H. Forsyth

고광욱 · 구학모 · 김혜숙 · 이용수 역

BIOSCIENCE (주)바이오사이언스출판

이 도서의 국립중앙도서관 출판예정도서목록(CIP)은 서지정보유통지원시스템 홈페이지(http://seoji.nl.go.kr)와 국가자료종합목록시스템(http://www.nl.go.kr/kolisnet)에서 이용하실 수 있습니다.
(CIP제어번호 : CIP2019033989)

신체활동 동기부여 이론과 실제 2판

초판 인쇄: 2019년 9월 5일
초판 발행: 2019년 9월 10일

저 자: Bess H. Marcus · LeighAnn H. Forsyth
역 자: 고광욱 · 구학모 · 김혜숙 · 이용수
발행인: 문정구
발행처: (주)바이오사이언스출판
본 사: 14040 경기도 안양시 동안구 전파로 107(호계동)
서울 사무소: 06569 서울특별시 서초구 도구로 115, 1층(방배동)
전 화: (02)581-4057~8
팩 스: (02)581-4059
이메일: inquiry@biosciencepub.com
홈페이지: http://www.biobooks.co.kr
ISBN: 978-89-6824-092-8 (93690)

등록번호: 제22-3079호

값 18,000원

BIOSCIENCE
(주)바이오사이언스출판

저자 소개

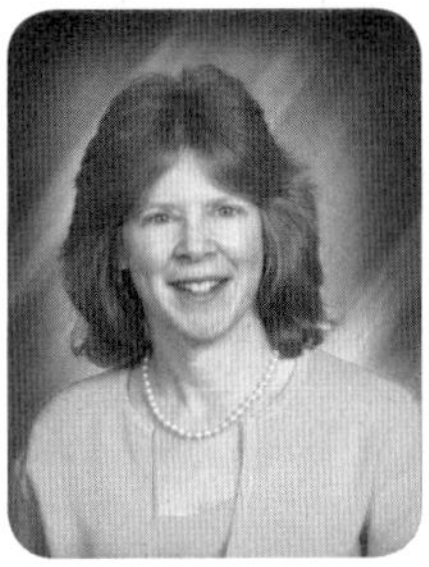

Bess H. Marcus 박사

브라운대학교의 알퍼트 의과대학, 지역사회보건 및 정신과 행동과학 학과 교수
미리암 종합병원의 행동예방의학센터 소장

마커스 박사는 지난 25년간 신체활동 행태에 대한 연구를 수행해 왔으며, 250편 이상의 논문과 3권의 서적을 출판해온 임상 건강 심리학자이다. 신체활동 행태의 심리 사회적 중재요인 측정을 위한 일련의 평가 도구를 개발해 왔으며, 지역사회, 직장, 1차 의료 환경하에서 신체활동 행태의 촉진을 위한 저비용 중재전략을 개발하였다. 미국심장협회, 미국스포츠의학회, 미국질병통제예방센터(CDC), 국립건강연구소 위원회에서 활동하였다. 아울러 "*Surgeon General's Report on Physical Activity and Health*"의 저자이기도 하다. 활동적 프로젝트Project Active' 커리큘럼 개발과정에 고문으로 활동했으며, "*Active Living Every Day* (Human Kinetics)"의 공동저자이다. 신체활동 활성화 분야의 탁월한 연구자로 인정받고 있으며 세계 여러 나라에서 이 주제로 강연하고 있다. 일주일의 대부분을 신체활동으로 보내고 있는 그녀는 남편과 세 자녀와 함께 걷기, 수영 그리고 자전거 타기를 즐기고 있다.

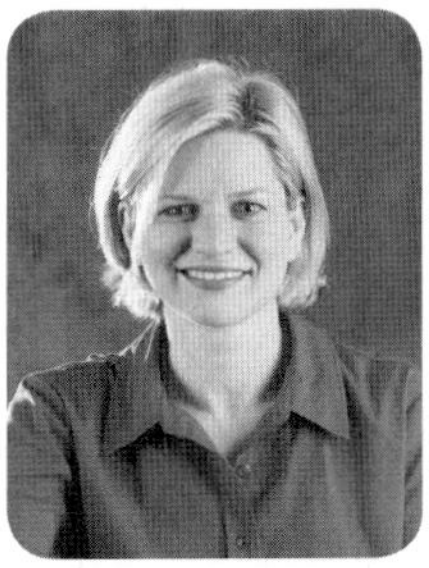

LeighAnn H. Forsyth 박사

임상건강심리학자
체중관리, 체형과 여성건강 분야의 개인 지도 전공

포시스 박사는 클리블랜드 주립대학교 겸임교수로 신체활동 적응분야의 연구 수행과 행태 변화 과목의 강의를 담당하고 있다. 미리암 병원, 행동예방의학센터 임상인턴십 과정과 박사후과정에서 신체활동 적응에 있어 동기부여 준비단계를 적용하는 다양한 프로그램 연구를 수행하였다. 신체활동 활성화 및 동기부여 준비단계와 신체활동 연구 보조금관련 컨설턴트 역할 관련의 다양한 논문과 서적을 출간하였으며 행동의학학회와 행동사회발전학회의 회원이다.

그녀는 세 자녀와 함께 신체활동적인 부모 역할을 하고 있으며, 조깅, 하이킹, 테니스, 자전거를 즐기며, 남편, 세 자녀와 오하이오에 살고 있다.

저자 서문

이 책을 저술한 목적은 행동과학 연구로부터의 이론과 개념을 신체활동 프로그램 기획, 개발, 실행이나 평가에 관계된 건강 전문가들을 위한 유용한 핸드북으로 만드는 것이었습니다. 퍼스널 트레이너, 헬스클럽이나 보건소나 복지관의 직원이나 지역사회나 국가기구의 직원, 신체활동과 관련된 행태변화를 동기부여에 관련된 일과 관련된 분이라면 이 책이 유용한 도움이 되기를 바라면서 행태변화와 심리학에 대해 알던 모르던 쉽게 사용할 수 있는 실제적 도구, 사례들, 아이디어와 방법들을 소개하였습니다.

통째로 읽거나 관련 있는 부분만을 읽어도 됩니다만 동기부여 상태의 개념에 익숙해져서 이들 개념을 실행할 수 있도록 익숙해지시기를 바랍니다. 제시된 스킬, 도구, 전략은 개인, 그룹, 직장이나 지역사회 어디서나 활용될 수 있습니다.

이 책은 성인들을 대상으로 하는 건강 전문가들에게 신체활동 동기부여와 관련된 지식, 스킬, 그리고 자원 등을 제공하는 것이 목표지만 몸과 마음의 만성적 질환자를 포함한 어떤 인구집단에서도 적용할 수 있습니다.

1부에서는 신체활동 개입의 기초, 행태변화를 위한 동기부여 상태의 측정도구, 행태변화의 중개요소에 초점을 두었습니다. 1장에서는 운동과 체력 훈련 등과 신체활동을 구분하였습니다. 2장에서는 이 책의 많은 부분의 기초가 된 변화단계모형을 소개하였습니다. 동기부여 상태를 어떻게 측정하는지도 설명하였습니다. 3장에서는 다른 심리학적 이론과 모형들을 신체활동 개입에 응용할 수 있도록 설명하였습니다. 4장에서는 신체활동 행태변화의 중개요소들을 설명하였고 어떻게 측정하는지도 설명하였습니다. 5장에서는 변화단계모형을 활용한 성공적 신체활동 개입들을 살펴보았습니다.

2부에서는 신체활동 패턴과 체력의 측정과 여러 환경에서 변화단계모형 응용을 살펴보았습니다. 6장에서는 신체활동 패턴과 체력의 측정하는 법을 설명하였습니다. 7장에서 10장까지는 변화단계모형을 개인, 그룹, 직장, 지역사회에 적용하는 법을 논의합니다. 특정 인구집단에 적용하는 방법도 논의합니다. 연습과 작업양식도 제공하여 귀하의 프로그램과 사례에서 활용할 수 있도록 하였습니다.

사람들의 신체활동 증진을 도우는 귀하의 작업에서의 큰 성공을 기원합니다. 귀하의 시간과 에너지를 이 귀중한 건강증진과 질병예방 영역에 집중하도록 응원을 보냅니다.

역자 서문

못 먹고 불결한 생활로 인한 감염병이 해결된 시대에, 이제는 신체활동 부족이 전 세계적 사망의 네 번째 요인이 되었습니다만 중고강도 신체활동 실천율을 비롯한 한국인의 신체활동 현실은 답보 상태입니다. 대표적 보건지표인 걷기 실천율은 남성 흡연율과 비슷한 시기에 비슷한 비율로 저하되어 왔지만 흡연율 저하에 기여한 노하우는 신체활동 분야에 응용되지 못하고 있습니다. 전 세계적으로 국가적 신체활동 가이드라인의 표준을 선도하는 미국연방 신체활동 2세대 가이드라인에서는 신체활동 증진의 효과적 방법으로 행동 과학적 이론과 기법을 활용할 것을 권고하고 있지만 아직 국내에는 관련 정보가 부족한 상태입니다.

마침 40여 년간 수백 편의 논문을 통해 금연과 신체활동 증진 분야의 행동과학을 연구해 오신 미국 브라운대학교 보건대학원장이신 마커스 박사님 등이 저술하신 "신체활동 동기부여 이론과 실제Motivating People to Be Physically Active"란 좋은 저서를 접하고 의료, 보건, 체육 · 운동, 스포츠 분야의 전문가들이 의기투합하여 번역하였습니다. 1부에서는 동기부여 상태측정을 위한 이론적 배경과 도구를 성공적 사례들과 함께 설명하고 있으며 2부 적용에서는 개인 상담, 그룹 상담, 직장 프로그램, 지역 프로그램에 이르기까지 다양한 성공 경험까지 소개하고 있습니다.

수렵과 채집인의 몸을 지닌 채 21세기를 살고 있는 현대인에게 2018년은 새로운 지평이 열린 해로 기억될 만해 보입니다. 1990년대 중반 이후 전 세계적으로 선진 각국의 국가신체활동지침이 바뀌어오면서 가사, 직업, 통근과 통학과 같은 이동 및 여가시간의 운동을 통털어 신체활동은 건강에 유익할 수 있다는 '건강을 위한 신체활동' 1세대 패러다임이 자리를 잡았다면 최근에는 2세대 신체활동의 시대가 열린 것으로 보입니다. 그 주요 특징은 덜 앉기가 공식화되고Sit Less 중고강도 신체활동 시간의 하한선이 사라지고Move More, 즉각적 효과를 중시하며, 불안과 우울, 수면과 인지 등 뇌건강과 8대 암 위험감소 등 건강효과가 더욱 확대되고, 영유아로 대상이 확대되는 등 ICT의 발달로 새롭게 밝혀진 수많은 유익을 행동 과학적 이론과 기법에 기초하여 관련 전문가 모두가 잘 활용하여 더 많은 사람들이 유익을 누리게 되길 바랍니다.

이 책의 번역은 연구와 교육뿐 아니라 일선 실무에 종사하는 의료 · 보건, 체육 · 운동, 스포츠 등 다양한 전문가의 협력으로 이루어졌습니다. 이제 분야를 막론하고 규칙적 신체활동을 못하고 있는 사람들을 돕는 좋은 도구로 쓰여지기를 간절히 바라면서 역자들의 인사를 대신합니다.

2019. 8

역자 일동

역자 소개

고광욱(의학박사, 예방의학 전문의)

고신대학교 의과대학 보건대학원 교수(1999~현재)
한국보건교육건강증진학회장(2019~)
대한민국건강도시협의회(KHCP)학술위원장(2019~)
WHO 건강도시와 범정책건강협력센터(CC for HC and HiAP) 객원연구원

구학모

한국건강증진개발원 연구원(2012~현재)
서울대학교 사범대 체육교육과 졸업

김혜숙

대구보건대학교 보건행정과 교수(2018~현재)
동서대학교 보건행정과 초빙교수(2011~2018)

이용수(체육학 박사, 건강운동관리사)

장안대학교 건강과학부 생활체육과 교수(2012~현재)
한국보건교육건강증진학회부회장
사)대한건강운동관리사협회장(2014~2017)
서울특별시 건강증진과 운동처방사(2005~2010)

CONTENTS 차례

1부 동기부여 상태 측정 이론과 도구

1장 신체활동 중재 ······ 3

신체활동 권장기준 ······ 4
신체활동, 운동, 체력의 정의 ······ 6
신체활동 사업 ······ 8
이론적 모형 ······ 9
동기부여 변화단계모형 ······ 9
1장의 결론 ······ 10

2장 동기부여 변화단계모형 ······ 11

동기부여 상태와 변화단계 ······ 12
개입전략을 변화단계에 맞추기 ······ 14
행동변화의 과정 ······ 15
2장의 결론 ······ 20

3장 여러 심리학적 이론과 모형 종합하기 ······ 21

학습이론 ······ 22
의사결정이론 ······ 24
행태선택이론 ······ 25
사회인지이론 ······ 27

사회생태적 모형 ······ 29
퇴보방지 모형 ······ 30
3장의 결론 ······ 32

4장 이론적 효과 발휘하는 중개요인 ······ 35

신체활동 행태변화의 중개요인 고려하기 ······ 36
신체활동 강화요인들 ······ 38
"블랙박스" 해독하기 ······ 45
4장의 결론 ······ 46

5장 변화단계모형을 활용한 성공적 신체활동 개입사례 ······ 47

신체활동 생각해보기: 지역사회 프로그램 ······ 49
건강으로 점프 스타트: 직장 프로그램 ······ 50
점프 스타트: 커뮤니티 기반 연구 ······ 52
활동적 프로젝트: 지역사회 프로그램 ······ 53
내딛기 프로젝트: 지역사회 프로그램 ······ 54
움직임 속으로: 지역사회 프로그램 ······ 55
5장의 결론 ······ 56

2부 적용

6장 신체활동 패턴과 체력 평가 ······ 61

신체활동 행태 패턴의 파악 ······ 62
신체활동 강도 결정 ······ 63
신체활동 행태 조사 ······ 65

체력측정 74
그룹 신체활동 및 체력 평가 78
6장의 결론 79

7장 개인 상담을 위한 변화단계모형 활용 81

신체적 준비 82
심리적 준비 84
자신감 92
단기-장기 목표 설정 93
성공 평가 95
7장의 결론 111

8장 그룹 상담 프로그램에서 변화단계모형 적용 113

변화단계기반 그룹 이끌어 나가기 114
변화단계기반 교육과정의 예시 121
지도자의 효율성 평가 123
8장의 결론 133

9장 건강관련 사업장 프로그램에서 변화단계모형 적용 135

프로그램을 위한 지원체계 구축 137
동기부여 준비에 대한 평가 138
프로그램 목표 대상자 선택 139
프로그램 표적 대상에 접근하기 141
단계 맞춤식 자료 개발 141
중강도의 신체활동에 초점 맞추기 143
행사기획 143
참여에 대한 인센티브 부여 144
9장의 결론 156

10장 지역사회 프로그램에서 변화단계모형 적용 157

변화를 위한 지역사회의 준비상태 평가 159
지역사회 개별주민에게 접근하기 161
단계 맞춤형 메시지 개발 163
타깃 고객에 도달하기 위한 미디어(매체) 기반 접근의 이용 165
타깃 고객에 도달하기 위해 지역사회 지도자들과 함께 활동하기 167
10장의 결론 180

부록 A 설문지 181
부록 B 사용가능한 자원현황 193
참고문헌 197
찾아보기 209

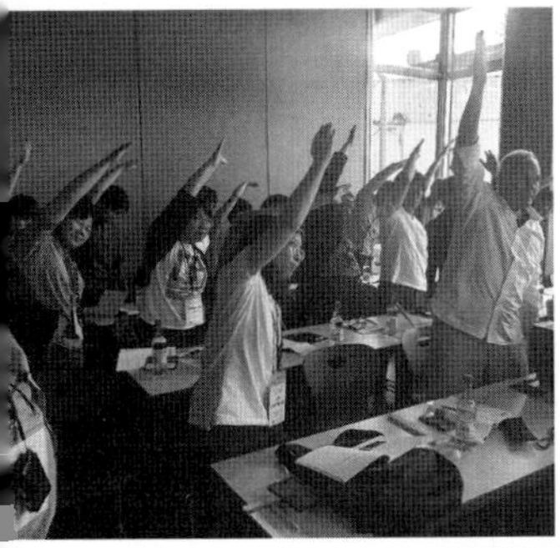
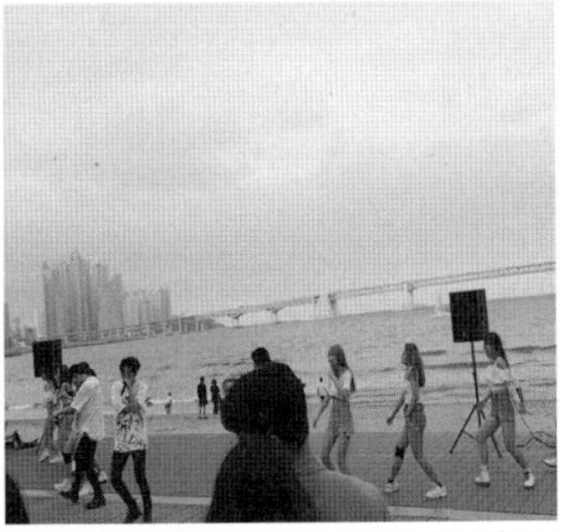
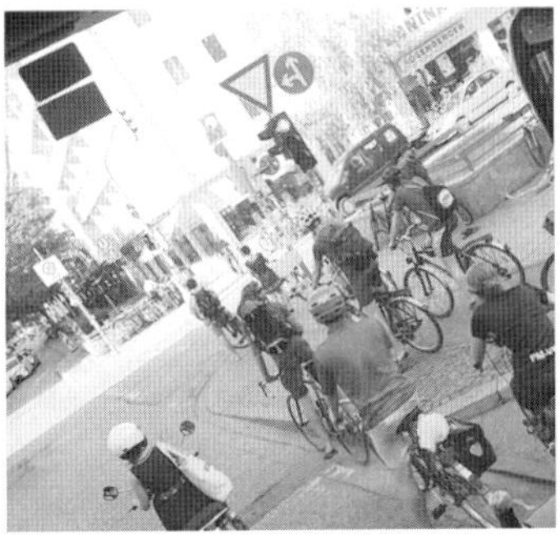
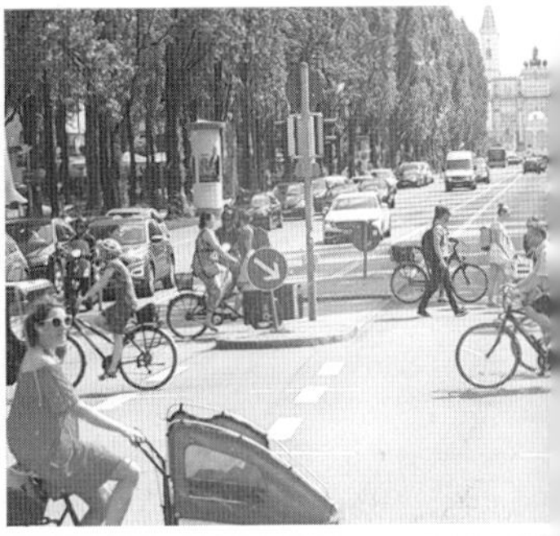

1부 동기부여 상태 측정 이론과 도구

Theoretical Background and Tools for Measuring Motivational Readiness

1부에서는 먼저 신체활동 행태, 신체활동 사업, 행태변화를 위한 동기부여 상태motivational readiness 측정도구 그리고 행태변화의 중개요소mediator에 관한 개념을 소개한다. 또한 공중보건학적 신체활동 권고기준과 중강도 신체활동의 예시를 소개한다. 신체활동적 생활을 할 때의 건강유익도 소개하였다. 마지막으로 체력, 운동, 신체활동의 차이와 신체활동적 생활양식 증진을 위한, 이론에 기초한 사업의 중요성도 설명하였다.

LET'S Be active
Everyone
Everywhere
Everyday

PART ONE

CHAPER 1

신체활동 중재

Describing Physical Activity Interventions

1. 기본 공통 지침

❶ 규칙적인 신체활동은 건강을 증진시키고 체력을 향상시키며 여러 가지 만성 질환을 예방합니다.
❷ 신체활동은 여가 시간의 운동, 이동을 위한 걷기나 자전거 타기, 직업 활동(노동), 집안일 등을 포함하며 전반적으로 활동적인 습관을 들이는 것이 중요합니다.
❸ 권장 신체활동은 기본적인 수준이므로 건강상의 이득을 더 많이 얻기 위해서는 활동 횟수를 늘리거나 신체활동의 강도를 높이는 것이 좋습니다.
❹ 움직이지 않고 앉아서 보내는 여가 시간(컴퓨터나 스마트폰 사용, 텔레비전 시청 포함)을 하루 2시간 이내로 줄이는 것이 좋으며, 약간이라도 신체활동을 하는 것이 건강에 좋습니다.

2. 집단별 추가 지침(어린이 및 청소년, 65세 이상 성인)

❶ 노인들에게 있을 수 있는 만성질환으로 인해 제시한 신체활동을 수행하기 어려울 때는 체력이나 신체조건 등 각자의 상황에 맞게 가능한 만큼 신체활동을 하도록 노력해야 합니다.
❷ 어린이 및 청소년의 신체활동은 가정이나 학교에서 하는 스포츠 활동이나 체육수업 등의 운동, 이동을 위한 걷기나 자전거 타기 등을 포함하며 전반적으로 활동적인 습관을 들이는 것이 중요합니다.
❸ 청소년들이 즐겁고 다양한 신체 활동에 참여하도록 적합한 신체 활동을 제시하고 적극적인 활동을 하도록 격려하는 것이 매우 중요합니다.

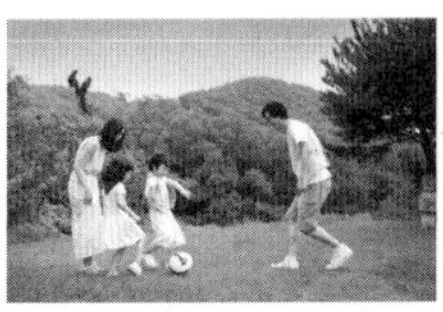
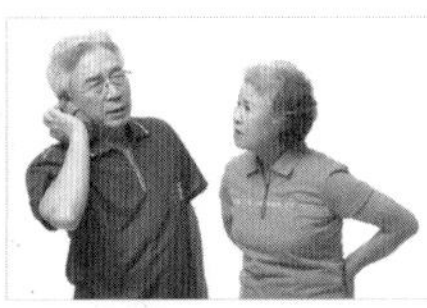
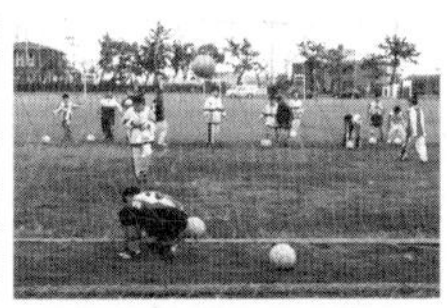

주로 **앉아서 지내는 생활**[1)]은 많은 국가에서 **삶의 질 저하, 장애** 그리고 **사망**을 초래하는 주요한 원인이다. 지난 수십여 년간 이 주제에 대해서는 잘 수행된 연구를 통해 **운동 훈련 프로그램** 도중이나 후에 일어나는 중요한 생리학적 및 심리학적 변화에 관한 설득력 있는 근거들이 밝혀졌다. 지난 25여 년간 미국심장협회AHA, 미국스포츠의학회ACSM, 미국질병통제예방센터CDC, 미국국립보건원NIH, 의무감실Surgeon General's Office을 비롯한 수많은 공중보건기관에서 **신체활동적 생활**의 건강 유익과 앉아지내는 생활의 건강 해악에 관한 선언을 발표하였다(Fletcher et al., 1992; Haskel et al., 2007; NIH, 1996; Pate et al., 1995; U.S. Department of Health and Human Service[USDHHS], 1996,,2000). 이러한 선언들은 신체활동과 체력개선이 심혈관질환의 위험을 용량 반응방식으로 줄인다는 것을 일관성 있게 발견한 인구집단 기반의 연구결과들에 기초하였다. 즉 체력이 좋을수록 또는 신체활동량이 많을수록 위험이 적다고 밝혀진 것이다. 또한 적당한 양의 중강도 신체활동이나 적당한 수준의 체력도 앉아지내는 것에 비해 심혈관질환의 위험을 상당히 낮춘다는 것도 밝혀졌다. 신체활동적 생활로 얻어지는 구체적 건강 유익의 예시는 다음과 같다.[2)]

신체활동의 유익

심장병, 고혈압, 당뇨병 위험의 감소	직장암과 유방암 위험의 감소
건강하고 튼튼한 뼈	감기와 독감에 걸릴 확률의 감소
체중관리가 잘 됨	활력의 증진
잠을 더 잘 잠	불안과 우울의 감소
	자존감의 향상

신체활동 권장기준

여러 연구를 통해 얻은 자료로 연구자들은 이러한 건강 유익을 얻고 유지하는 데 필요한 운동량에 대한 기준을 개발하였다. 이러한 연구결과를 통해 미국스포츠의학회는 많은 사람들이 알고 있는 다음과 같은 신체활동 처방기준을 개발하였다(**표 1.1**). 그리하여 한 주에 5일 이상, 하루 총 30분 이상의 중강도 신체활동이나 한 주에 3일 이상, 20분 이상의 고강

1) 좌업행태Sedentary Behavior는 깨어 있으면서 앉거나 기대거나 누워 있는 행태를 말한다(역자주).

2) 2018년 발표된 미국연방 신체활동 가이드라인 2판에서는 8대암, 뇌건강을 비롯해 유익이 더욱 늘어났다(역자주).

표 1.1 전반적 건강 개선을 위한 신체활동 권장기준

강도	지속시간	빈도	예시
중강도 (최대심박수의 60~74%)	한꺼번에 30분 이상 또는 10분씩 여러 번	한 주에 5일 이상	30분간의 활보, 10분간의 산책
고강도 (최대심박수의 75~85%)	20분 이상	한 주에 3일 이상	20분간의 조깅, 스피닝

W.L. Haskel et al., 2007. "Physical activity and public health, updated recommendation for adults from the American College of Sports Medicine and the American Heart Association," *Medicine and Science in Sports and Exercise* 39: 1423–1434.

도 신체활동이 권장되었다(ACSM, 2000).[3)]

위에서 언급한 인구집단에 기초한 연구 외에도 실험적 연구들에 의해서도 운동과학자들은 운동 강도의 효과와 각 신체활동의 최소한의 길이에 대한 재검토를 하였다. Debusk, Stenestrand, Sheehan과 Haskel(1990) 등은 **몇 차례의 단시간 중고강도 신체활동**(예를 들면 세 번의 10분간 신체활동)이 **한 차례의 긴 시간 신체활동**(예를 들어 30분간의 신체활동)과 비슷한 건강효과를 보인다는 것을 밝혔다. Ebisu(1985)에 의한 또 다른 연구에서도 세 차례의 단시간 운동이 체력과 고밀도 콜레스테롤 개선에 있어서 비슷한 개선효과를 보인다고 밝혔다. 그리하여 고강도와 중강도 신체활동이 모두 건강개선에 중요하듯이 한 번에 길게 하는 것과 짧게 여러 번 하는 것이 모두 건강개선에 중요하다는 것이 밝혀졌다.

이상의 발견은 건강증진을 위한 신체활동 권고기준 제정으로 이어졌다: 어른들은 매일 총 30분 이상 중강도 이상의 신체활동을 일주일에 5일 이상하여야 한다(Haskell et al., 2007; Pate et al., 1995). **중강도 신체활동**이란 활발한 걷기처럼 약간 힘들지만, 달리기와 같은 고강도 신체활동처럼 격렬하지는 않은 신체활동을 말한다. 중강도 신체활동의 좋은 예로 활발한 걷기는 모임에 늦었거나 버스를 놓치지 않으려고 할 때나 서두를 때처럼 목적을 가지고 걷는 것과 같은 것인데 건강 개선을 위한 중강도 신체활동은 한 번에 10분 이상 하도록 한다. 중강도 신체활동의 더 많은 예시는 다음과 같다.

3) 2013년도 한국인을 위한 유산소 신체활동 권고기준은 한 번에 10분 이상, 한 주당 중강도 신체활동 150분 이상 혹은 고강도 신체활동 75분 이상이다(역자주).

표 1.2 체중관리를 위한 신체활동 권고기준

바라는 목적	최소한의 지속시간	최소한의 강도
현재 체중의 유지	매일 60분	중강도
비만 재발의 예방	매일 60~90분	중강도

USDHHS. *Dietary guidelines for Americans*. 2000. Washington, D.C.; USDHHS, Report of the Dietary Guidelines Advisory Committee.

중강도 신체활동의 예시

자전거 타기	하이킹
활발한 걷기	아이들과 놀기
춤추기	배구
정원일과 텃밭일	마루 청소하기
골프(카트 없이)	카펫 청소
	세차하고 광택내기

체중관리를 위한 신체활동 권고기준은 약간 다르다(**표 1.2**). 미국 보건인적자원부에서는 만성병 예방을 위해서는 매일 30분 이상의 신체활동을 권장하였지만 체중관리를 위해서는 매일 60분 이상의 신체활동을 권장하였다(USDHHS & USDA, 2005).

또한 유산소 활동 외에도 어른과 특히 노인은 유연성 증가를 위한 매일의 스트레칭운동뿐 아니라 주 2~3회의 근력강화(저항 훈련)를 하도록 권장하였다(Nelson et al., 2007; USDHHS, 1996)

신체활동, 운동, 체력의 정의

이전의 권고기준들이 주로 체력 향상을 위한 고강도 운동에만 초점을 맞추어 온 탓에 건강전문가들과 일반인들은 신체활동과 운동, 체력이라는 용어를 그 정확한 의미가 다름에도 불구하고 혼용하고 있다. 이들 용어의 차이는 중요하므로 다시 한번 다음과 같이 명확히 정의해 보기로 한다.

- **신체활동**은 열량 소모를 초래하는 모든 신체의 움직임을 말한다(Casperson, 1989)

- **운동**은 계획적으로 짜여진 반복적 신체활동의 일종이다.
- **체력**은 신체활동과 운동의 결과로 얻어지는 신체적 성과이다.

이 책의 초점은 계획된 운동에 더하여 **일상적 신체활동**을 늘리는 프로그램 개발을 돕는 데 있다. 생활 속의 계단 이용하기, 주변 청소하기, 자녀들과 농구 슈팅하기와 같은 신체활동 늘리기도 이 책에서 의도하는 신체활동 프로그램의 좋은 성과들이다. 격렬한 고강도 운동을 싫어하는 주로 앉아지내는 사람이라도 아래와 같이 미국스포츠의학회와 질병관리본부의 신체활동 권고기준에 따른 전략을 실천하도록 권장할 수 있을 것이다.

- 거의 매일 일주일에 5일 이상 30분간의 활발한 산책을 한다.
- 주말에 30분간 활발한 걷기를 하고 주중에는 3일 이상 하루에 10분 걷기를 세 번 한다.
- 거의 매일 일주일에 5일 이상 하루 세 번 10분간 중강도 이상의 신체활동을 한다(예를 들어 10분간 우체국까지 걷기, 10분간 아이들과 놀기 그리고 10분간 청소하기)
- 하루는 30분간 집안일을 힘차게 하고, 다른 날에는 30분간 텃밭을 가꾸고 또 다른 날에는 근처에서 10분간 걷기를 세 번 한다.

일선 건강 전문가들이 사람들의 행태를 바꾸려 할 때 이러한 새로운 권고기준을 따르면 개인, 그룹 혹은 지역사회를 위한 다양한 선택 가능성이 생긴다고 한다. 즉 "고통 없이는

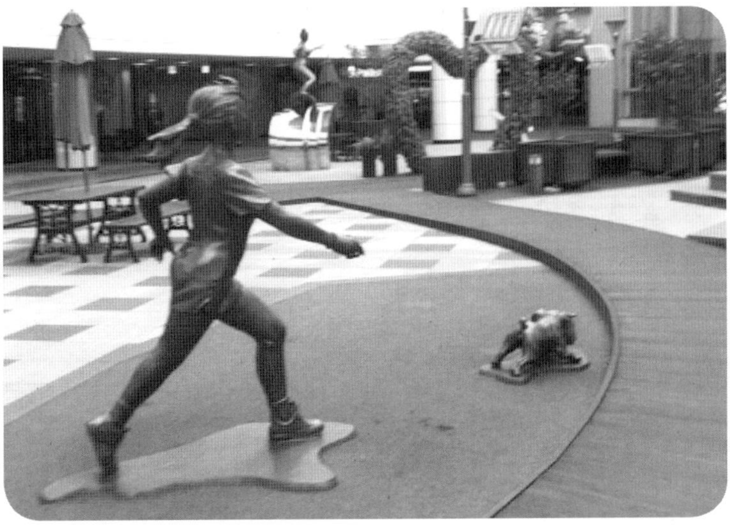

새로운 신체활동 권장기준에 따르면 활발한 산책 같은 활동은 여러 번 나누어 해도 된다.

얻는 것도 없다"는 방식으로 장시간의 고강도 운동을 하지 않아도 된다는 것은 개인적 코칭이나 프로그램 제공의 적용 가능성을 다수의 사람들에게 높일 수 있다는 것이다. 즉, 한꺼번에 몰아서 하지 않더라도 생활 속에서 여러 번 나누어서 신체활동을 하고, 달리기처럼 고강도나 아니라도 활기찬 산책과 같은 중강도 신체활동을 해도 된다는 것은 헬스클럽에서의 운동에 더하여 신체활동적 생활을 습관화시킬 수 있는 성공 가능성을 높여주는 것이다.

신체활동 사업

신체활동적 생활의 수많은 장점에도 불구하고 최근의 통계에 따르면 규칙적 신체활동 실천율은 낮은 편이다. 따라서 주로 앉아지내면서 만성질환이나 기능제한의 위험이 높은 사람들이 신체활동적 습관을 기르고 유지하기 위한 효과적 프로그램이 필요하다(Marcus et al., 2006; USDHHS, 1996, 2000).

더구나 앉아지내는 사람들의 다양한 사회적 격차(예를 들어 연령, 소득과 교육 수준 등) 때문에 신체활동 사업은 건강이나 체력전문가와 개인적 접촉을 하는 비싼 방식에만 의존해서는 안 될 것이다. 많은 사람들이 헬스클럽이나 지역 센터에 등록할 여유가 없기도 하다. 저소득층은 의료인과의 접촉 또한 원활하지 않을 수도 있다. 그리하여 행동과학자들과 보건학자들은 인터넷, 전화, 팸플릿, 직장 프로그램과 같은 다양한 방식을 통한 효과적 신체활동 사업을 필요로 한다(Marcus, Nigg, Riebe, & Forsyth, 2000; Marcus et al., 2007a, 2007b).

운동 훈련 프로그램은 보통 헬스클럽에서 전문가의 감독하에 진행되는데 보통 운동효과를 생리학적으로 측정한다. 이러한 연구에서 심리학적 이론은 잘 고려되지 않는다. 반대로 **신체활동 사업**의 목적은 사람들의 행동변화를 도우는 것으로 앉아지내는 것 대신에 활동적 대안을 추구하여 동료와의 만남을, 먹고 마시는 것보다는 산책 등으로 대신하는 것을 예로 들 수 있다. 신체활동 사업의 목적은 일상생활을 재조정하여 신체활동을 포함하도록 하는 것이다.

신체활동 증진가들은 점점 신체활동적 생활을 위해서는 사람들이 일상생활 속에 신체활동을 포함하는 습관을 기르도록 도와야 한다는 것을 깨닫고 있다. 예를 들어 사무실에서 하루종일 일하면서 운동장비도 없는 경우 가정용 운동기구를 구입할 수 있지만 동기부여가 필요하다. 즉 좋아하는 여가활동, 즉 텔레비전 시청, 음악 감상 등을 가정용 운동기구와 연계하여 사용하면 퇴근 즉시 가정용 운동기구의 사용은 귀찮은 의무사항이 아닌 기다려지는 활동이 될 수 있다.

신체활동 사업을 설계할 때는 대상자가 즐기는 활동을 발견하도록 도와야 한다. 춤추기나 산책과 같은 대상자가 즐거워하는 활동을 발견하도록 도와야 신체활동량 목표를 쉽게 달성할 수 있다. 또한 삶의 상황이나 일과에 따라 쉽게 조정이 가능하여야 한다. 예를 들어 줄넘기는 간단한 장비로 어디서든지 쉽게 할 수 있으므로 여건이 될 때마다 활용이 가능하다.

이론적 모형

가정에서의 신체활동 프로그램을 통해 더욱 장기간 신체활동을 지속했다는 연구가 있다(King, Haskell, Taylor, Kraemer, & DeBusk, 1991). 체육관에서냐 가정에서냐에 대한 선택권을 준다면 더욱 좋을 것이다. 가정에서의 프로그램은 가사 등의 실생활과 연계가 가능하다. 이론적 모형을 통해 신체활동과 그 영향 요소를 파악하는 것은 신체활동 프로그램의 핵심이다. 예를 들어 변화단계에 따른 접근을 통해 동기부여 상태와 얻고자 하는 유익 및 필요한 전략과 기법까지 파악한다면 목적 달성에 유용할 것이다. 이러한 변수들은 건강행동학 이론을 신체활동 증진에 응용할 때 가장 잘 얻어질 수 있을 것이다.

동기부여 변화단계모형

동기부여 변화단계모형은 사람들의 신체활동 습관 변화를 위한 동기부여 상태, 변화의 장애물, 변화의 유익, 그리고 변화를 위한 구체적 전략과 기법을 파악하는 유용한 틀을 제공한다(Prochaska & DiClemente, 1983). 신체활동과 건강에 관한 의무감 보고서에서 강조된 네 가지 모형 중 하나이기도 하다(USDHHS, 1996). 이 모형은 신체와 심리 양쪽을 다 다루고 있어서 개인과 집단, 지역사회를 대상으로 신체활동 프로그램을 설계할 때 매우 유용하다. 또한 각기 다른 동기부여 상태를 지닌 사람들을 대상으로 행동변화의 전략과 기법을 선택할 때도 유용하다. 그리하여 이 책에서도 이러한 이론적 틀이 핵심을 차지

한다.

1장의 결론

이 장에서는 신체활동적 생활을 위한 공중보건학적 권장기준을 살펴보았다. 중강도 신체활동의 예시와 그 유익도 살펴보았다. 신체활동과 운동, 체력의 차이점도 알아보았으며 신체활동적 생활을 위한 이론에 기초한 사업의 중요성도 알아보았다.

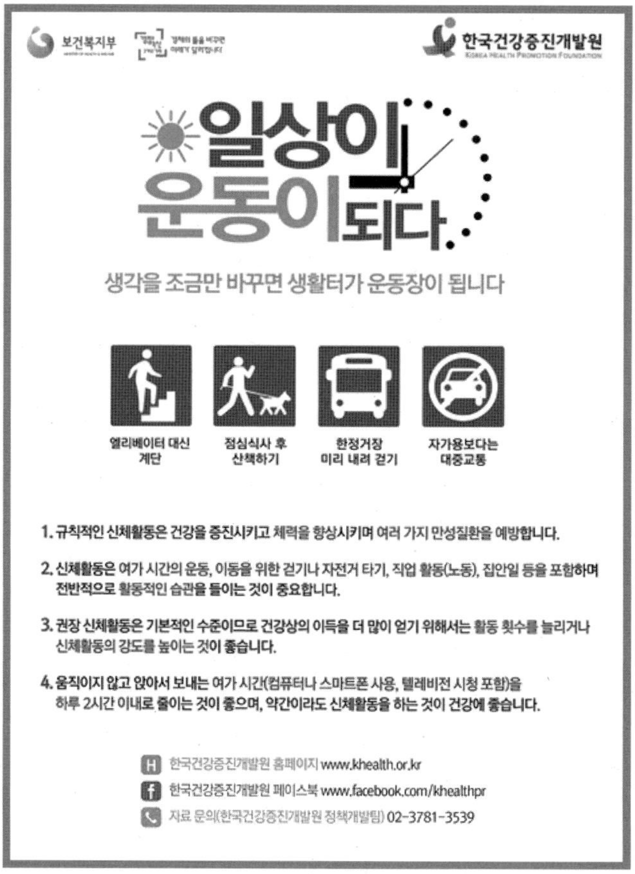
보건복지부
한국건강증진개발원
KOREA HEALTH PROMOTION FOUNDATION
일상이 운동이 되다
생각을 조금만 바꾸면 생활터가 운동장이 됩니다
엘리베이터 대신 계단
점심식사 후 산책하기
한정거장 미리 내려 걷기
자가용보다는 대중교통
1. 규칙적인 신체활동은 건강을 증진시키고 체력을 향상시키며 여러 가지 만성질환을 예방합니다.
2. 신체활동은 여가 시간의 운동, 이동을 위한 걷기나 자전거 타기, 직업 활동(노동), 집안일 등을 포함하며 전반적으로 활동적인 습관을 들이는 것이 중요합니다.
3. 권장 신체활동은 기본적인 수준이므로 건강상의 이득을 더 많이 얻기 위해서는 활동 횟수를 늘리거나 신체활동의 강도를 높이는 것이 좋습니다.
4. 움직이지 않고 앉아서 보내는 여가 시간(컴퓨터나 스마트폰 사용, 텔레비전 시청 포함)을 하루 2시간 이내로 줄이는 것이 좋으며, 약간이라도 신체활동을 하는 것이 건강에 좋습니다.
한국건강증진개발원 홈페이지 www.khealth.or.kr
한국건강증진개발원 페이스북 www.facebook.com/khealthpr
자료 문의(한국건강증진개발원 정책개발팀) 02-3781-3539

● 신체활동 단계별 프로그램 주요 전략

신체활동 생각하기 | 계획 전 단계 |

1. 신체활동을 하지 않는 특별한 이유가 있는지 생각해 본다.
2. 신체활동의 구체적인 장점이 무엇인지 알아본다.
3. 일상생활에서 자신이 하는 일반적인 신체활동이 있는지 생각해 본다.
4. 신체활동을 하지 않는 생활의 위험에 대해서 생각해 본다.

신체활동 준비하기 | 계획 단계 |

1. 신체활동의 구체적인 장점과 단점에 대해서 생각해 본다.
2. 신체활동을 위한 장 · 단기 목표를 세우고, 일상생활에서 신체활동의 빈도를 높인다.
3. 구체적인 신체활동 장애 요소를 극복하기 위한 해결책을 마련한다.
4. 언젠가는 자신이 신체적으로 활동적인 사람이 될 수 있을 것이라고 믿는다.

신체활동 시작하기 | 행동 단계 |

1. 개인적으로 구체적인 신체활동 목표를 정한다.
2. 신체활동을 할 때 처할 수 있는 예기치 못한 상황에 대처하는 방법을 익힌다.
3. 신체활동 일지를 작성하고 지속적으로 관리하는 방법을 익힌다.
4. 자신은 어떤 상황에서도 신체활동을 할 수 있는 사람이라는 자긍심을 가진다.

신체활동 지속하기 | 행동 단계 |

1. 지속적인 신체활동이 필요한 이유를 알아보고 구체적인 목표를 다시 정한다.
2. 현재 자신의 신체활동 방식을 평가하고 필요하다면 적절하게 수정한다.
3. 반복되는 신체활동의 지루함을 덜고 장애 요소를 극복하여 지속적인 신체활동을 위한 자신감을 높인다.
4. 자신이나 다른 사람의 보상이나 지지를 활용한다.

신체활동 생활화하기 | 유지 단계 |

1. 규칙적으로 신체활동을 수행하는 구체적인 이유나 목적을 마음에 새긴다.
2. 현재 자신의 신체활동 방식을 평가하고 어려운 상황에 처했을 때에도 지속할 수 있도록 계획을 세운다.
3. 규칙적인 신체활동에 대한 보상과 지지를 활용하고, 다치지 않도록 주의하며 자신감을 유지하도록 한다.
4. 만약 규칙적으로 신체활동을 하지 못하였다면, 1~2주 안에 다시 신체활동을 시작한다.

CHAPTER 2

동기부여 변화단계모형

The Stages of Motivational Readiness for Change Model

상당수 인구가 주로 앉아지내는 생활을 하고 있으며 신체활동 권장기준을 달성 못하는 인구는 더욱 많다. 즉 어느 정도의 신체활동은 해도 충분하게 하지 못하는 사람이 많다는 뜻이다. 이들이 신체활동을 시작하고 신체활동적 생활습관을 유지하도록 도우는 효과적 프로그램이 필요한 이유이다.

신체활동 증진 기법의 다수가 동기부여와 행동변화에 관한 심리학적 이론에서 시작되었다. 동기부여 변화단계모형은 **범이론 모형** 또는 **변화단계모형**이라고도 알려져 있는데 제임스 프로차스카 박사와 카를로 디클레멘트 박사의 연구에서 발전되었다. 처음에는 전문적 도움 없이 하는 자발적 금연 방법을 연구하다가(Prochaska & Diclemente, 1983) 어떻게 변화하는지에 대해 관심을 갖게 되어 건강습관변화 연구로 이어졌다. 흡연습관을 변화시킨 사람들에 대한 심층연구를 통해 사람들이 흡연 개피수를 줄여나가거나 담배를 끊을 때 일련의 단계를 거친다는 사실을 알아내었다. 처음에는 범이론 모형이라고 명명했는데(Prochaska, 1979) 이는 사회인지이론(Bandura, 1977), 행동학습이론(Skinner, 1953) 같은 여러 심리적 이론에 착안하였기 때문이다.

동기부여 상태와 변화단계

프로차스카와 디클레멘트 박사가 개발한 모형의 핵심 개념은 **변화단계**로 이제는 많은 사람들이 변화단계모형이라고 부른다. 변화를 위한 동기부여 상태의 단계모형이라고 길게 부르기도 하는 이유는 변화를 위한 동기부여와 실제적 행태변화를 둘 다 다루어야 하기 때문이다. 오래가는 행태변화를 시도할 때 사람들은 동기부여 상태의 변화를 거치게 되는데 이 모형에서는 5단계의 단계를 거친다고 본다. 신체활동의 다섯 단계는 다음과 같다:

- 1단계: 현재 비활동적이고 더욱 활동할 생각도 안 하는 단계에 있는 사람들은 현재 신체활동을 하지 않고 향후 6개월 내에 시작할 의지도 없는 사람들로 **무관심단계**라고 부른다.
- 2단계: 현재 비활동적이나 더 활동할 생각을 하는 단계에 있는 사람들은 현재 신체활동에 참여하지 않으나 향후 6개월 내에 시작할 의도가 있는 사람들로 **관심단계**라고 부른다.
- 3단계: 어느 정도의 신체활동을 하는 단계이나 권장기준에는 미치는 못하는 사람들로 더욱 활동적 단계로 갈 의지가 있을 수도 없을 수도 있는데 **준비단계**라고 부른다.

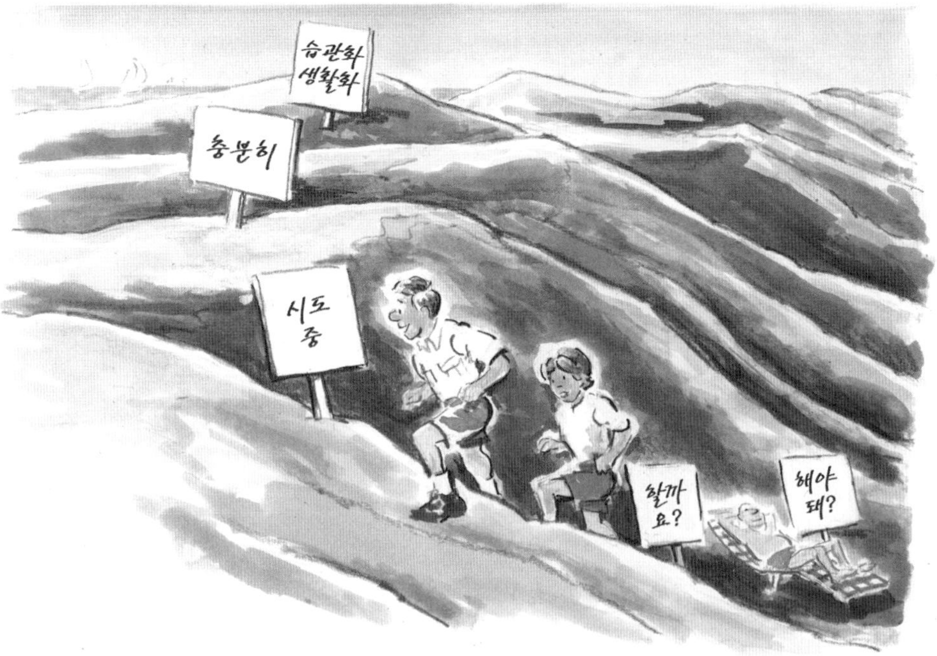

그림 2.1 사람들은 자주 단계 간을 왔다갔다 하기 마련임

Reprinted, by permission, from S.N. Blair et al., 2001, *Active living every day* (Champaign, IL: Human Kinetics), 8.

- 4단계: **충분한 신체활동을 하는 단계**로 권고기준을 충족하지만 아직 6개월이 되지 않은 단계로 계속 유지를 할 수도 있고 못할 수도 있는데 **행동단계**라고 부른다.
- 5단계: **규칙적 신체활동이 습관이 된 사람들**로 6개월 이상 권고기준을 충족시키고 있는 단계를 **유지단계**라고 부른다(Marcus & Simki, 1993).

단계를 통한 이동은 일방통행이 아니라 순환적이다. 많은 사람이 행태변화의 시작과 유지에 성공하지 못한다(**그림 2.1**). 즉 사람들은 단계 사이를 앞뒤로 왔다갔다 하기 마련이다(Prochaka, Diclemete, & Norcross, 1992). 예를 들어 변화를 고려하는 단계에 있는 사람(2단계)이 바로 충분한 활동을 하는 4단계로 가기도 하지만 오래가지 못하는 경우가 많다. 즉 어느 정도의 활동을 하는 3단계를 건너뛴다면 늘어난 신체활동량 자체에 잘 적응을 못 하거나 시간을 내기가 힘들어서 일상활동의 어려움에 충분히 적응을 못 하게 될 수 있다. 발이나 무릎의 통증이 생기거나 일주일에 150분간을 신체활동 때문에 일을 못하는 시간이 너무 많다고 생각한다면 "신체활동 좋지만 시간이 부족한 내게는 하기 힘들겠군"이라고 하면서 고려단계로 돌아가거나 고려전단계로 되돌아갈 수도 있는 것이다.

이 모형이 순환적인 또 하나의 이유는 습관의 변화에 성공하기까지는 여러 사이클의 순

표 2.1 **변화를 위한 동기부여 상태의 단계들**

단계의 번호	내용
1단계 무관심단계	비활동적이고 더 이상 활동할 생각도 안하는 단계
2단계 관심단계	비활동적이나 더 많은 활동을 생각하고 있는 단계
3단계 준비단계	어느 정도의 신체활동을 하는 단계
4단계 행동단계	충분한 신체활동을 하는 단계*
5단계 유지단계	신체활동이 습관화된 단계

* 일주일에 5일 이상 30분 이상의 중등도 신체활동

환이 필요하기 때문이다. 습관화가 되는 5단계에 도달하기까지는 수많은 시도가 필요하다. 일보 전진 후 이보 후퇴하는 일은 행태변화에서도 흔하여서 많은 사람이 실망하기도 한다.

습관화(유지)단계라는 5단계의 제목만 보면 한번 이 단계에 도착하면 오랫동안 잘 유지할 것 같지만 쉽게 그 전 단계로 퇴보할 가능성이 농후하다. 퇴보의 이유는 시간의 부족, 건강문제를 비롯해 수많은 이유가 있을 수 있다. 다행스럽게도 한번 습관화단계에 도달한 사람은 어느 정도로 하는 3단계로 퇴보하거나 고려단계로 퇴보하지 무관심단계로 가지는 않는다고 한다(Marcus, Selby, Niaura, & Rossi, 1992).

퇴보방지를 위해 습관화단계에 얼마 동안 머물러야 하는지는 밝혀지지 않았다. 즉 영구적 유지단계가 있는지는 아직 안 밝혀졌으므로 규칙적 신체활동을 계속하는 것이 저절로 습관화된다고 볼 수는 없을 것이다. 정말로 신체활동을 즐겨서 몇 년 이상 해왔다고 하더라도 조심하면서 평생 중단되지 않도록 해야 하는 것이다. 이 점은 프로그램 기획자와 고객을 상대하는 이에게 중요한데 장단기 신체활동 계획을 짤 때 명심해야 한다. 변화단계는 **표 2.1**에 요약되어 있다.

개입전략을 변화단계에 맞추기

대부분의 신체활동 프로그램들은 어느 정도 신체활동을 하는 3단계나 충분히 하는 4단계, 즉 이미 신체활동을 하는 사람들을 대상으로 마련되어 있다. 그러나 인구의 절반 이상이 이들 단계에 속하지 않는다. 따라서 1단계와 2단계에 속하는 사람들에게 제공할 프로그램이 필요하다. 오히려 그들이야말로 가장 변화를 필요로 하는 사람들인데도 그들에게 제공되는 기회는 적고 스스로 기회를 찾을 만큼 동기부여도 충분히 되어 있지 않은 실정이다.

저자들이 직장 건강증진 프로젝트 참여자 표본을 연구하였더니(Marcus, Rossi, Selby, Niaura, & Abrams, 1992) 24%가 1단계였고, 33%가 2단계이며, 10%가 3단계이고, 11%가 4단계이며, 22%가 5단계였다. 미국과 호주의 다른 표본에서도 비슷한 비율이었다. 저자들의 연구와 미국, 호주, 유럽의 다른 동료들의 연구를 통해 참가자의 동기부여 상태의 변화단계와 참가자에 적용된 프로그램 간의 불일치가 있을 때는 프로그램의 탈락률이 높고, 머물러 있다고 하더라도 목표를 달성하지 못하는 경우가 많았다. 예를 들어 2단계에 있는 사람에게 운동 프로그램에 대한 요령과 같은, 4단계에 적합한 정보를 주면 그들은 자료를 제쳐두었다가 시작할 준비가 되었다고 느낄 때 보려고 할 것이다. 그러다 보면 받았던 정보를 잊어버리거나 그 정보가 그 당시의 그의 동기부여 수준에 맞지 않았기 때문에 프로그램이 자신에게 맞지 않다고 결정할 가능성이 높다. 중재전략을 사람들의 변화를 위한 동기부여 상태의 단계에 맞추면 규칙적으로 프로그램에 출석할 가능성을 높이고, 장단기 목표를 달성할 가능성도 높이며 프로그램 참여 중단이나 자료읽기 중단의 가능성도 줄이게 될 것이다.

행동변화의 과정

동기부여 상태의 변화단계모형은 행동변화의 과정도 다룬다(Prochaska, Velicer, Diclemente, & Fava, 1988).이러한 **변화의 과정**은 사람들이 행동수정을 위해 사용하는 전략과 기법이기도 하다. 변화의 과정에 대한 연구의 시작은 변화의 단계에 대한 연구와 마찬가지로 흡연에 대한 연구에서 출발되어 신체활동 분야로 확장되었다.

변화단계가 변화의 시기를 설명한다면 변화의 과정은 변화의 방법을 보여준다. 어떤 변화의 과정에 초점을 맞출지는 고객의 변화를 위한 동기부여 상태에 달려 있지만 저자들이 개발한 설문지를 사용해서 조사한 결과 신체활동과 관련해서는 모든 단계에서 모든 과정들이 다 중요하다는 것을 발견했다(Marcus, Rossi, et al., 1992). 그럼에도 불구하고 한 사람과 접촉할 때 모든 과정을 한번에 다 다룰 수는 없으므로 주요한 과정을 개인의 단계에 기초하여 선택한다(Marcus et al., 1998).

행태변화의 과정은 두 가지 범주로 나누어지는데 생각, 태도, 자각과 관련된 **인지적 과정**과 실행과 관련된 **행위적 과정**이 그것이다.

신체활동과 관련된 변화의 **인지적 과정**은 다음과 같다.

- 지식 늘리기Increasing knowledge
- 위험 느끼기Being aware of risks
- 타인에 대한 영향 고려Caring about consequences to others
- 자신에 대한 유익 파악Comprehending benefits
- 신체활동 기회 포착Increasing healthy opportunities

신체활동과 관련된 변화의 **행위적 과정**은 다음과 같다.

- 행동의 대안 찾기Substituting alternatives
- 사회적 지원 찾기Enlisting social support
- 스스로 보상하기Rewarding yourself
- 계속해 지켜나가기Committing yourself
- 스스로 상기하기Reminding yourself

설문지 4.1은 이들 10가지 과정을 고객이 얼마나 사용하고 있는지 파악하기 위한 것으로 부록 A에 실려 있다. 2단계에 있는 사람들은 전형적으로 주로 인지적 과정을 사용하고 약간의 행위적 과정을 사용한다면 4단계에 있는 사람들은 주로 행위적 과정을 사

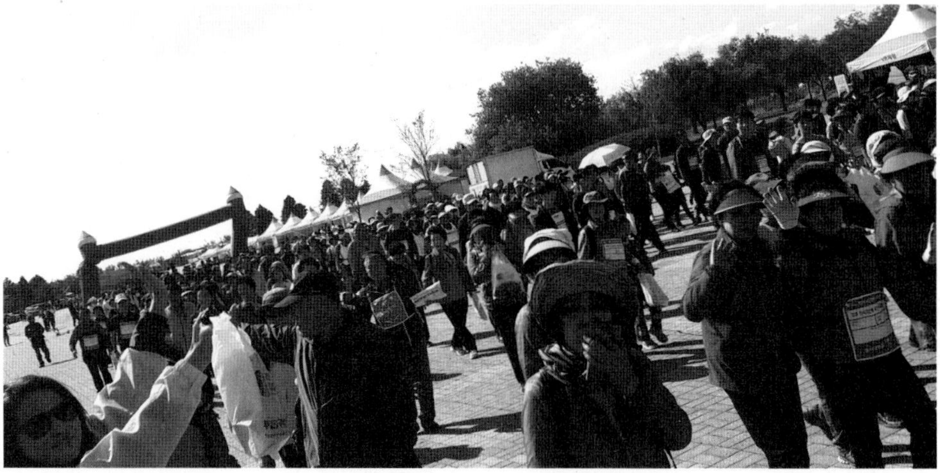

전통적 신체활동 프로그램은 이미 동기부여가 된 사람을 도우는 경우가 많다. 초기단계의 사람들에게는 다른 종류의 프로그램이 필요하다.

용하고 약간의 인지적 과정을 사용한다. 행태를 바꾸고자 하는 사람들을 돕기 위한 이러한 전략과 기법은 여러 가지 심리학적 이론과 모형에서 유래하여 카운슬링에서 쓰인다(Prochaska, 1979). **표 2.2**에서 변화의 과정을 통해 고객을 도울 수 있는 방법이 나타나 있다.

고객이 신체활동적으로 지낼 수 있도록 자신감self-confidence을 높여주는 것도 도움이 된다(Bandura, 1977, 1986, 1997). 고객들이 신체활동의 장점을 더욱 잘 이해하는 것도 도움이 된다. 마지막으로, 행태변화는 쉬운 과정이 아니므로 고객들이 행태변화의 개인적 장애요인을 파악하고 극복하도록 도울 수 있다(Janis & Mann, 1977). 흔히 자아효능감self-efficacy, 유익benefit과 장애요인barrier을 다루기가 변화단계 및 과정과 함께 개인, 집단, 직장, 그리고 지역사회 프로그램에서 흔히 쓰이곤 한다. 3장과 4장에서 자아효능감 그리

표 2.2 **변화의 과정**

인지적 과정	
지식 늘리기	고객이 신체활동에 대해 읽고, 보고, 듣고, 생각하도록 하게 한다.
위험 느끼기	안 움직이는 것이 건강에 해롭다는 것을 고객에게 전달하도록 한다.
타인에 대한 영향 고려	고객 자신의 비활동이 가족, 친구, 동료에게 영향을 미침을 고려하도록 이끈다.
자신에 대한 유익 파악	고객이 자신에 대한 신체활동의 구체적 유익을 파악하도록 한다.
신체활동 기회 포착	고객이 신체활동을 할 수 있는 기회를 인식하도록 도운다.
행위적 과정	
행동적 대안하기	고객이 피곤하거나 스트레스를 받고, 안하고 싶을 때도 신체활동을 해 보도록 격려한다
사회적 지원찾기	고객이 기꺼이 신체활동을 도울 가족, 친구나 동료를 찾아보도록 한다.
스스로 보상하기	고객이 신체활동 목표 달성에 대해 유무형의 보상을 하도록 권장을 한다.
계속해 지켜나가기	고객이 약속을 하고 계획을 짜고 다짐해 나가도록 권장을 한다.
스스로 상기하기	운동화를 차 안이나 사무실에 준비하는 등 언제든지 사용할 수 있도록 신체활동을 상기시키는 것을 준비하도록 한다.

고 신체활동의 유익과 장애요인에 대해 더 소개하기로 한다. 아래에서는 변화단계를 판별하는 데 대해 설명하였다. 행태변화의 과정, 자아효능감, 장애요인(부정) 그리고 유익(긍정)에 대해서는 4장에서 다루기로 한다.

변화단계 결정하기

동기부여 상태의 변화단계를 측정하는 방법을 알아보겠다(부록 A의 설문지 2.1). **그림 2.2**의 흐름도에 동기부여 상태의 단계 개념이 나타나 있다. 변화단계를 살펴본 연구에 의하면 2주 정도 동안에는 그 점수가 일정한 것으로 나타났으므로(Marcus, Selby, et al.,1992) 이 설문지를 사용해서 사람들의 의도나 실제적 행태를 설문에 답하는 시점을 넘어 일반적으로 파악할 수 있다고 할 수 있을 것이다. 또한 설문조사의 내용은 실제로 신체활동 측정치와 관련되어 있다고 밝혀졌는데(Marcus & Simkin, 1993), 이 말은 동기부여 상태의 변화단계와 실제로 신체활동을 하는 시간 사이에는 직접적 연관이 있다는 뜻이기 때문에 중요하다. 또한 단계가 올라감에 따라 체력도 증가하는 것으로 밝혀졌다(Dunn et al,. 1997). 부록 A에 나와 있는 설문지를 복사하여 사용해 보시길 바란다.

변화단계 설문지 채점

1, 2단계의 고객들은 제대로 답을 했다면 질문 3과 4에 '아니오' 라고 답할 것이다. 즉 비활동적이고 더 활동할 생각을 안하거나 생각만 하고 있다면 질문 3과 4에 '예'라고 답할 수는 없기 때문이다. 만약 '예'라고 답을 했다면 질문을 주의 깊게 읽지 않았거나 이해를 잘 못했을 것이다. 이러한 경우에는 답변을 정확한 의미를 고객에게 물어보아야 할 것이다.

설문지 응답에 대한 점수를 매기고 나면 응답한 시점에서 고객의 변화단계를 결정할 수 있고 2주 정도는 일정하다고 알려져 있으므로 고객이 3단계(어느 정도함), 4단계(충분하게 함) 혹은 5단계(습관이 됨)에 해당한다면 두 번째 질문(향후 6개월 내 신체활동 수준을 늘릴 것인지에 대한)은 설문 응답 당시의 단계를 결정하는 데 별다른 역할은 못 한다. 이 질문은 1단계(고려 전 단계)와 2단계(고려 중 단계)를 구분하는 데 쓰인다. 그러나 향후 6개월 내 신체활동 수준을 늘릴 의도는 사업 기획에는 매우 중요하므로 따로 기록해 놓을 필요가 있다. 예를 들어 고객이 3단계(어느 정도 하고 있음)이지만 향후 6개월 내 신체활동을 늘릴 의도가 없다면 질문을 오해했는지 그냥 다른 사람의 추천으로 설문이나 프로그램에 참여했는지 정말로 의도가 없는지를 확인해 보아야 할 것이다.

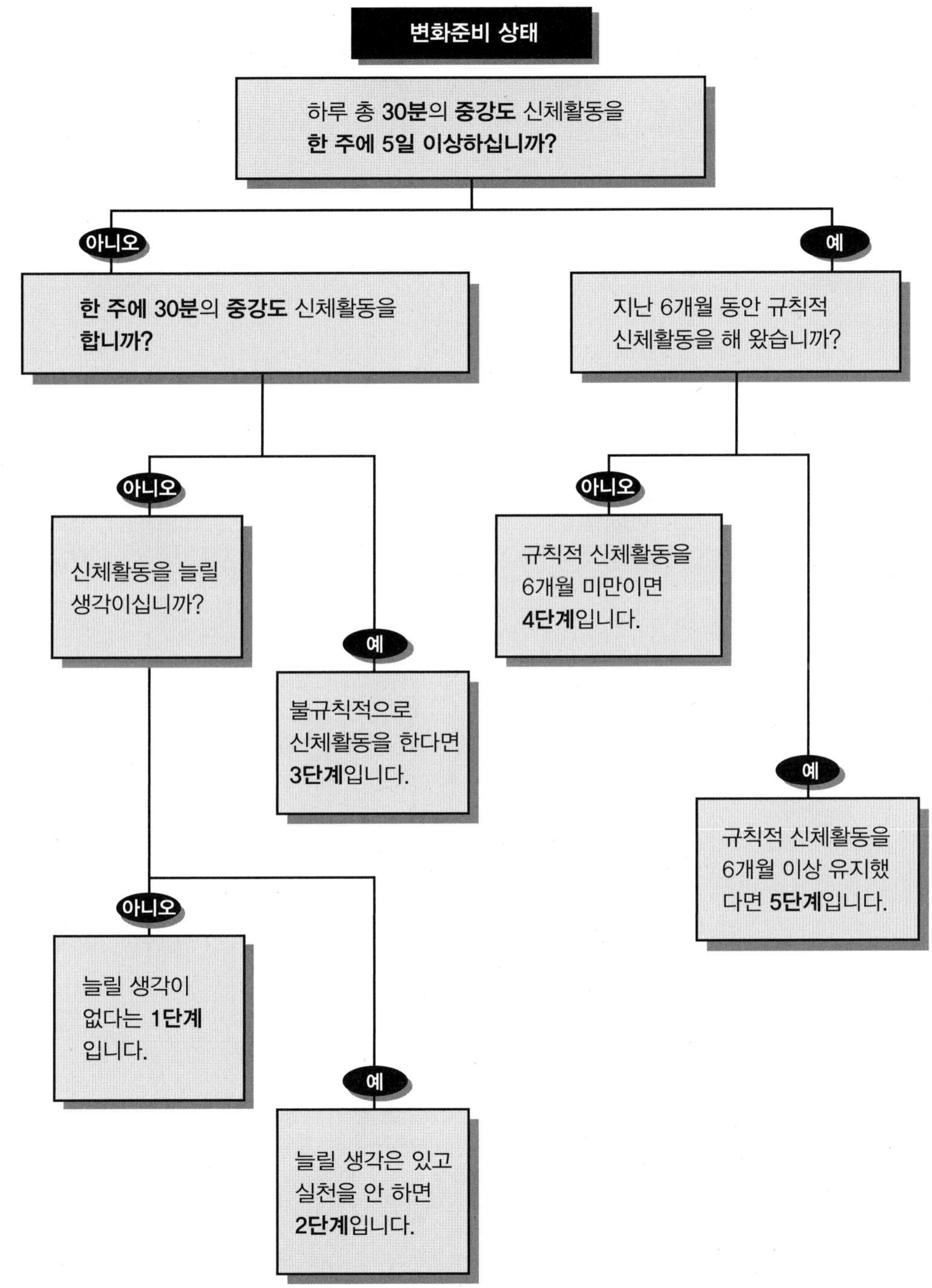

그림 2.2 변화단계 결정을 위한 흐름도

Reprinted, by permission, from S.N. Blair et al., 2001, *Active living every day* (Champaign, IL: Human Kinetics), 9.

2장의 결론

이 장에서는 동기준비 상태와 변화단계에 대한 개념을 살펴보았다. 또한 이 모형은 일방통행이 아닌 순환적이라는 것과 개인의 행동변화 준비상태의 수준에 맞출 때 효과를 발휘한다는 것도 살펴보았다. 또한 변화의 과정 혹은 행동변화의 전략과 기법과 자아효능감, 변화단계 결정하기에 대해서도 소개하였다.

CHAPER 3

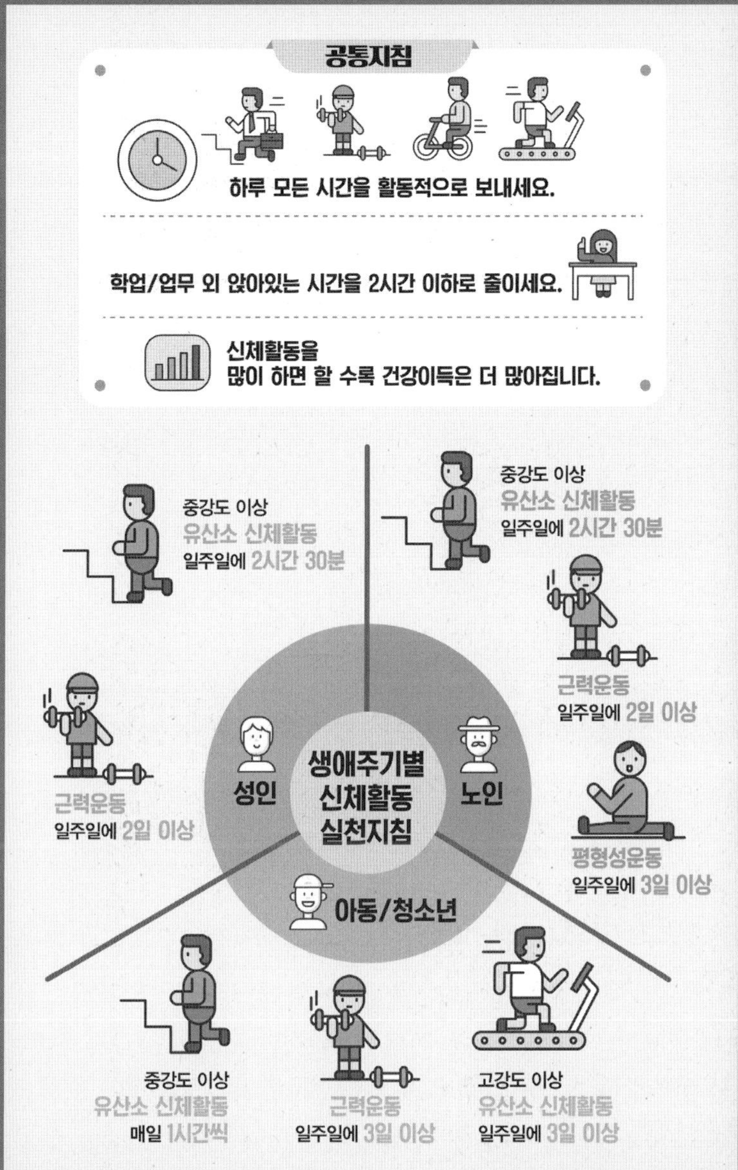

여러 심리학적 이론과 모형 종합하기

Integrating Other Psychological Theories and Models

신체활동은 조깅이나 에어로빅 같은 전통적인 형태의 운동뿐만 아니라 걷기, 아이들과 놀기, 텃밭가꾸기를 포함한 다양한 종류의 활동을 포함한다. 신체활동적 생활을 하는 데는 자아효능감, 결과 기대[4], 가족이나 친구의 지원, 신체활동을 즐기는 정도 등 여러 가지 요소가 관여한다. 심리학 이론과 모형은 신체활동적 생활을 시작하고 유지하는 데 필요한 여러 요소들을 더 잘 이해하는 데 도움이 된다. 행동과학 이론들도 건강증진 사업의 기획, 실행 평가에 활용되어 왔다.

이번 장에서는 고객이 신체활동적으로 되도록 돕는 전략개발에 유용한 몇 가지 심리적 이론과 모형을 살펴보겠다. 한 가지 모형이 완전하지는 않으므로 가장 중요한 이론 몇 가지를 소개하는데 어떤 이론은 개인적 수준에 적합하고 다른 이론은 지역사회 수준에 적합할 수 있다. 이러한 이론과 모형에 대한 더욱 종합적인 소개는 신체활동과 건강에 대한 1996년 의무감 보고서(USDHHS, 1996)에 잘 나와 있다.

학습이론

스키너의 행태수정과 학습이론(Skinner, 1953)은 신체활동 행태변화에 널리 적용되어왔다. 이 이론에 따르면 사람은 **적당한 환경**에서 신체활동의 결과로 **유쾌한 결과**를 경험할 때 더욱 신체활동적이 된다고 한다(**그림 3.1**). 예를 들어 운동할 장소가 쉽게 이용 가능하고 시간을 낼 수 있으며 30분간의 신체활동을 통해 성취감을 맛보았다면 또 하게 될 것이다. 신체활동에 따른 보상까지 발견하였다면 또 할 수 있는 여건을 만들기도 할 것이다.

이 이론에 따르면 규칙적 신체활동과 같은 새롭고 복잡한 행동을 습관화하려면 작게 시작하여 천천히 진행하여야 하는데 이를 적응shaping이라고 한다. 흔히 초보자들은 신체활동을 시작할 때 매일 45분 걷기처럼 목표를 너무 높게 잡는 경우가 많다. 프로그램 개발자들도 흔히 프로그램을 너무 자주, 길게, 강도 높게 초보자를 대상으로 설정하여 규칙적 신체활동이 습관화되기도 전에 좌절하거나 다치거나 탈락하게 하곤 한다. 달성 가능한 작은 목표(예를 들어 10분 걷기부터 시작하여 점차 30분 걷기로 늘려가기)부터 시작하여 점차 늘려 나간다면 성취감을 느끼고 이전에 실패를 초래하였던 장애요인을 극복하는 전략도 배우게 될 수 있을 것이다.

작은 목표(예를 들어 신체활동 시간표 짜보기, 피곤할 때 잠시 걸어보기, 30분간 다른

4) 신체활동을 통해 뭔가 유익을 얻을 것이라는 신념.

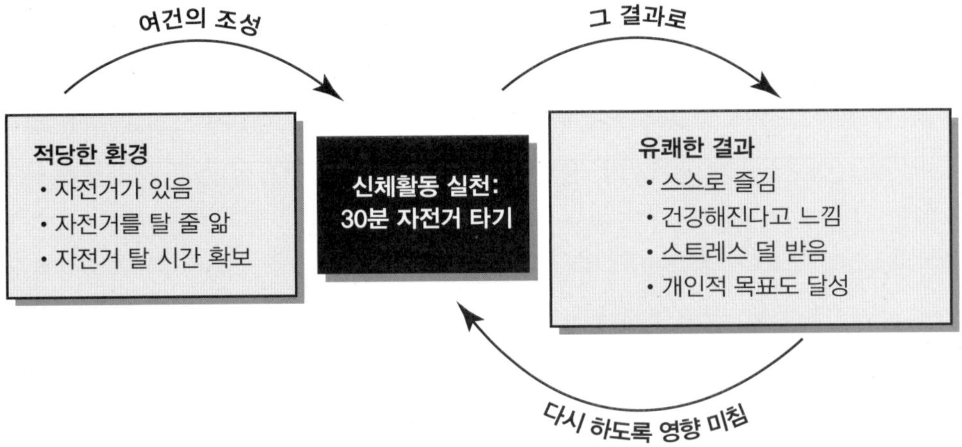

그림 3.1 학습이론

사람에게 아이 부탁하기)로부터 시작한다면 귀하의 고객은 필요한 것들을 차근차근히 익혀나갈 수 있을 것이다. 작은 기술들을 익혀나가게 됨에 따라 목표를 점차 늘려나갈 수 있게 될 것이다(예를 들어, 일주일에 매일 5분 더 걷기를 추가). 목표를 달성할 때마다 보상을 하게 되면 더욱 좋을 것이다.

작게 시작하여 천천히 늘려가는 것을 대상 고객이 이해하는 것은 필수적이다. 고객이 천천히 늘려가는 것을 안 좋다고 생각하게 된다면 고객과의 관계도 안 좋아지고 습관화에 실패할 가능성도 늘어날 것이다. 고통이 없으면 얻는 것도 없다거나 칼로리를 좀 태워야 된다고 하여 격렬한 운동을 한꺼번에 해야 한다고 알려져 왔지만 과학적 연구를 통해 굳이 이렇게까지 안 해도 된다는 것이 밝혀졌다. 그러나 고객이 이러한 사실을 이해하여야 귀하의 프로그램도 성공하게 될 것이다.

학습이론에 의하면 새로운 행동을 습관화하려면, 적어도 시작할 때는 자주 보상을 주고, 여러 가지 유쾌한 결과를 경험시켜 주어야 할 것이다. 특히 신체활동의 경우에는 시간이 걸리고, 통증이 올 수도 있고 피곤해질 수도 있는 등 불쾌한 경험이 될 수 있고 건강과 활력과 같은 보상은 즉각 따라오지 않을 수도 있기 때문에 주의하여야 한다. 그래서 프로그램을 통해 **자연적 보상**(스트레스 감소, 컨디션 개선)을 느낄 때까지는 사회적 인정이나 보상과 같은 혜택을 부여하기도 한다. 실제로 출석에 따른 상품이나 행동 계약 그리고 구체적 상품(운동복 등)을 제공하는 프로그램에서는 규칙적 운동 참여가 75%까지 늘어나기도 하였다(King et al., 1992). 예를 들어 30분간의 신체활동을 할 때마다 포인트를 부여하여 상품으로 교환하게 하는 방법도 있다.

그러나 외부적 보상은 장기간의 습관화에는 도움이 안 될 수 있다(Glans & Rimer, 1995). 참가나 출석에 대한 보상을 주는 프로그램이 끝나면 그냥 이전상태로 돌아갈 수 있다. 따라서 참가자 스스로 운동을 통한 자연적 보상(스스로도 즐거운 신체활동을 찾아보기, 함께 하는 사람들과의 관계개발 등)을 얻게 하여 프로그램이 끝난 후에도 계속 규칙적 운동을 할 수 있도록 하는 전략도 중요하다.

궁극적으로는 대상 고객들이 내적인 보상(예를 들어 성취감, 신체상태의 개선, 활력의 증진)을 체험하는 것이 중요하지만, 제대로 신체활동을 안 해왔던 사람들에게는 시간이 소요된다. 신체활동을 상기시키는 물품(**상기물**)도 신체활동의 확률을 높여주게 된다. 브라운스넬Brownsnell, 스턴커드Stunkard, 그리고 앨바움Albaum(1980) 박사는 계단과 엘리베이터 사이에 계단을 이용하면 심장이 건강해진다는 만화로 된 안내 표지판만 붙여두어도 계단 이용자가 늘어난다는 것을 발견하였다(Brownsnell, Stunkard, & Albaum, 1980).

의사결정이론

의사결정이론은 사람들이 어떻게 특정 행태의 주관적 혜택과 비용을 비교하여 실행하게 되는지를 설명한다(Janis & Mann, 1977). 즉 스스로 생각하는 혜택(예를 들어 건강의 증진이나 스트레스의 감소 등)이 스스로 생각하는 비용(예를 들어 다른 일을 못하게 되는 시간, 땀이나거나 다칠 우려 등)보다 클 때 행동을 하게 된다는 뜻이다(**그림 3.2**). 이처럼 특정행동으로 인한 유익과 손해를 저울질해보는 것을 **의사결정 균형**이라고 한다.

동기부여 상태의 뒤쪽 단계에 있는 사람들은 신체활동으로 인한 불이익보다는 신체활동의 유익(활력증가, 스트레스 감소 등)을 더 많이 느끼는 반면, 앞쪽 단계에 있는 사람들은 신체활동으로 인한 불이익(불쾌함, 시간소비)을 유익보다 더 많이 느낀다(Marcus, Rakowski, & Rossi, 1992). 이 이론을 활용하는 한 가지 방법은 귀하의 고객으로 하여금 그들이 신체활동을 하면 얻게 될 장단기 유익과 불이익을 적어보게 하는 것이다. 그리하여 예견되는 장애요인과 그 극복 방법 그리고 고객에게 돌아가는 유익함을 늘리는 방법을 의논하는 데 사용할 수 있다(Marcus, Rakowski, & Rossi, 1992; Wankel, 1984). 부록 A의 의사결정 균형 설문지(설문지 4.4)를 활용할 수도 있다.

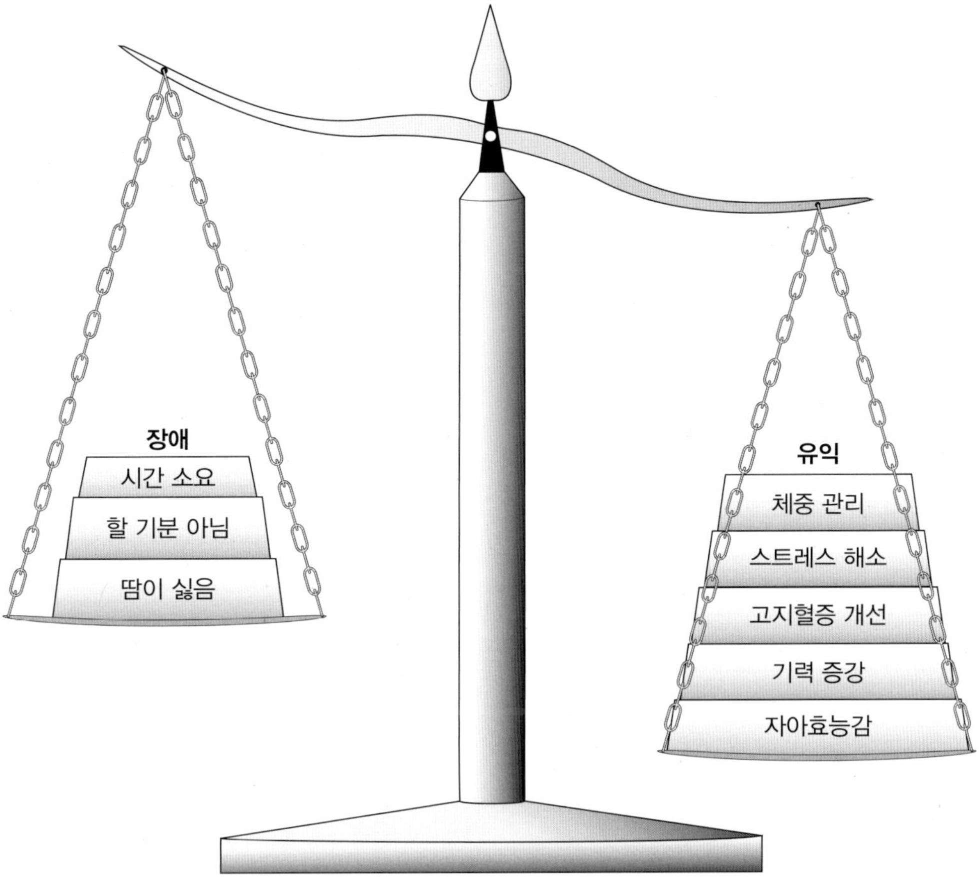

그림 3.2 사람들은 유익이 장애보다 크다고 느낄 때 더 잘 동기가 부여된다.

행태선택이론

행태선택이론은 의사결정이론에 기초하지만 학습, 기획, 경제학 이론에서의 연구를 포함하고 있기도 하다(Epstein, 1998). 이 이론에서는 어떻게 사람들이 이용가능한 선택을 하여 여러 가지 활동적 및 비활동적 활동을 통해 시간을 활용하는지를 설명한다. 이 이론에 의하면 활동과 비활동을 선택할 때 신체활동 대 앉아지내기, 스스로 느끼는 유익함 대 장애요인, 얻게 되는 강화(예: 눈에 보이거나 스스로 생각하는 보상 등) 대 필요한 노력의 정도 등 여러 요인에 의해 영향을 받는다(**그림 3.3**). 예를 들어 덜 움직이는 것을 어렵게 하고(주차장을 멀게 하는 등), 앉아지내는 비용이 더 들게 하면(엘리베이터 이용이 계단이용보

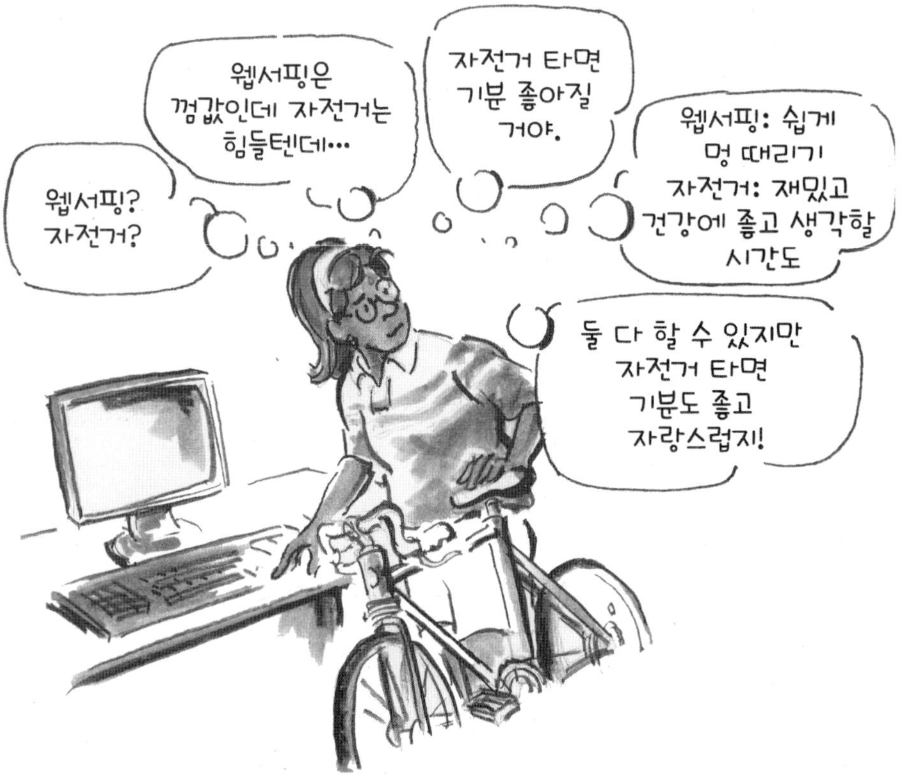

그림 3.3 행태선택이론

다 어렵게 하는 등) 덜 움직이는 행동이 줄어들 것이다.

행동의 실천과 즐기는 정도는 부분적으로는 선택 가능한 옵션이 얼마나 있느냐에 달려 있다. 예를 들어 힘든 하루를 보내고 집에 왔는데 소파에 앉아 텔레비전을 보거나 폰으로 친구와 대화를 하거나 산책을 하러 바깥에 나갈 수 있을 때 즐겁고 쉽게 선택 가능한 대안을 귀하와 고객이 생각해 낼 수 있다면 텔레비전을 없애거나 폰을 끄지 않고도 앉아지내는 대신 활동적인 여가를 보낼 수가 있을 것이다. 또는 퇴근길에 친구와 함께 산책이나 운동을 하도록 권장할 수도 있고 30분 운동 후에야 신문보기를 권장할 수도 있을 것이다. 비활동적인 비만아동이라도 비디오게임이나 영화보기 같은 비활동적 여가를 실내자전거를 타면서 할 수 있다. 단 이러한 경우 비활동적 여가는 매일 하거나 즐기는 것이어야 한다(Saelens & Epstein, 1999).

행태선택이론의 또 다른 중요한 요소는 사람들이 신체활동을 하여 그 결과로 보상이 될 만한 유익을 경험하려면 누군가를 기쁘게 하기 위해서가 아니라 스스로 자유롭게 신체활동을 선택할 수 있다고 스스로 믿어야 한다는 것이다. 스스로 선택하지 않고 강제로 신체활동 프로그램을 시작하게 되면 더 신체활동적 생활을 위한 동기부여가 되지 않는다. 따라서 고객과 함께 개인적 유익이 무엇인지 의논하여 스스로 신체활동 목표를 수립하도록 하여야 신체활동적 선택이 스스로의 것이라고 인식하도록 할 수 있다.

마지막으로 신체활동적인 선택 후에 유익을 경험하는 시간 지체가 짧아야 한다. 신체활동의 유익(예: 심혈관질환의 위험 개선 등)은 천천히 발생하지만 앉아지내는 것의 장점(예: 재밌게 텔레비전이나 영화보기)은 즉각적으로 발생하므로 흔히 잘 모르고 지나칠 수 있는 신체활동의 즉각적 장점(예: 기분 개선, 활력, 성취감, 친구나 가족에게 좋은 역할 모델이 될 수 있음 등)을 찾아보고 비활동적 생활의 장기적 단점을 선택 당시에는 잘 모를 수 있다는 점을 명심하여야 한다.

사회인지이론

사회인지이론(Bandura, 1986, 1997, 2001)은 신체활동 행태변화에 가장 성공적으로 적용되어왔다. 이 이론에서는 행태변화가 환경, 개인적 특성 그리고 행태 자체의 특성 간의 상호작용에 의하여 영향을 받는다는 **상호결정론**(**그림 3.4**)을 제안하였다(Bandura, 1986). 즉 이들 3가지의 요소가 각각 나머지 2가지 요소에 영향을 받는다는 뜻이다. 규칙적 신체활동이 습관화는 직접적 재강화를 통해서 가능하다. 예를 들어 3개월간 신체활동 프로그램에 지속 참여하고 있는 고객을 칭찬할 수 있다. 규칙적 신체활동의 습관화는 타인의 경험의 결과를 관찰하는 간접적 관찰 학습으로도 가능하다[5]. 예를 들어 친구가 자전거를 탄 후에 스트레스 해소에 도움이 되어 자신에게도 중요한 문제인 자녀 돌보는 것을 더 잘 할 수 있었다는 말을 듣고 스스로 실내 자전거를 타기로 결정하는 것을 들 수 있다.

사회인지이론의 중심개념은 **자아효능감** 또는 특정 행동을 성공적으로 수행할 있다는 개인의 능력에 대한 자신감이다. 성공적으로 수행할 수 있다는 생각이 그 행동의 성공가능성을 높인다는 것이다. 자아효능감은 행동마다 달라서 지방 적게 먹기는 자신감 있게 잘 해도 규칙적 신체활동을 계속하는 것은 잘 할 수 없다고 생각할 수 있다. 걷기실천은 잘 해도 매주 헬스클럽에 몇 번 가는 것은 자신 없다고 느낄 수도 있다. 자아효능감은 신체활동 행동에 관련이 많다고 밝혀졌다(Lewis, Marcus, Pate, & Dunn, 2002; Salis et

5) 관찰 학습이라고 부른다.

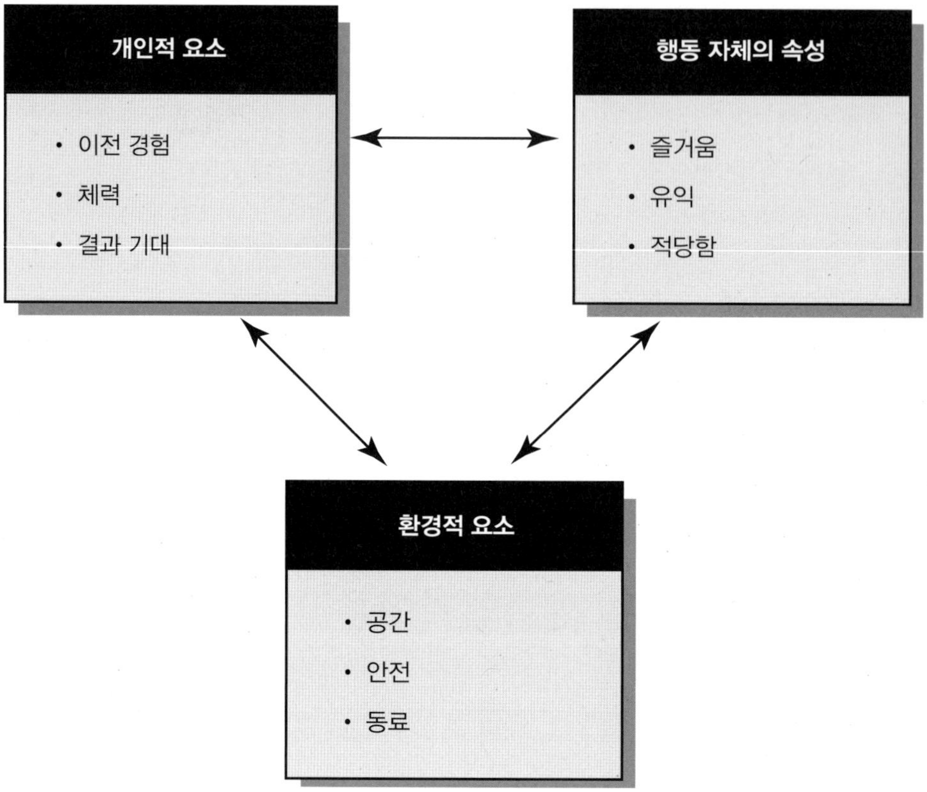

그림 3.4 사회인지이론의 상호결정론

al.,1989). 그러므로 귀하가 개선하고자 하는 고객의 행동에 대한 고객의 자아효능감이 필요할 때마다 평가하는 것이 중요하다. 자아효능감 측정을 위한 설문지(설문지 4.2)는 신체활동의 종류에 맞게 변형하여 활용이 가능하다. 자아효능감을 강화하는 전략은 2부 곳곳에서 다뤄진다.

사회인지이론에 따르면 개인이 신체활동을 하면 긍정적 결과가 따라온다(결과 기대)는 것과 이러한 긍정적 결과(예: 체중관리, 콜레스테롤 저하)가 부정적 결과(예: 신체활동 중의 불편함)를 능가한다는 것을 믿어야 한다(Bandura, 1977). 즉 이들 긍정적 결과가 단기적이던지(예: 신체활동 후에 기력이 증진) 장기적이던지(예: 심장병이 당뇨병이 좋아짐) 가치있게 여겨야 한다는 것이다.

사회생태적 모형

사회생태적 모형은 행동이나 행동변화를 사회문화와 환경적 관점에서 설명하고자 한다. 어떤 환경은 사람들로 하여금 안 움직이는 것을 조장하고 움직일 가능성을 제한해서 신체활동적 생활을 제한한다는 것이다(Badland & Schofield, 2005; Sallis, Bauman & Pratt, 1998). 예를 들어 많은 직장들이 신체활동 기회를 줄이도록 설계되어 있어서 엘리베이터는 건물의 중앙에 있지만 계단은 구석에 만들어져 있고 운동시설이나 걸을만한 공간은 잘 없다. 어떻게 환경이 사람들에게 영향을 미치는지 더 알아야 할 것들이 많지만 안전하고 매력적이며 쉽게 접근 가능한 계단, 녹지 그리고 자전거도로를 통해 신체활동을 늘릴 수 있다(Badland & Schofield, 2005; Humpel, Owen, & Leslie, 2002), 따라서 개인적 기술개발을 돕는 것도 중요하지만 신체활동을 지원하는 환경과 정책을 개발하는 것도 중요하므로 신체활동에 영향을 미치는 다양한 수준을 고려해야 한다고 하였다(McLeroy, Bibeau, Steckler, & Glanz, 1988). **표 3.1**에 이들 영향요소의 수준을 요약하였다.

신체활동 행태를 변화시키려면 프로그램이 여러 수준에서 실행되어야 한다. 다양한 수준과 다양한 생활터에 영향을 미칠수록 크고 오래가는 변화가 나타난다(Sallis, Bauman, & Pratt, 1998). 또 프로그램을 고객의 환경에 맞추는 것도 중요하다. 예를 들어 위험한 동네나 보도가 잘 없는 곳에서의 야외 걷기 프로그램은 성공가능성이 낮다. **표 3.2**에 신체활

표 3.1 사회생태적 모형의 수준들

영향의 수준들	예시
개인적 요소들	심리적, 생물학적, 발달론적
사회적 요소들	가족, 친구, 동료
조직적 요소들	회사, 학교, 보건의료기관
지역사회 요소들	신체활동자원 조직화, 신체활동 장소에서의 이벤트, 보행로, 자전거길
공공정책	건강한 선택의 세금혜택, 녹지보존정책, 건강한 사람에게 보험료 감면

표 3.2 **신체활동에 미치는 환경적 영향인자**

환경적 영향	예시
인프라 접근성	자전거도로, 보행로, 근처의 헬스클럽, 수영장
신체활동의 기회	보도의 존재, 가정운동기구, 걸어서 갈 만한 거리 내의 상점들, 지역의 신체활동 이벤트
날씨	기온, 일조량, 먼지, 바람
안전	거리의 조명, 교통량, 범죄율, 목줄 안 한 개들
조경	친근한 동네환경, 즐길만한 경치, 녹지공간, 나무들

Adapted from *American Journal of Preventive Medicine*, Vol 22, N. Humpel, N. Owen, and E. Leslie, "Environmental factors associated with adults' participation in physical activity," pgs. 188–191, with permission from Elsevier.

동에 영향을 미치는 환경들을 요약하였다(Humpel, Owen, & Leslie, 2002).

퇴보방지 모형

퇴보방지 모형(**그림 3.5**)은 원래 흡연이나 알코올 중독 같은 중독적 행태에서 벗어나기 어려운 이유를 더 잘 이해하기 위해 개발되었지만(Marlatt & Gordon, 1985) 신체활동이라는 행태를 이해하고 증가시키는 데에도 유용하게 사용되어 왔다. 퇴보방지 모형의 장점은 특히 장기간에 걸쳐 변화를 유지하는 데 도움이 된다는 점이다. 신체활동의 건강유익을 유지하려면 장기간에 걸쳐 지속되어야 하는데 이는 신체활동 증진에 있어서 가장 큰 어려움이기도 하다. 대학 운동선수라도 운동을 중단하면 운동 안 하는 사람보다 건강하지 못했다는 연구도 있다(Paffenbarger, Hyde, Wing, & Hsieh, 1986).

퇴보방지 모형에 기초한 프로그램은 시간의 부족, 안 좋은 날씨, 가족이나 친구와의 어려움, 사회적 지원의 부족, 우울과 불안, 손상, 사회적 압력, 낮은 동기부여(USDHHS, 1996)와 같이 신체활동 초보자들이 신체활동을 그만둘 상황(예: 집안일이 너무 바쁘다)을 예측하고 대비를 하여 계속 해 나가도록 도움을 줄 수 있다. 퇴보방지 모형에서는 신체활동을 그만둘 고위험 상황들을 미리 찾아낸 다음 각 상황을 피해가거나 미치 대처할 계획(예: 틈틈이 10분 걷기를 몇 차례 일과 중에 끼워 넣는다)을 세우도록 한다.

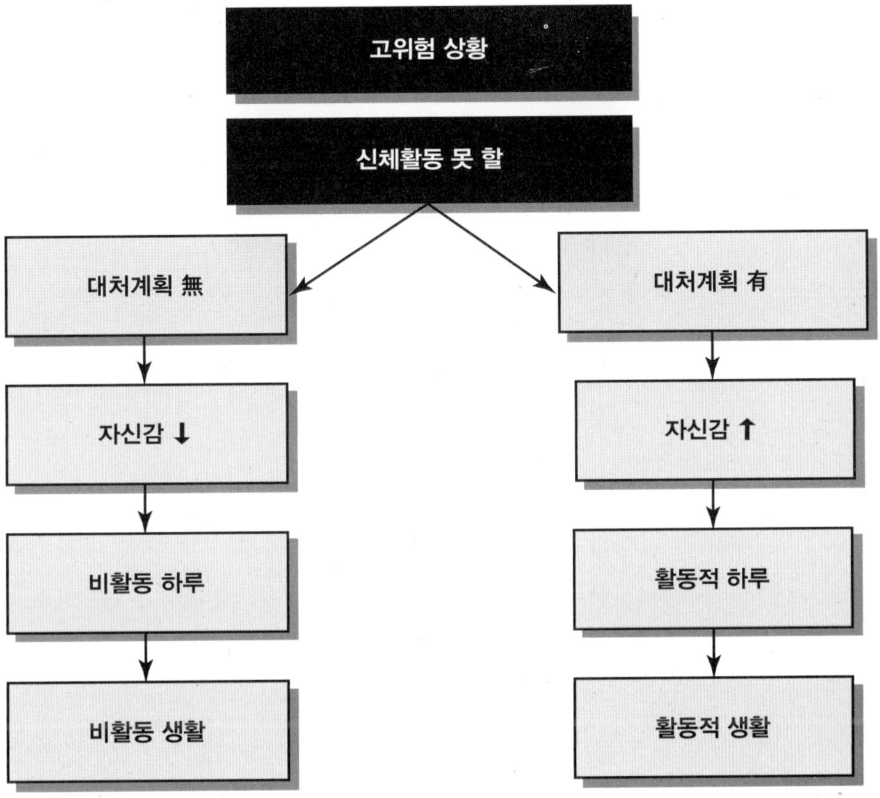

그림 3.5 퇴보방지 모형

Adapted, by permission, from G.A. Marlatt and J.R. Gordon, 1985, *Relapse prevention: Maintenance strategies in the treatment of addictive behaviors* (New York: Guilford Press), 38.

퇴보방지 모형이 좋은 점은 **일시적 중단**(예: 며칠간 신체활동을 못 하는 것)과 **장기적 퇴보**(예: 오랫동안 규칙적 신체활동을 그만둔 상태)를 구별하여 **중단고착효과**(일시적으로 중단한 사람이 그대로 다 그만두고 마는 것)에 빠지지 않도록 하는 것이다. 예를 들어 휴가 기간에 여행을 가서 규칙적 신체활동을 일시적으로 중단한 사람이 휴가가 끝난 뒤에도 **어차피 못하게 된 것 이번 참에 그만둘까?** 라고 생각하면서 규칙적 신체활동을 하던 생활로 돌아오지 못하게 되는 것이다. 일시적 중단은 정상적으로 발생가능한 일시적 현상임을 알고 **잠시 쉬었지만 다시 시작해야지.** 라고 생각하면서 돌아오면 되는 것이다. 일시적 중단은 누구에게나 일어날 수 있지만 그대로 고착되어서는 안 된다. 귀하의 역할은 고객의 일시적 중단가능성을 대비하여 대책을 세우도록 하는 것이다.

3장의 결론

이번 장에서는 2장에서 설명한 변화의 과정과 관련된 더 자세한 내용을 다시 살펴보았다. 예를 들어, 인지적 과정들 중에서 **스스로 보상하기**와 **지켜나가기**는 학습이론, 사회인지이론과 행태선택이론에서 나왔다. 인지적 과정의 하나인 **자신에 대한 유익 파악**은 행위선택이론, 의사결정이론 그리고 사회인지이론에서 나왔다. **신체활동 기회포착**은 사회생태적 모형에서 나온 환경적 접근과 직접적으로 연관된다. **스스로 상기하기**와 **대안적 행동 바꿔보기**는 퇴보방지 모형과 관련이 있다. 이는 의사결정 균형 혹은 유익과 불이익의 비(의사결정이론), 그리고 자아효능감(사회인지이론)으로 신체활동 동기부여 상태의 단계(Marcus, Rakowski. et al., 1992; Marcus, Selby, Niaura, & Rossi, 1992)와 신체활동 행태(Lewis et al., 2002)를 예측할 수 있다고 알려졌다. 따라서 변화의 과정은 여러 이론을 넘나든다는 것을 알 수 있다. 또한 신체활동은 어느 한 이론으로 쉽게 완전히 설명하기 어렵다는 것도 알 수 있었다. **표 3.3**에서 여러 이론에서의 아이디어가 변화전략으로 녹아들어 간 것을 볼 수 있다. 이러한 변화전략을 모아 효과를 발휘하는 종합적 프로그램으로 만들 수도 있다. 한 가지 이론보다는 여러 이론을 잘 통합하는 것이 성공가능성을 높일 것이다.

신체활동에 대한 행태중재연구는 새로운 과학적 연구영역이지만 1990년대 전에는 연구가 드물었다. 그럼에도 불구하고 많은 것을 알아내어 비활동적인 고객에게 자신 있게 도움을 줄 수가 있게 되었다. 2부에서는 이러한 이론과 모형을 기초로 하여 변화단계에 따른 프로그램 전략을 수행하는 방법들을 살펴볼 것이다.

표 3.3 **신체활동 증진을 위한 유용한 심리적 이론과 모형들**

이론이나 모형	관련 개념	프로그램 전략
학습이론	• 적응 • 재강화 • 자극관리 • 외부적 대 내재적 보상	• 스스로 모니터링 • 목표의 설정 • 보상 • 피드백
의사결정이론	• 주관적 유익 • 주관적 불이익	• 의사결정 균형 표 • 유익의 강화 • 장애요인의 제거, 문제해결
행태선택이론	• 재강화 • 유익 대 장애요인 • 주관적 선택가능성 • 행동옵션의 이용가능성	• 보상 • 안 움직일 옵션을 줄이기 • 움직일 옵션을 늘리기 • 기획과 의사결정에 고객 참여시키기
사회인지이론	• 자아효능감 • 결과의 기대 • 직접적 재강화 • 간접적 관찰학습	• 스킬 함양, 달성 가능한 목표의 설정 • 유익 찾아내기 • 구체적 보상 • 사회적 지원
사회생태적 모형	• 개인적 수준의 스킬 • 조직과 지역사회 요소들 • 물리적 환경과 정책	• 자기관리 • 프로그램을 환경적 기회와 맞추기 • 물리적 환경에 더 많은 신체활동 기회가 들어가도록 바꾸기
퇴보방지 모형	• 고위험상황 • 자아효능감 • 대처기술 • 중단고착효과	• 미리 대비하기 • 자신감 함양 • 문제해결 과정 • 부정적 사고 찾아서 바꾸기

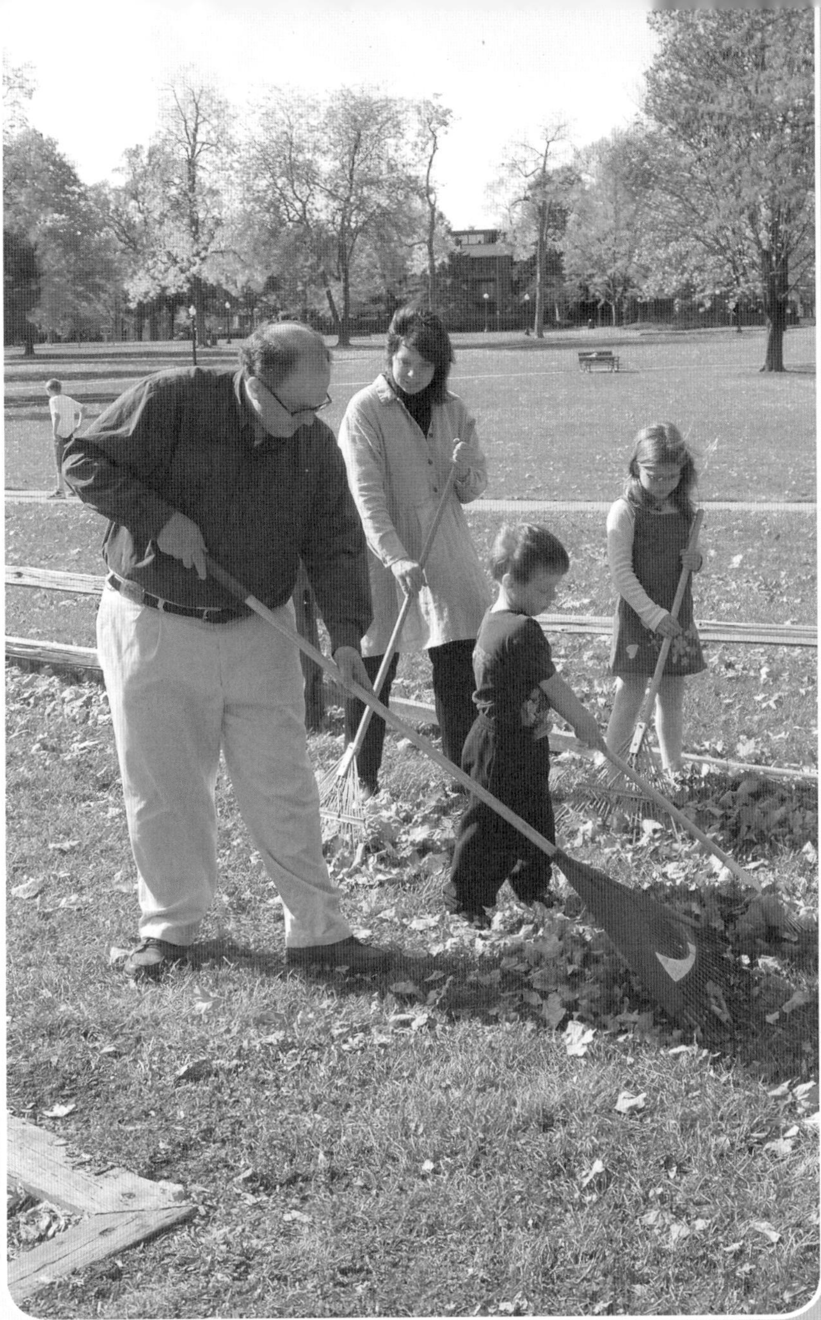

CHAPTER 4

이론적 효과 발휘하는 중개요인

Putting Theories to Work by Looking at Mediators of Change

2장과 3장에서 성공적 신체활동 프로그램을 짜는 데 필요한 유용한 몇 가지 심리적 이론과 모형들을 살펴보았다. 이번 장에서는 이들 이론과 모형에서 도출되어 행동변화를 유발하거나 **중개하는** 구성요소를 살펴볼 것이다. 심리적 행동변화 이론에서 도출된 구성요소를 잘 알게 되면 이들 구성요소에 기초한 전략을 효과적 신체활동 프로그램을 짜는 데 활용할 수 있을 것이다.

신체활동 행태변화의 중개요인 고려하기

신체활동 사업의 효과를 평가할 때는 **신체활동 행동이나 체력의 측정치**뿐만 아니라 **신체활동 행태변화의 심리적 및 행동과학적 중개요인**도 고려하여야 한다. 프로그램의 어떤 부분이 고객의 신체활동 변화를 도우는 데 효과적이었는지를 살펴보면 어떤 전략이 효과적인지 배울 수 있고 프로그램 개선 대책도 세울 수 있다(Baranowski, Anderson, & Carmack, 1998; Bauman, Sallis, Dzwaltowski, & Owen, 2002). 귀하의 프로그램이 프로그램을 짜는 데 활용한 이론 때문에 성공했는가를 살펴본 결과 신체활동 목표 달성 후 자기 보상이 귀하의 고객에게서 신체활동을 증진시켰다면 다른 사람에게도 이 전략을 활용할 수 있을 것이다.

신체활동적 생활에 대한 동기부여가 안 된 사람들에게는 변화와 관련된 심리적 구성요소를 살펴보는 것이 특히 중요할 것이다. 무관심단계(1단계)이나 관심단계(2단계)에 있는 사람들에게 신체활동 권고기준을 한꺼번에 달성하도록 하게 하는 것은 비현실적이다. 이들은 대한 현실적 목표는 신체활동적 생활로 이르게 하는 중개요인의 개선일 것이다(예: 신체활동의 장점 찾아보기, 자아효능감의 개선 등). 동기부여가 덜 된 사람들이 신체활동적 생활로 건강과 외모가 얼마나 좋아질지 생각해 보는 것만으로도 성공적 시작이 될 수 있을 것이다. 그러므로 변화를 위해 마음속에서 무엇이 바뀌어야 하는지를 알아내는 것(중개요소를 발견하는 일)은 다음 페이지에서의 예와 같이 시간과 노력을 투자하기에 충분한 가치가 있는 일일 것이다.

효과적 중개요인 찾아보기

구체적 사례를 통해 이론적 구성요소를 활용한 신체활동 프로그램 짜기의 유용성을 살펴보자. 비활동적이지만 건강한, 지역사회에서 뽑힌 어른들에게 2페이지짜리 인쇄물을 제공한 프로그램들을 살펴보자(Marcus et al., 1998). 사회인지이론과 범이론 모형을 활용한 이 프로그램에서 참가자들에게 동기부여 상태에 맞는 매뉴얼과 함께 스스로 응답한 신체활동 상태, 동기부여 상태, 자아효능감, 의사결정 균형, 그리고 변화의 과정에 맞는 피드백과 함께 제공하였다(점프 스타트: 지역사회 프로그램의 사례는 5장에 잘 설명되어 있다). 4페이지에 걸친 피드백 리포트를 통해 각 참가자에게 개인별 개선이나 악화의 정도 또는 타인과 비교한 현재의 위치에 대한 정보를 제공하였다.

비교집단에 속한 사람들에게는 미국심장협회AHA에서 참가자의 특성과 상관없이 일괄적으로 제작한 매뉴얼을 제공하였다. 이 매뉴얼의 길이는 동기부여 상태에 맞춘 매뉴얼과 비슷한 길이로 제작하였고 개인 맞춤형은 아니지만 행태변화에 대한 훌륭한 지침으로 점진적으로 시작하는 법, 목표설정과 모니터링 과정, 중요한 행태변화의 과정을 활용하는 법을 포함하여 프로그램을 시작할 때와 시작 후 1, 3, 6개월 후에 제공하였었다.

위의 두 프로그램 모두 참가자의 신체활동 수준을 개선하였다. 맞춤형 피드백 리포트를 제공한 집단에서 6개월째 신체활동 개선이 더욱 현저하였다(Marcus et al.,1998). 맞춤형 중재을 받은 대상자에서 활용된 이론적 구성요인의 어떤 측면이 더욱 효과를 발휘하였는지를 보았더니 행위적 과정의 사용과 자아효능감에서 개선이 현저하였다. 이들 구성요소의 시작 때부터 3개월간의 변화는 6개월 후 신체활동 시간의 증가와 관련이 있었다. 행위적 과정 중에서도 스스로 상기하기, 계속해 지켜나가기, 스스로 보상하기, 그리고 대안적 행동하기가 맞춤형 정보를 받은 군에서 일반적 정보를 받은 군보다 더욱 잘 하는 데 도움을 준 것으로 보였다. 일반적 정보를 받은 군에서는 두 개의 행위적 과정(스스로 지키어 나가기, 행동적 대안 찾기)이 신체활동 수준 개선에 관련이 있었다. 따라서 행위적 과정을 사용할 수 있도록 맞춤형 정보를 제공하면 일반적 정보를 제공하는 것보다 이들 가정을 더 자주 사용하게 하여 신체활동 권고기준을 더 잘 달성할 수 있도록 해 주는 것으로 보인다. 이러한 중개요인에 대한 분석 결과는 더욱 효과적인 프로그램 개발에 사용될 수 있을 것이다.

표 4.1 이론적 구성요소로 신체활동 동기 변화시키기

중재 방법		중개요소의 변화		신체활동을 향한 변화
장애요소 줄이는 문제해결		더 많은 유익 인식하기		2단계에서 3단계로 변화
스킬 훈련	→	더 많은 행위적 과정 활용	→	더 다양한 활동의 시도
운동 롤모델		자아효능감 상승		신체활동 시간 연장

프로그램의 기초가 되는 이론적 모형을 보면 어떤 중개요소가 효과를 발휘할지 유추가 된다. 사회인지이론에 기초를 둔 프로그램은 자아효능감과 결과기대를 개선하여 신체활동을 늘릴 것이다. 귀하의 프로그램의 가능한 중개요소를 가정할 때 여러 중개요소들이 한꺼번에 작용할 수도 있다(Baranowski et al., 1998). 예를 들어 자아효능감, 결과 기대 그리고 행위적 과정이 모두 작용할 수 있다. 그러므로 여러 가지 가능한 중개요소 측정을 고려하는 것이 좋을 것이다. 여러 이론(예: 범이론 모형, 사회인지이론, 의사결정이론)을 종합하여 여러 가지 가능한 중개요소(예: 주관적 유익, 행위적 과정, 자아효능감)를 고려하는 프로그램을 짜면 **표 4.1**에서처럼 성공가능성이 더 높아질 것이다.

신체활동 강화요인들

여기에서는 신체활동 행동을 변화시키는 심리적 이론과 모형에서 도출된 몇 가지 요소를 설명하겠다. 사회인지이론SCT과 범이론 모형TTM이 가장 흔히 쓰이는 모형이다(Lewis et al., 2002).

인지적 과정과 행위적 과정들Cognitive and Behavioral Processes of Change

범이론 모형에 의하면 사람들은 여러 가지 인지적 과정과 행위적 전략과 기법을 사용하여 변화 동기부여 상태의 변화단계들을 진행해 나아간다(Diclemente et al., 1991; Prochaska & Diclemente, 1983). 후기단계에 속한 사람들이 전기단계에 속한 사람들보다 이들 과정을 더 많이 사용한다(Marcus, Rossi, Selby, Niaura, & Abrams, 1992). 행위적 과정을 많이 사용하면 신체활동의 증가와 유의한 관련이 있었다(Dunn et al., 1997; Lewis et al., 2002; Lewis et al., 2006; Nichols et al., 2000; Pinto, lynn, Marcus,

Depue, & Goldstein, 2001; Sallis, Calfas, Alcaraz, Gehrman, & Johnson, 1999). 신체활동의 중개요소로 작용하는 인지적 과정에 대한 연구결과는 다양한데 동기부여 준비상태의 초기에 속하는 이들 집단은 대부분 신체활동 사업에 참여하는 사람이 아니라서 그럴 수 있을 것이다(Lewis et al., 2002). 그러나 이들 과정은 동기부여 준비상태의 초기에 속한 사람들이 실제로 신체활동 행동을 향하도록 돕는 데 중요하다(Marcus, Rossi et al.,1992; Rosen,2000).

변화의 과정 측정하기 신체활동 행태의 변화과정은 설문지 4.1로 측정할 수 있다(Marcus, Rossi, Selby, Niaura, & Abrams, 1992). 마커스 박사 등이 개발하여 여러 연구에서 사용되었는데, 항목별 점수가 올라갈수록 더욱 신체활동에 좋은 지표가 된다(Dunn et al., 1997). 변화의 과정은 사람들이 생각과 행동을 바꿀 수 있는 전략이자 기법이다. 신체활동 권장기준을 충족시키기 오래전에 이들 변화의 과정 활용을 하게 된다.

3개월마다 변화의 과정을 측정하면 신체활동 권고기준 달성을 향하여 나아가고 있는지를 알 수 있다. 고객이 처음 왔을 때의 동기부여단계가 얼마나 빨리 변화의 과정을 활용할지에 큰 영향을 미친다. 주어진 환경도 어떤 과정이 먼저 그리고 빨리 영향을 미칠지 영

표 4.2 변화 과정 설문지의 평균 점수 예시

	단계				
과정	**1소홀**	**2숙고**	**3약간**	**4충분**	**5유지**
지식 늘리기	1.88	2.57	2.76	3.11	2.99
위험 느끼기	1.92	2.41	2.26	2.72	2.46
타인에 대한 영향 고려	1.82	2.43	2.46	2.71	2.47
자신에 대한 유익 파악	2.14	3.13	3.22	3.66	3.28
신체활동 기회 포착	2.14	2.55	2.75	2.81	2.79
대안적 행동하기	1.71	2.24	2.72	3.35	3.55
사회적 지원을 찾기	1.78	2.25	2.42	2.80	2.64
스스로 보상하기	1.52	2.25	2.54	2.99	3.01
계속해 지켜나가기	2.08	2.94	3.17	3.83	3.68
스스로 상기하기	1.42	1.85	2.02	2.30	2.20

표 4.3 변화 과정 설문 항목의 과정별 번호

과정	설문 번호
지식 늘리기	5, 8, 17, 28
위험 느끼기	11, 12, 13, 14
타인에 대한 영향 고려	30, 33, 34, 37
자신에 대한 유익 파악	15, 31, 35, 38
신체활동 기회 포착	10, 22, 32, 36
대안적 행동하기	1, 21, 39, 40
사회적 지원찾기	16, 19, 24, 25
스스로 보상하기	7, 18, 20, 23
계속해 지켜나가기	2, 4, 6, 27
스스로 상기하기	3, 9, 26, 29

향을 미친다. 예를 들어 당신이 헬스클럽의 퍼스널 트레이너라면 행위적 과정을 먼저 사용하여 행동변화를 먼저 시도하겠지만 보건교육사라면 행위적 과정보다는 인지적 과정을 먼저 활용할 것이다. 먼저 인지적 과정을 사용한 후 행위적 과정을 사용하지만 어떤 연구에서는 규칙적 신체활동을 시작하고 유지하는 데는 순서는 안 중요하고 모든(대부분) 과정을 활용해야 한다고 하였다(Marcus et al., 1992).

각 변화의 과정에 대한 평균 점수는 1점에서 5점 사이로 산출된다. **표 4.2**에 각 과정별 전형적 평균 점수분포를 나타내었다. 이를 가이드 삼아 고객의 현재위치를 이해하고 어디를 개선할지 활용할 수 있다. 고객과 협력하여 하나의 과정이나 여러 과정을 선택하여 작업할 수 있다.

변화의 과정 채점 각 변화의 과정을 **표 4.3**에 보인 항목마다 합산하여 4로 나누어 평균을 낸다. 3항목 미만 응답 시는 점수를 내지 않도록 한다.

자아효능감Self-Efficacy

자아효능감은 특정 상황에서 특정 행동을 수행하는 있는 개인의 능력에 대한 자신감을 말한다(Bandura, 1986, 1997). 예를 들어 많은 사람들이 봄과 여름 동안에는 걷기 프로그램을 유지하는 자신의 능력에 대한 자신감이 높지만(즉, 매우 자신 있어 하지만) 춥고 눈 오는 겨울에는 그렇지가 못한 경우가 많다. 겨울에는 실내 공간으로 가거나 방한 대책을 잘 세워야 하기 때문일 것이다. 또 자아효능감은 행동마다 다르다는 것을 보여준다. 즉 많은 사람들이 활기찬 걷기는 매우 자신 있어 하지만 수영은 그렇지 못한 경우도 있다. 휴가 중일 때, 다쳤을 때, 날씨가 안 좋을 때 등 다양한 상황에서 자아효능감을 연구하기도 하고(Marcus, Selby, Niaura, & Rossi, 1992), 신체활동할 시간 내기, 계속 유지하기와 같은 신체활동을 위한 여러 부분에 대한 자아효능감을 연구하기도 하였다(Sallis, Pinski, Grossman, Patterson, & Nader, 1988).

사회인지이론에 따르면 자아효능감이 행태변화의 가장 중요한 중개요소(Bandura, 1986, 1997)로 여러 성공적인 사업을 통해 증명되었다(Brassington, Atienza, Perczek, DiLorenzo, King, 2002; Lewis et al., 2002). 즉 자아효능감이 오르면 신체활동 수준 향상으로 이어지는데 보통 3개월에서 6개월 후에 측정을 한다.

자아효능감 측정하기 신체활동에 관한 자아효능감은 부록 A의 설문지 4.2로 측정할 수 있다(Marcus, Selby, Niaura, & Rossi, 1992). 이 간단한 5항목으로 구성된 설문지는 자아효능감의 주요한 요소를 측정하는 데 여러 연구에서 사용되었다. 신체활동적이 될수록 자아효능감 점수는 상승한다. 변화의 과정 설문지와 마찬가지로 3개월마다 측정할 것을 권장한다. 만약 자아효능감 점수가 오르지 않으면 이는 경고 신호로 고객과 함께 고객의 자아효능감 부족에 관한 논의를 할 필요가 있다.

자아효능감 점수 매기기 자아효능감 설문 항목 다섯 개의 평균을 낸다. 한 항목이라도 응답이 없으면 메꾸도록 하여 점수를 매긴다. 점수가 높을수록 자아효능감이 높다. 자아효능감은 규칙적 신체활동을 시작하고 유지하는 데 중요하다.

사회적 지원Social Support

사회적 지원은 행태변화를 중개하는 또 다른 강력한 요소이다(Lewis et al., 2002; Sarason & Sarason, 1985). 사회적 지원의 네 가지 형태는 **도구**, **정보**, **정서**, 그리고 **격려**이다(Cohen, Mermelstein, Kamarck, & Hoberman, 1985). **도구적** 지원은 행태변화에 도움이 되는 도구나 도움을 주는 것이다. 예를 들어 운동시설까지 태워준다거나 생일선물로 실내용 자전거를 주는 것이다. **정보적** 지원은 신체활동과 관련된 정보를 주어 돕는 것이다. 조만간 다가오는 걷기대회 정보나 규칙적 신체활동을 하는 데 도움이 되는 변화의 과정을 동생에게 알려주기 등을 들 수 있다. **정서적** 지원은 귀하가 다른 사람에게 신경쓰고 있다는 것을, 신체활동 행태변화를 도우려한다는 것을 알게 하는 것이다. 친구나 가족에게 전화해서 자신이 힘든 과정을 극복한 경험을 말해주는 것 등이다. **격려적** 지원은 새로운 신체활동 스킬을 배우도록 격려하고 피드백을 제공하는 것이다. 에어로빅 강사가 수강생에게 몇 주간의 눈에 띄는 개선을 말해주는 것을 예를 들 수 있다. 사회적 지원은 가족, 친구, 동료, 운동지도자, 다른 참여자 등 여러 군데서 올 수 있다(Miller, Steart, Trost, Brown, 2002; Stoddart, Palombo, Troped, Sorensen, & Will, 2004; USDHHS, 1996).

신체활동 연구에 의하면 일반적인 사회적 지원과 신체활동에 관한 사회적 지원은 매우 달랐다(Sallis et al., 1987). 삶의 여러 영역에서 좋은 사회적 지원을 받고 있어도(예: 가사를 분담 잘하는 남편, 걱정근심을 잘 나눌 수 있는 친구 등) 신체활동에 관한 조언을 해주고 신체활동 시간에 아이를 돌봐주거나 신체활동에 관한 관심을 나눌 만한 사람이 없을 수도 있다. 어린아이가 있는 젊은 엄마들의 신체활동에는 아빠들의 도움이 필요하였다(Miller, Trost, & brown, 2006).

신체활동에 관한 사회적 지원 측정하기 부록 A의 설문지 4.3으로 가족과 친구의 사회적 지원을 측정할 수 있다(Sallis et al., 1987). 가족과 친구의 지난 3개월 동안 신체활동 및 운동과 관련된 지원을 점검하고 3개월마다 변화를 보게 하도록 하고 있다. 특정 항목의 점수가 낮다면 사회적 지원을 강화하는 전략(예: 신체활동시 아이를 돌봐주거나 신체활동을 함께 할 수 있는 방법 찾기 등)을 제안할 수 있다. 사회적 지원 점수가 높을수록 신체활동을 시작하고 유지할 가능성이 높아진다(Courneya & McAuley, 1995; Miller et al., 2002; Oka, King & Young, 1995; Saliis et al., 1987).

신체활동에 관한 사회적 지원 점수 매기기 부록 A의 설문지 4.3에서 항목 7번과 8번은 역순으로 바꾼 후 가족과 친구에 모든 항목을 합산한다. 점수가 높을수록 이들로부터 지원을 많이 받고 있다고 느끼는 것이다.

의사결정(장단점) 균형Decisional Balance

의사결정 균형은 스스로 생각하는, 변화의 유익과 장애의 비를 말하는 것으로 Janis와 Mann의 의사결정이론(1977)에서 나왔다. 신체활동 행태변화에서 의사결정의 균형이란 개인이 느끼는 신체활동의 부정적 측면에 비교한 유익을 말한다(Janis & Mann, 1977; Marcus, Rakowski, & Rossi, 1992). 어떤 사람들은 신체활동을 긍정적으로 보지만 또 다른 사람들은 부정적 측면을 먼저 보기도 한다. 어떤 사람들은 안 좋은 날씨, 불안한 치안, 공원이나 보도나 자전거도로의 부족과 같은 환경적 요인을 장애요인으로 보지만 또 다른 사람들은 시간의 부족이나 퇴근 후의 피로와 같은 개인적 요인을 장애요인으로 본다. 다치는 것을 겁내기, 동기부여의 부족, 협조가 잘 안되는 친구나 가족 등도 개인적 장애요인의 예들이다.

의사결정 균형은 동기부여의 여러 단계들과 일치한다. 1단계(무관심단계)에 속하는 사람들은 변화의 유익보다는 불이익을 더 많이 느끼지만 단계가 올라갈수록 불이익보다는 변화의 유익을 더 많이 느낀다(Marcus & Owen, 1992; Marcus, Rakoswski, & Rossi, 1992). 더욱 신체활동적이 될려면 불이익보다는 유익들을 더 많이 보아야 하고 이것이 장기간 규칙적 신체활동을 유지하는 데 중요하다. 의사결정 균형 점수가 높을수록(즉, 유익을 불이익보다 많이 볼수록) 신체활동 행동증가를 예측할 수 있다고 한다(Denn et al., 1997; Pinto et el., 2001).

의사결정 균형 측정하기 부록 A의 설문지 4.4로 의사결정 균형을 알아볼 수 있다(Marcus, Rakowski, & Rossi, 1992). 고객의 신체활동의 장단점에 대한 생각을 측정하는 것이다.

의사결정 균형 점수 매기기 신체활동의 유익에 대한 10가지 항목과 불이익에 대한 6가지 항목의 점수 평균을 계산한다.

- 유익 = (항목 1 + 항목 2 + 항목 4 + 항목 5 + 항목 6 + 항목 8 + 항목 9 + 항목 10 + 항목 12 + 항목 14) / 10
- 불이익 = (항목 3 + 항목 7 + 항목 11 + 항목 13 + 항목 15 + 항목 16) / 6

유익의 평균 점수에서 불이익의 평균 점수를 뺀 것이 의사결정균형 점수이다. 0보다 크면 불이익보다는 유익을 많이 본다는 뜻으로 점수가 클수록 유익을 많이 본다는 뜻이다. 점수가 0보다 작으면 유익보다는 불이익을 많이 본다는 뜻으로 점수가 작을수록 불이익을 많이 본다는 뜻이다. 불이익보다는 유익을 많이 볼 수 있도록 고객을 도와야 하는데 귀하의 프로그램이 성공적일수록 의사결정 균형 점수가 커질 것이다.

결과 기대Outcome Expectation

결과 기대는 규칙적 신체활동의 결과를 기대하는 개인의 가치부여의 정도를 말한다. 결과에 대한 기대가 클수록 규칙적 신체활동을 잘 시작하고 유지한다(Brassington et al., 2002; Hallam & Petosa, 1998). 기분이 좋아지는 것과 같은 결과는 바로 일어나기도 하고 체중 감소와 같이 시간이 걸리는 결과도 있다. 건강 유익, 체형개선, 스트레스 감소와 같은 심리적 유익 등 구체적 결과 기대는 신체활동 행동을 예측하는 데 쓰이기도 한다(Steinhardt & Dishman, 1989).

결과 기대 측정하기 운동결과 기대Outcome Expectation for Exercise 척도 설문지(Resnick, Zimmerman, Orwig, Furstenberg, & Magaziner, 2000)를 활용하여(부록 A의 설문지 4.5) 신체적, 정신적 기대를 측정할 수 있다. 고객의 결과 기대가 낮다면 기대하는 결과를 찾아내어 신체활동 행태개선을 꾀할 수 있다.

결과 기대 채점 모든 항목의 점수를 더하여 평균을 내기도 하고 개별 항목별 점수를 참조하여 개선하기도 한다.

흥미도(즐기는 정도)Enjoyment

신체활동을 즐기는 사람들은 규칙적 신체활동을 잘 시작하고 유지한다(Wankel, 1993). 신체활동을 즐기면 동기부여 상태의 단계도 높고, 짜여진 운동 프로그램의 준수와 신체활동 행동의 수준도 높다(Leslie et al.,1999; Rovniak, Anderson, Winett, & Stephens, 2002; Stevens, Lemmink, de Greef, & Rispens, 2000; Williams, Papandonatos, Napolitano, & Lewis, 2006; USDHHS, 1996). 신체활동을 즐기는 것은 개인의 의도와 관련이 있어서 결과 기대의 한 형태로 개념화할 수도 있지만 직접 이와 관련된 이론은 없다(Williams, Anderson, & Winett, 2005). 고객이 신체활동을 즐길 수 있게 도울 수 있다면 향후 신체활동적이 될 가능성이 높을 것이다. 청소년들이 신체활동을 즐기도록 하였더니 신체활동이 늘어났다는 연구에서도 확인되는 사실이다(Dishman et al., 2005).

신체활동 즐기는 정도 측정 신체활동 즐김 척도Physical Activity Enjoyment Scale(부록 A의 설문지 4.6)는 18항목으로 신체활동을 즐기는 정도를 측정하는데 어떤 신체활동에라도 활용할 수 있다고 하였다(Kendzierski & DeCarlo, 1991). 점수가 낮은 고객은 더 즐거운 활동을 찾거나 활동을 덜 불쾌하게 조절할 수 있다(음악을 들으면서 하거나, 고강도를 중강도로 낮추거나 파트너와 함께 하는 등).

신체활동 즐기는 정도 점수 매기기 항목 1, 4, 5, 7, 9, 10, 11, 13, 14, 16 그리고 17번에

는 다음과 같이 점수를 부여한다. 즉 1은 7점을, 2는 6점을, 3은 5점을, 4는 4점을, 5는 3점을, 6은 2점을, 7은 1점을 부여한다. 그리고는 모든 항목을 합산한다. 한두 달에 한 번 주기적으로 즐기는 정도를 측정하여 스킬이나 체력증가에 따른 변화를 관찰하거나 새로운 활동이나 아이디어를 제안 후에 스스로 측정해보도록 하여 즐기는 정도를 높일 수 있다.

"블랙박스" 해독하기

많은 신체활동 프로그램들이 심리학적 이론과 모형에 기초를 두었지만 그 프로그램을 짠 이론적 요소가 실제로 변화되었는지 테스트를 한 것들은 많지 않다(Baranowski et al.,1998; Lewis et al., 2002). 이렇게 하려면 먼저 프로그램이 가능한 중개요소를 변화시켰는지를 결정해야 한다. 예를 들어 자아효능감을 강조하는 사회인지이론에 기초한 프로그램이 정말로 참가자의 신체활동 시작과 유지능력에 대한 자신감을 강화시켰는지를 보는 것이다. 더군다나 어떤 프로그램은 특정 인구집단에서 다른 인구집단에서보다 더 효과적이기도 하다.

어떻게 효과를 발휘하는지 알아보기

분류요소moderator와 중개요소mediator

신체활동 중재를 설계하는 데 사용한 이론을 테스트하는 것을 더 배우려면 **중개요소**와 **분류요소**의 뜻을 알아야 한다. 흔히 두 용어가 혼용되어 쓰이기도 하지만 그 기능은 다르다(Baron & Kenny, 1986; Bauman et al., 2002). 간략하게 알아보자.

분류요소moderator: 신체활동 개입의 효과가 누구에게 다르게 나타났는지 보려고 참가자들을 세부집단으로 나누는 요소를 말한다(Baron & Kenny, 1986; Bauman et al., 2002). 예를 들어 동기맞춤형 프로그램이 동기준비 상태의 초기단계들(예: 1단계와 2단계)에서 동기비맞춤형 프로그램보다 더욱 효과적이었고 3단계에서는 유사한 효과를 보였다면(Marcus et al.,1998) 이 경우에 동기준비 상태의 단계는 동기맞춤형 프로그램 효과의 분류요소이다. 연령, 성별, 건강상태, 기분상태 그리고 사회경제 상태와 같은 개인적 요소들도 프로그램의 효과와 관련되어 분류요소로 작용할 수 있다. 참가자의 환경(예: 범죄율, 보행로 이용가능성, 녹지, 교통혼잡의 정도)도 주어진 개입의 효과가 어떤 세부집단에서 더 효과적인 지를 결정하는 분류요소로 작용할 수 있다(King, Stokols, Talin, Brassington, & Killingsworth, 2002). 분류요소를 통해 누가 프로그램에서 가장 혜택을 받았는지를 알 수 있지만 어떻게 작용하였는지를 알 수는 없다. 이것을 알려면 프로그램의 결과를 초래한 요소인 중개요소를 살펴보아야 한다.

중개요소mediator: 분류요소(예: 성별, 연령 등)들과 달리 중개요소는 주어진 고객의 개인적 변화를 도울 수 있는 요소이다. 중개요소는 개입이 신체활동행동에 영향을 발휘하는 기전에 해당된다(Baron & Kenny, 1986; Bauman et al., 2002). 예를 들어 보면 신체활동적 생활의 더 많은 유익을 찾아내고 불이익은 줄이도록 고객을 돕는 의사결정이론에 기초한 프로그램을 짜는 경우를 생각해 보자. 이 이론은 귀하의 고객이 더 많은 긍정적 측면을 부정적 측면보다 찾아낼 것이라는 가정에 기초를 두고 있다. 이러한 경우에 긍정적 그리고 부정적 측면이 행동변화의 중개요소로 추정된다. 프로그램 시작 전에 고객이 생각하는 유익과 불이익을 측정하여 고객이 더 많은 불이익을 본다는 사실을 발견했는데 프로그램 종료 후에 고객의 신체활동이 늘어났고 유익을 불이익보다 더 많이 본다는 사실도 발견하여 프로그램이 의사결정 균형 점수를 향상시킨다는 증거를 확보하였다면 이들 중개요소가 신체활동행동의 변화보다 먼저 일어났다는 것을 추적한 셈이다. 신체활동의 다양한 영향요소에 대한 더 자세한 내용은 Bauman, Sallis, Dzewaltowski, 그리고 Owen(1992)을 참조할 수 있고 여러 연구에서 검증된 심리학적 중개요소는 Lewis 등(2002)을 참조할 수 있다.

4장의 결론

이번 장에서는 신체활동이라는 행태를 변화시키는 몇 가지 중개요소를 살펴보았다. 이번 장에서 살펴본 것 외에도 여러 중개요소가 있을 수 있다. 예를 들면 환경의 변화(예: 운동기구를 구석방에서 거실로 옮겨 설치하거나 직장에 운동 공간이 생기는 것 등)가 신체활동을 도울 수 있는가? 고객이 신체 이미지를 더욱 긍정적으로 바라보는 것이 운동하는 모습을 덜 부끄럽게 여기게 하여 신체활동 행동을 변화시킬 수 있는가? 고객의 가족과 친구를 프로그램에 참여시키는 것이 신체활동을 더 증진시킬 수 있는가?' 와 같은 요소들을 살펴보고 귀하의 프로그램에서 이들 요소의 변화를 측정한다면 신체활동 행동변화 블랙박스를 해독하는 데 도움을 줄 것이다. 2부의 장들에서 신체활동 중개요소를 변화시키는 전략들을 더 논의할 것이다.

CHAPTER 5

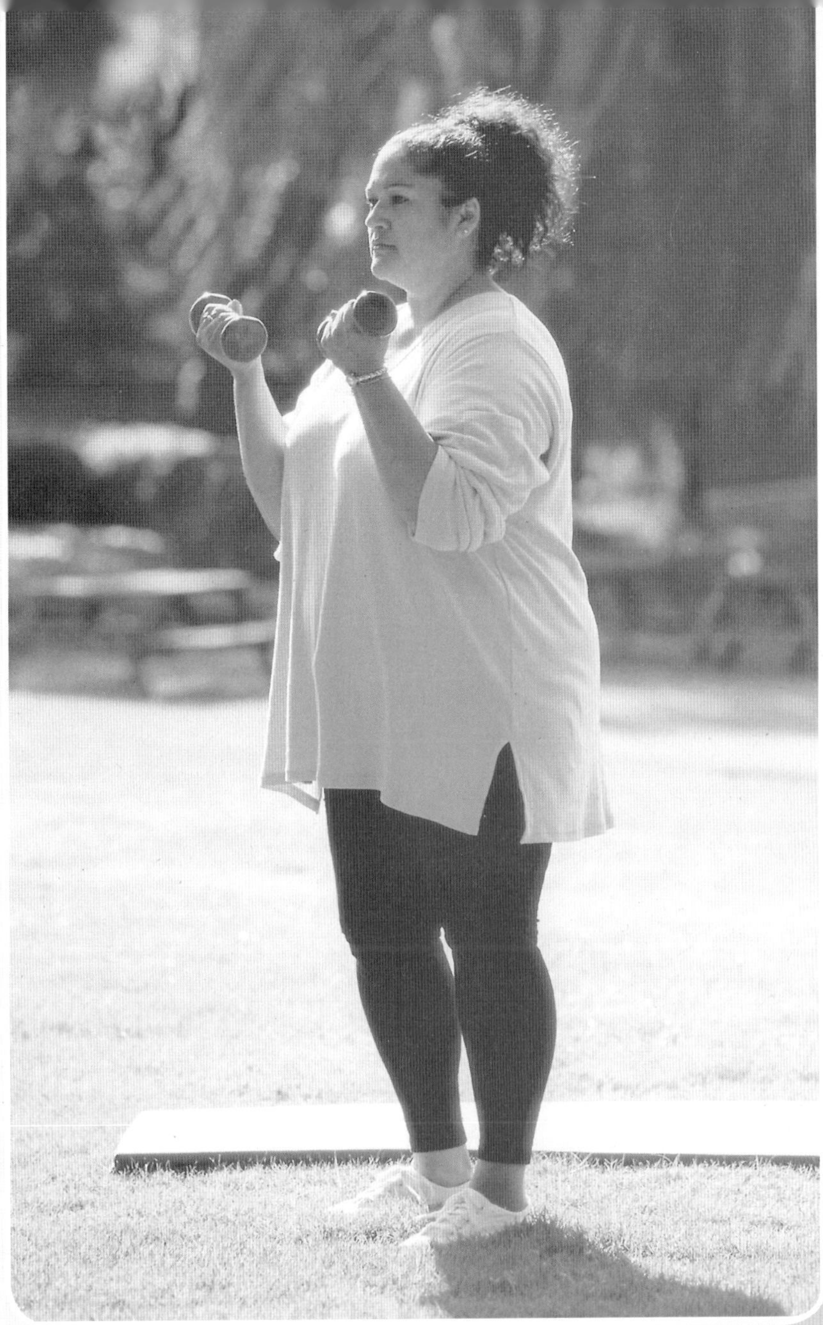

변화단계모형을 활용한 성공적 신체활동 개입사례

Using the Stages Model for Successful Physical Activity Interventions

고객맞춤형 사업(개입)의 개념은 심리학 분야에서 널리 사용되었다. 프로그램이 고객 개개인의 특성과 필요에 맞추어 이루어져야 한다는 생각은 금연이나 체중조절을 위한 프로그램에서 많이 이용되었다. 그러나 우리는 이제 어떻게 신체활동 프로그램을 고객 개개인에게 맞게 적용할지에 대해 배우기 시작하고 있다. 이러한 개념은 서서히 운동과 신체활동 프로그램에 영향을 끼쳐오고 있는데 이것은 앉아서 생활하는 생활방식이 최근에 심각한 신체적 문제를 초래한다는 인식이 공감을 얻게 되었기 때문이다(Fletcher et al., 1992; Haskell et al., 2007; Pate et al., 1995; USDHHS, 1996, 2000). 도시에는 헬스장을 비롯한 여러 운동 시설이 있고 시골에도 그러한 시설들이 있는 곳이 더러 있어 사람들이 운동을 할 수 있는 여건은 잘 갖추어져 있다고 볼 수 있다. 그러나 사람들은 앉아서 보내는 시간이 더 많고 운동을 시작했다 하더라도 오래 지속하는 경우가 드물다(Dishman, 1994; Marcus et al., 2000). 따라서 이제 신체활동의 촉진을 위한 고객 맞춤형 프로그램을 고려할 필요가 있는 시기가 되었다고 할 수 있다.

변화단계모형은 행동 패턴을 바꾸고자 하는 적극성의 정도가 사람마다 다르다는 사실에 입각하여 개발되었다. 그러므로 사람들의 행태변화를 위해 다양한 방법과 기술을 이용한 프로그램이 필요하다. 예를 들어 변화를 고려하지 않고 있는 1단계에 속한 사람들을 위한 프로그램은 사람들에게 건강, 자기 이미지, 자기 존중에 대한 운동의 이점과 관련한 글을 읽게 하는 등 동기를 유발하여 1주 동안 하루에 10분이라도 산책을 하게 만든다면, 약간의 신체활동을 하고 있는 3단계에 속하는 사람들을 위한 프로그램에서는 고객들로 하여금 하루 10분씩 걷는 것에서 최소 주 5일간 매일 30분 걷는 것을 프로그램의 목표로 한다.

이 장에서는 변화단계모형을 활용한 신체활동 프로그램들에 대해 설명하고 있다. 이전의 프로그램들은 신체적으로 활동적인 사람들의 주목을 끌 수 있었지만 그렇지 못한 사람들의 주목은 끌지 못했다. 그 이유의 일부는 프로그램 이름 때문이었다. '**체력을 키웁시다** **Get Fit**'라는 이름을 가진 프로그램에는 이미 운동을 하고 있어 더 건강하기를 원하거나 현재의 건강을 유지하고자 하는 사람들이 많이 참여하였는데 그것은 그다지 놀랄만한 사실이 아니었다. 2단계에 있는 사람들을 목표로 한 프로그램은 '**신체활동 생각해보기Imagine Action**' 혹은 '**건강으로 점프 스타트Jump Start to Health**' 같은 이름을 사용하였다.

신체활동 생각해보기: 지역사회 프로그램

신체활동 생각해보기Imagine Action 캠페인은 범지역적 신체활동 프로그램이다(Marcus et al., 1992). 참가자들은 직장에서 혹은 광고를 통해 등록한 성인들이다. 잠재적인 참가자들에게는 이 프로그램이 비활동적이거나 규칙적 신체활동을 유지하는 데 어려움을 느끼는 사람들을 위한 프로그램임을 설명하는 편지가 배포되었다. 편지에 대한 답장을 통해 자신의 신체활동 수준, 이름, 주소, 성별, 생년월일 등의 정보를 제공한 응답자들에게는 무료로 티셔츠가 제공되었다. 참가자들의 평균 연령은 42세였고 77%가 여성이었다. 참가자 중 39%는 2단계(변화를 생각하는 수준), 37%는 3단계(신체활동을 조금 하고 있는 수준), 24%는 4단계(충분한 신체활동을 하고 있는 수준)이었다.

프로그램은 6주 동안 진행되었는데 본인의 단계에 맞는 자습 자료와 참고자료, 매주별 걷기 대회, 야간 운동의 날 등으로 구성되었다. 본인의 단계에 맞는 자습자료는 운동지속 방법, 변화의 동기준비 상태, 사회인지이론, 의사결정이론 등에 의해 작성되었다. 2단계에 속하는 사람들에 대한 안내 책자인 '당신을 위한 정보'에는 생활 속에서 신체활동을 향상시키기 위한 정보(예: 승강기 대신 계단 이용하기, 거리가 먼 주차장에 주차하기 등) 신체활동적 생활의 유익(예: 체중 조절)과 장애 요소(예: 시간이 너무 많이 걸리는 점 등) 고려하기, 신체활동적 생활의 사회적 이점(예: 많은 사람들과 만나고 친구들과 함께 걷을 수 있는 등), 그리고 신체활동량 증가에 따른 스스로에 대한 보상(예: 한 주에 걷기 횟수가 1회에서 2회로 증가하면 새로운 CD를 사기) 등에 관한 정보가 포함되어 있다.

3단계에 속하는 사람들에 대한 책자의 제목은 '운동을 위한 준비'인데 그런 제목을 붙인 이유는 3단계에 속하는 사람들이 운동 프로그램에 어느 정도 참가했지만 주당 3~5회 하루 30분 이상의 중간 강도 수준의 운동 혹은 하루 20분 이상의 고강도 운동의 수준을 넘어가는 운동은 시도해 보지 않았기 때문이다. 그 책자에는 운동의 이점과 장애요소, 운동의 단기적 목표 설정(예: 1일 걷기 계획), 운동의 장기적 목표 설정(예: 주 5회 1일 30분 걷기), 운동 증가에 따른 스스로에 대한 보상, 시간 관리(예: TV 뉴스를 보면서 러닝머신에서 걷기), 걷기 프로그램의 개발에 대한 세부 정보 등이 포함되어 있다.

4단계에 속하는 사람들에 대한 책자의 제목은 '계속 운동하기'인데 그런 제목을 붙인 이유는 4단계에 속하는 사람들은 단기간만 정기적으로 운동에 참여했으므로 3단계 수준으로 퇴보될 위험이 있기 때문이다. 그 책자는 주로 퇴보의 요인(예: 병, 부상, 권태), 목표설정, 스스로에 대한 보상(예: 자기칭찬 및 스스로에게 꽃을 사주는 외적인 행동 등), 권태

방지를 위한 교차적 운동, 부상 방지, 사회적 지원의 획득(예: 함께 운동하고 활동적인 생활에 대한 동기를 줄 수 있는 사람들과 만나기)에 관한 내용을 포함하고 있다.

책자들은 지역에서 할 수 있는 무료 혹은 저가의 저강도, 중강도, 고강도 운동에 관한 정보를 설명하고 있다. 선택할 수 있는 운동에는 걷기, 초보자를 위한 저강도 에어로빅 및 배구 등이 포함되며 지역의 무료 강습에 대한 정보도 포함된다.

프로그램에 따라 2단계에 속한 사람들의 30%와 3단계에 속한 사람들의 61%가 4단계(충분한 운동을 하고 있는 수준)까지 향상되었고, 2단계에 속한 사람들의 31%가 3단계까지 향상되었다. 3단계에 속한 사람들의 3%와 4단계에 속한 사람들의 9%만이 이전 단계로 퇴보하였다. 그러한 결과는 저비용, 저강도 운동 프로그램이 사람들의 신체활동에 있어 중요한 변화를 불러올 수 있다는 것을 보여준다.

건강으로 점프 스타트: 직장 프로그램

건강을 위해 시작하기 프로그램은 앉아서 많은 시간을 보내는 직장인들의 건강을 위해 단계별 운동 프로그램의 유용성을 시험한 프로그램이다(Marcus, Emmons, et al., 1998). 참가한 사람들은 회사 게시판에 붙은 광고를 통해 모집되었다. 참가자들은 무작위로 단계별 자가운동 프로그램 혹은 단계 구분이 없는 자가운동 프로그램에 배정되었다. 프로그램 시작 시기와 1달 후에 각 프로그램과 관련한 인쇄물을 참가자들에게 배포하였다. 운동에 대한 적극성과 운동 습관에 관한 정보는 각 직장별로 실시된 설문지 조사를 통해 수집되었다. 대부분의 회사에서 업무 시간에 설문지를 작성할 시간이 할애되었으나 어떤 회사에서는 휴식시간, 점심시간, 일과 후에 설문지를 작성해야 했다. 설문지를 작성하는 사람들에게는 무료로 팝콘과 음료수가 제공되었다. 또한 1달러짜리 복권도 제공되었다.

프로그램 초기에 단계별 자가운동 프로그램에 배정된 사람들에게는 각 동기부여단계별 맞춤형 매뉴얼이 제공되었고(**그림 5.1**) 1개월 후 단계에 맞는 매뉴얼과 다음 단계에 맞는 매뉴얼이 제공되었다. 1단계에 해당하는 사람들(변화를 생각하지 않는 수준)에게 제공된 매뉴얼의 제목은 '나한테 이것이 필요한가?'인데 운동의 이점에 대한 인식을 증가시키고 운동을 하는 것을 방해하는 장애 요소에 대해 주로 초점을 맞춘 매뉴얼이었다. 그러나 규칙적인 운동의 시작에 대한 제안은 그 매뉴얼에 포함되지 않았다. 2단계에 해당하는 사람들(변화를 생각하는 수준)에게 제공된 매뉴얼의 제목은 '일단 시도하면 할 수 있다'인데 운동을 해야 하는 이유와 운동을 하지 않는 이유에 대한 논의, 자기 자신에 대한 보상, 현

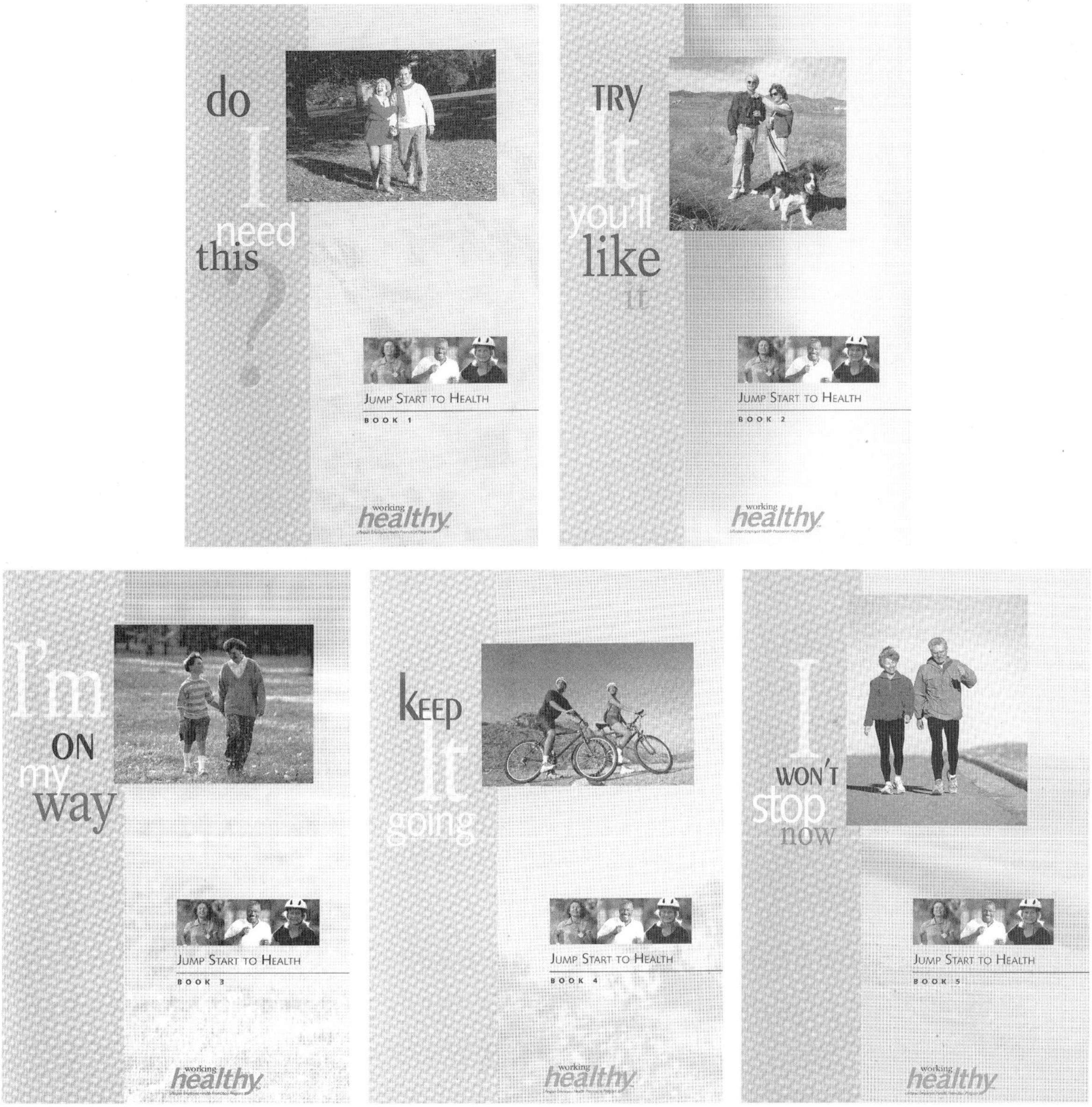

그림 5.1 운동 행태변화를 위한 여러 동기부여단계의 맞춤형 매뉴얼

실적인 목표 설정에 관한 내용을 포함하고 있다.

3단계에 해당하는 사람들(운동을 조금 하고 있는 수준)에게 제공된 매뉴얼의 제목은 '나는 가고 있는 중이다' 이며, 신체활동과 목표 설정의 이점, 안전 및 흥미로운 운동에 관한 조언, 규칙적인 운동에 대한 장애요소(예: 시간 부족, 피곤)에 대한 내용을 포함하고 있다. 4단계에 해당하는 사람들(충분한 운동을 하고 있는 수준)에게 제공된 매뉴얼의 제목은 '계속하라' 이며 규칙적인 운동, 자신에 대한 동기부여, 자기자신에 대한 보상, 운동을 계속하리라는 확신의 강화 및 장애요소의 극복에 대한 정보를 제공하고 있다. 5단계에 해당하는 사람들(규칙적으로 운동 하는 수준)에게 제공된 매뉴얼의 제목은 '나는 멈추지 않는다' 인데 규칙적 운동의 이점을 더욱 강조하고, 부상 방지, 목표 설정, 다양한 운동, 자기보상, 계획 수립에 관한 정보를 제공하고 있다.

단계 구분 없는 자가운동 프로그램에 배정된 사람들에게는 미국심장병학회의 매뉴얼이 제공되었다(AHA, 1984a, 1984b, 1984c, 1984d, 1989). 그 매뉴얼은 내용이 우수하고 즉시 구할 수 있으므로 참고자료로 채택되었다.

프로그램 시작 시기와 3개월 후에 실시된 설문지 조사 결과, 단계별 프로그램에 속한 사람들이 단계 구분 없는 프로그램에 속한 사람들보다 더 활동적(37% 대 27%)이 되었음을 보여주고 있다. 단계별 프로그램은 1, 2, 3단계에 속하는 사람들에게 특히 효과적이었는데, 그것은 주목할 만한 사항이다. 왜냐하면 일반인들 중 1, 2, 3단계에 속하는 사람들이 가장 많기 때문이다.

점프 스타트Jump Start: 커뮤니티 기반 연구

커뮤니티 기반 연구에서는 표준화된 프로그램(AHA 1984a, 1984b, 1984c, 1984d, 1989)과 설문지를 통해 참가자 개인의 운동행태에 대한 피드백을 제공하는 단계별 프로그램을 비교하였다(Marcus, Bock, et al., 1998). 그 목적은 참가자들에게 참가자 자신들의 운동행태와 성공적인 결과를 거둔 사람들의 행태를 맞춤식으로 비교하여 보여주기 위한 것이었다. 또한 피드백을 동해 참가자들에게 지난번 설문지 작성 시기에 비해 그들이 어떻게 변화되었는지를 알려줌으로써 장기적으로 운동하는 사람들이 되기 위해 자신들이 진보하고 있는지, 퇴보하고 있는지, 아니면 제자리 걸음을 하고 있는지를 알게 해준다.

아래는 그러한 두 종류의 피드백에 대한 예를 보여주고 있는데, 첫 번째 예는 어떤 참가자와 성공적인 참가자를 비교하여 보여주고 있다.

> 귀하의 답변은 당신이 규칙적 운동의 이점에 대해 잘 알고 있음을 보여줍니다. 이는 프로그램에서 향상을 보이는 사람들과 공통점이라 할 수 있습니다. 이미 당신이 운동에 조금 참여하고 있기 때문에 앞으로 운동의 횟수를 늘리고 좀 더 규칙적으로 운동을 하는 것이 중요합니다.

그리고 귀하는 규칙적으로 운동하는 것을 방해하는 요인에 대해 생각해 보아야 합니다. 문제에 맞설 준비가 되어 있으면 운동 프로그램을 유지하는 데 도움이 될 것입니다. 또한 힘든 시기에 계속 운동을 하도록 도움을 줄 수 있는 활동에 대해 생각해 보는 것도 장애 요소를 극복하는데 도움이 될 것입니다.

이것은 이전 평가 이후 개인의 변화에 관한 피드백의 예이다.

귀하의 답변은 지난 번에 비해 당신이 자신의 건강과 안녕에 대해 좀더 책임감을 갖게 되었음을 보여줍니다. 또한 자기 자신에 대한 신뢰와 운동을 계속할 수 있는 능력의 중요성에 대해 좀 더 인식하게 된 것을 보여줍니다. 그러나 이미 지속적인 운동에 성공한 사람들에 비해 당신의 인식은 좀 약한 편이라 할 수 있습니다.

향상을 위해 운동에 좀 더 전념해야 합니다. 이전에 자신이 얻은 성과 혹은 달성한 목표에 대해 생각해 보십시오. 매일 산책을 한다거나 운동 시간을 몇 분 더 연장하는 것과 같이 작은 목표들을 세워보십시오. 그렇게 하면 성취감을 강화시키는 데 도움이 될 것입니다.

개인적 피드백은 좀 더 활동적으로 되기 위한 동기부여, 인지적, 행위적 전략과 운동의 이점, 운동에 대한 장애 요소, 운동 효과, 한 주간의 운동 시간과 관련이 있다. 참가자들은 프로그램 시작 때, 보고서와 단계별 매뉴얼을 받는다. 설문지 작성은 프로그램 시작 시, 그리고 1개월 후, 3개월 후, 6개월 후에 실시한다.

결과적으로, 개인적 피드백을 받은 참가자들이 운동에 관한 표준 자료만 받은 참가자들에 비해 권장된 수준의 운동(최소 주 5회 1일 30분의 운동)을 더 잘 성취하고, 12개월간의 기간 동안 운동을 더 꾸준히 하는 것으로 나타났다(Bock, Marcus, Pinto, & Forsyth, 2001; Marcus, Bock, et al., 1998). 또한 이러한 결과는 개개인의 특성에 맞는 방법이 신체적 활동을 증진시키는 데 도움이 된다는 것을 보여준다.

활동적 프로젝트Project Active: 지역사회 프로그램

활동적 프로젝트도 변화를 위한 동기유발단계 프로그램을 기반으로 하고 있다. 활동적 프로젝트는 프로그램 시작 후 18개월 동안 참가자를 관찰한다(Dunn et al., 1999). 활동적 프로젝트는 2년 기간의 연구로서 참가자의 일상생활에서의 신체활동(참가자들에게 시간 날 때마다 10분씩 걷게 하는 것)과 규격화된 운동 프로그램(훌륭한 헬스클럽의 무료 회원권 제공)을 비교한다. 이 연구는 참가자의 일상생활 속 신체활동이 주는 심리적, 육체적 이점과 개인의 변화에 대한 동기부여 및 개인적인 장애 요소들이 고려되기 어려운 규격화된 운동 프로그램의 심리적, 육체적 이점과 비교되었다.

일상생활 속 신체활동 그룹에 속한 사람들은 주 1회 1시간짜리 행태지향적 모임을 가졌는데, 4개월 후부터 그 빈도수를 점점 줄여나갔다. 모임의 주제는 8장에 상술되어 있는데, 아래 사항을 포함하였다.

- 현실적 목표의 설정
- 신체적 활동을 유지하는 데 도움이 될 만한 사람 찾기
- 신체적 활동을 잘하는 경우, 자기 자신에 대해 보상하는 방법을 배우기

규격화된 운동 프로그램에 속한 참가자들에게는 6개월간의 헬스클럽 회원권과 운동을 지도할 트레이너가 제공되었다. 참가자들은 운동시간을 최소 주 5일 1일 30분 수준으로 늘려나갔다.

6개월 후, 두 그룹 모두 연구 초기보다 더 활동적으로 변모해 있었다(Dunn et al., 1998). 게다가 30%의 참가자들이 최소 주 5회 1일 30분 이상의 중강도의 운동이라는 CDC/ACSM의 권장 운동량을 충족시키고 있었다(연구 시작단계에서는 권장 운동량을 충족시키는 사람이 아무도 없었다). 2년 후, 참가자들의 에너지소비량 및 심폐기능은 연구 시작 시기보다 향상되어 있었다(Dunn et al., 1999). 따라서 운동에 대한 목표와는 관계없이 자기 자신을 북돋을 수 있도록 신체활동 행태에 대한 범위를 넓게 생각해 보기를 권장한다. 일상생활에서의 신체활동은 많은 사람들 특히 1단계 및 2단계에 속한 사람들에게 효과가 있을 것이다. 활동적 프로젝트에서 사용된 커리큘럼인 '매일의 활동적인 생활'은 '인간 운동학'에 수록되어 있다. 그 책자에는 고객이 스스로 참고하거나 지도자의 도움을 받아 사용할 수 있는 정보가 수록되어 있으며, 목표 설정, 조언자 구하기, 자신감 얻기, 자기 자신에 대한 보상 등의 정보가 수록되어 있다.

내딛기 프로젝트Project STRIDE: 지역사회 프로그램

미국 전체 인구 중 32%만이 일일 권장 신체활동량을 실천하는 상황에서, 운동을 촉진할 수 있는 증거 기반의 효과적인 방법의 개발이 절실히 요구된다(Barnes & Schoenborn,

2003). 따라서 우리는 건강하지만 앉아지내는 성인들에게 운동을 권장하기 위해 전화와 인쇄 매체 중 어느 것이 더 효과적인지를 실험하였다. 이 실험은 동기적으로 맞춤화되고 이론적으로 체계화된 컴퓨터 시스템에 의해 실행되었으며 실험에 포함된 주제는 이전의 '운동 시작하기' 연구에서 사용된 단계별 매뉴얼에 수록된 주제와 유사하다. 또한 참가자들은 맞춤화된 전화와 인쇄 매체 정보를 제공받기 위해서 처음 6개월 동안 매월 설문지를 작성하였고, 다음 6개월간은 두 달에 한 번 작성하였다(Marcus, Napolitano, Lewis, et al., 2007). 6개월째에 전화를 통한 참가자와 인쇄 매체 통한 참가자 모두 중강도 신체활동량이 통제 그룹에 비해 증가한 것으로 조사되었고, 두 그룹 간에는 큰 차이가 없었다(전화 그룹: 주당 평균 123.32분, 인쇄 매체 그룹: 주당 평균 129.49분). 12개월째에는 인쇄 매체 그룹 참가자가 전화 그룹 및 통제 그룹 참가자보다 중강도 신체활동량이 현격하게 증가된 것으로 조사되었다(전화 그룹: 주당 평균 100.59분, 인쇄 매체 그룹: 주당 평균 162.37분)(Marcus, Napolitano, King, et al., 2007). 그 결과는 건강하지만 좌업생활 성인들에게 운동을 권장하기 위해 전화와 인쇄 매체가 모두 효과적으로 사용될 수 있는 소통 매체임을 보여주지만, 장기적으로 인쇄 매체가 더 효과적인 방법임을 보여준다.

움직임 속으로Step Into Motion: 지역사회 프로그램

미국 인구의 2/3 이상이 인터넷을 사용하므로 인터넷도 좌업생활이 많은 사람들에게 접근하기 좋은 매체이다(Madden, 2006). '움직임 속으로Step Into Motion'는 범이론 모형을 근거로 '내딛기 프로젝트'에 사용된 프로토콜의 웹 기반 버전을 실험하였다(Marcus, Lewis, et al., 2007b). 조사표본은 대부분 주당 평균 21분의 운동을 하는 여자(84.2%)와 백인(76.4%)이었다. 이 실험에서 인터넷 기반의 맞춤형 운동정보를 받은 참가자의 44.4%가 6개월째에 일일 권장 신체활동량을 달성하였고(주당 평균 161.4분), 39.5%가 12개월째에 일일 권장 신체활동량을 달성하였다(주당 평균 123.2분). 이러한 결과는 인터넷 기반 정보가 인쇄 매체를 통한 정보와 적절히 비교되기에는 기술적으로 제한되어 있다는 사실을 고려할 때 중요한 의미를 갖는다고 할 수 있다(예: 대화방이 없음, 블로그 없음, 제한된 상호 소통 기능)(Marcus, Lewis, et al., 2007a). 따라서 우리는 인터넷이 좌업생활을 하는 성인들에게 운동을 증진하기 위해 사용될 수 있는 효과적인 소통 매체임을 알 수 있었다. 그러나 현재 인터넷에는 운동의 권장과 관련한 대화방, 블로그 및 여론조사 사이트가 마련되지 않아 인터넷의 기능이 활용되지 않고 있다. 따라서 어떻게 하면 인터넷에서 대화방, 블로그 및 여론조사 사이트 등의 기능이 사람들의 신체활동 향상을 위해 사용될 수 있을 것인지에 대한 연구가 필요하다.

5장의 결론

이 장에서는 단계별 맞춤형 접근이 사람들이 좀 더 활동적인 생활을 하게 되는 데 도움이 된다는 것을 제시하고 있다. 또한 각 참가자들의 개인적 동기유발 수준을 고려하여 그에 적합한 방법을 적용하는 프로그램이 개인적 차이를 고려하지 않고 일률적인 방법을 적용하는 프로그램에 비해 효과가 높다는 것을 보여주고 있다. 개인적 특성에 따라 정보를 개별화는 것은 중요하다. 자신에게 주어진 상황에서 개별화를 성취한다는 것이 확실히 실현 가능한 일은 아니지만 그렇더라도 그것은 중요하다.

본 연구에서 발견된 또 다른 중요점은 전통적인 헬스장에서의 운동이 반드시 효과적인 프로그램은 아니라는 것이다. 일상생활에서의 활동도 사람들의 건강과 체력을 향상시키는 데 있어 상당히 효과적일 수 있다.

변화를 위한 동기유발 수준을 측정하기 위한 이론적 근거와 방법에 초점을 두었던 1부는 여기서 마감하고, 2부에서는 개인, 그룹, 직장, 커뮤니티의 변화를 위한 동기유발단계를 실제로 적용하는 것을 주로 다루고자 한다.

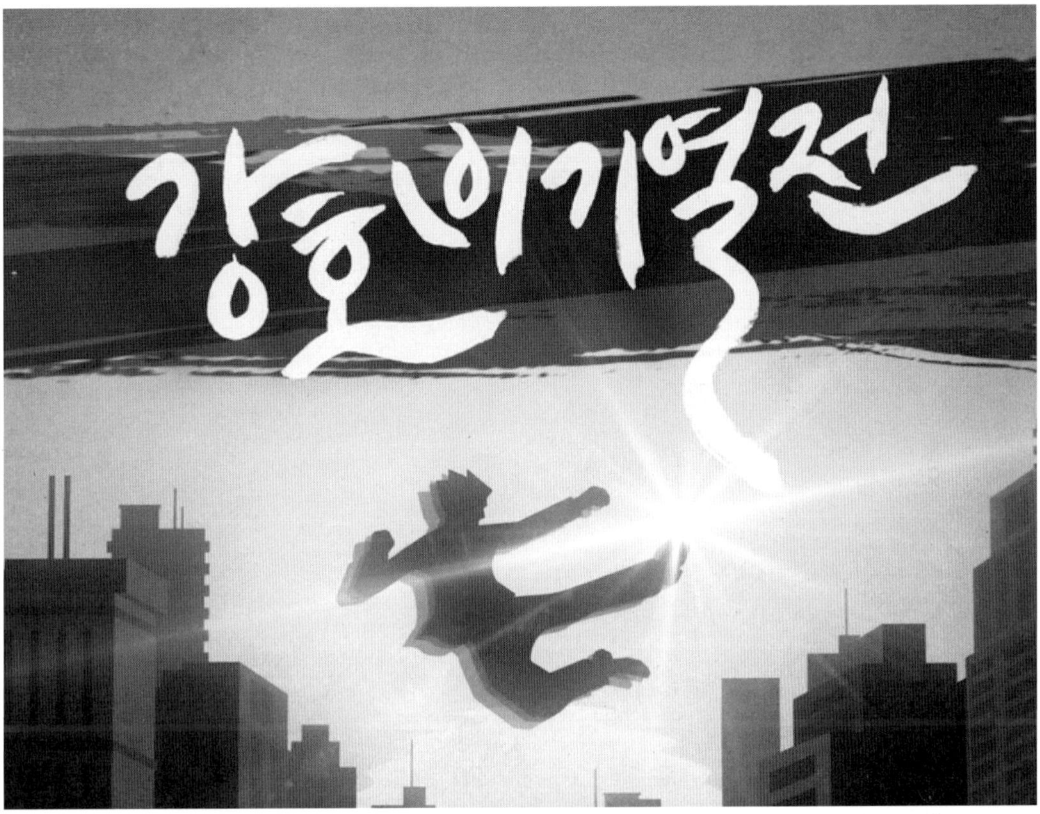
강호비기열전

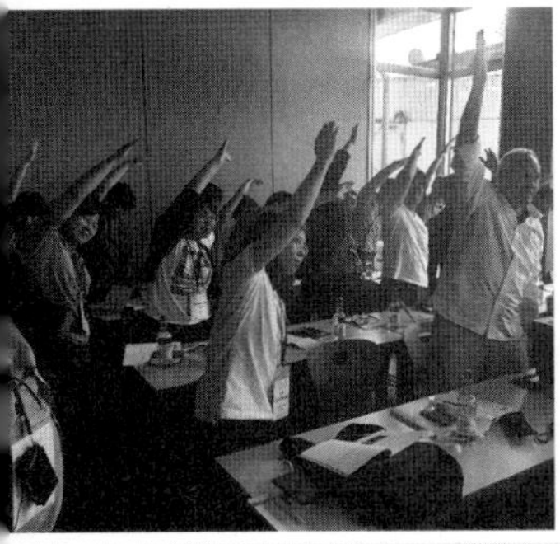
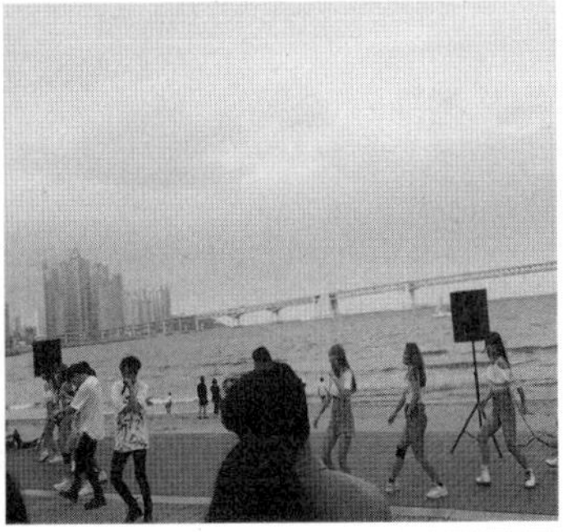
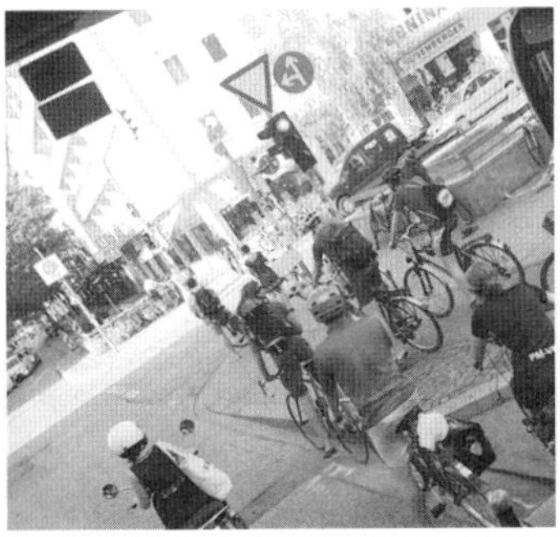
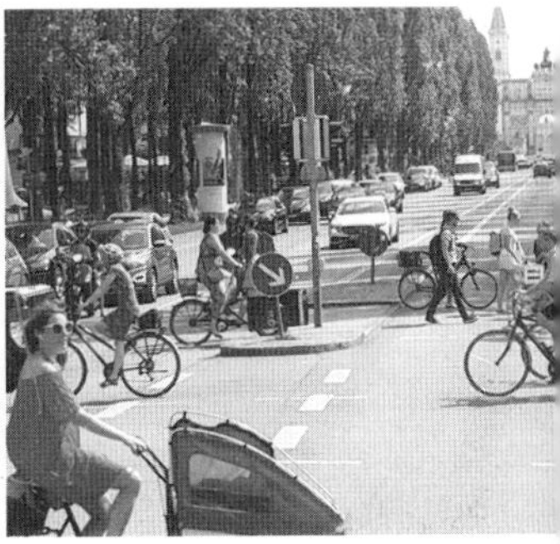

2부 적용

Applications

2부에서는 신체활동 패턴과 체력의 평가 방법에 대해 설명하고 있으며 또한 여러 다른 환경하에서 신체활동 단계를 변경하기 위한 동기유발단계의 적용에 대하여 고찰하고 있다. 2부에서는 고객의 신체활동 패턴과 체력을 어떻게 평가할 것인가, 그리고 개인, 그룹, 직장, 커뮤니티의 다른 환경에서 행태를 변경하기 위한 동기유발단계를 어떻게 적용할 것인지에 대해 설명하고 있으며 그러한 개념을 현재 지도하고 있는 사람들에게 어떻게 적용할 것인지에 대해 고찰하고 있다. 또한 2부에는 운동 프로그램에 적용할 수 있는 워크시트가 제공되고 있으며, 제공된 정보를 창의적으로 사용하는 데 도움이 될 수 있는 사례연구도 제공하였다.

PART two

CHAPTER 6

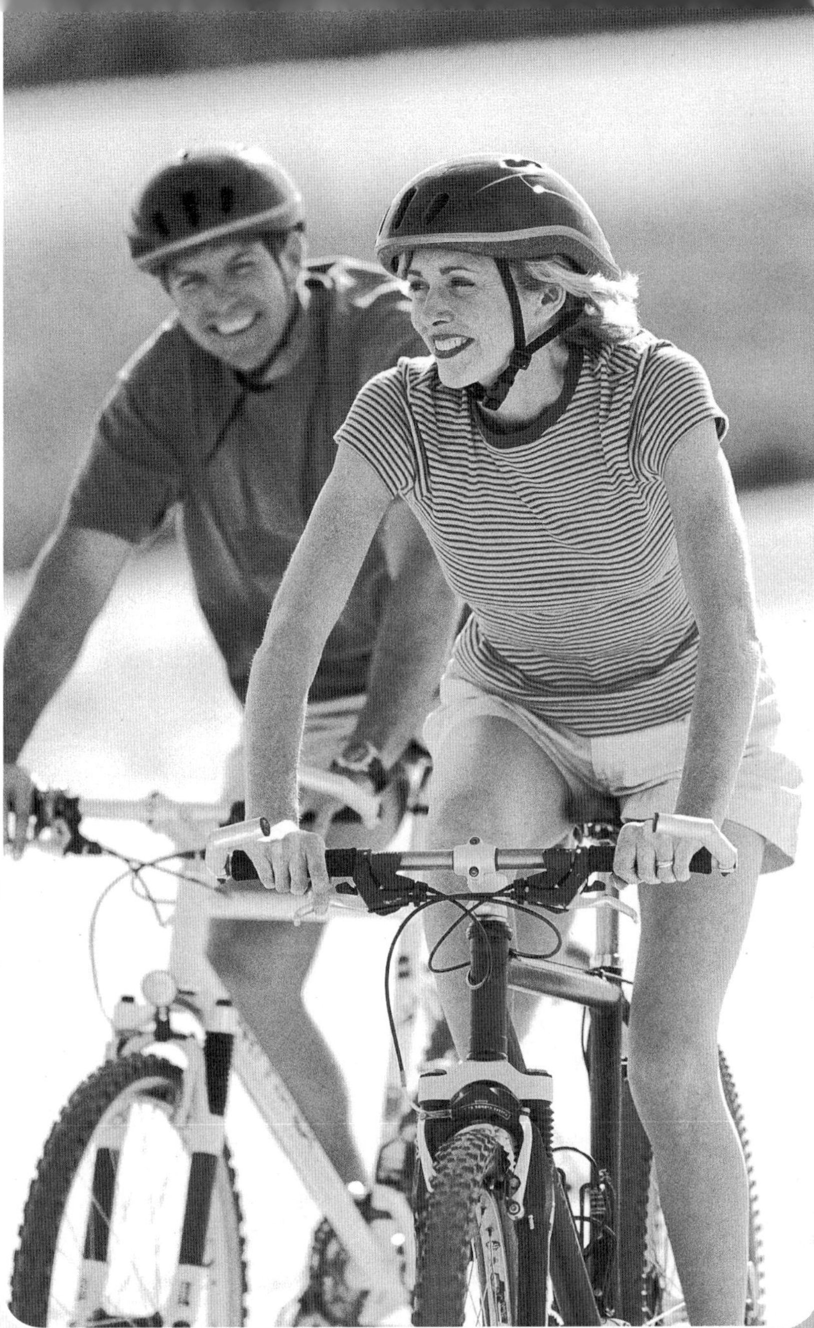

신체활동 패턴과 체력 평가

Assessing Physical Activity Patterns and Physical Fitness

고객의 신체활동 참여 정도를 조사하여 정확한 신체활동 수준을 파악하고, 목표 달성을 위한 장단기 계획을 수립할 수 있도록 도와주는 것이 중요하다. 행태의 패턴을 이해하는 것은 신체활동 증가를 위한 계획 수립에 중요한 첫 번째 단계이다. 일단 고객의 행태 패턴을 파악하게 되면 고객이 신체활동이 전혀 없을 때는 신체활동을 시작하고, 신체활동이 부족할 때는 보다 많은 신체활동에 참여할 수 있도록 하는 창의적인 사고가 시작될 수 있다.

이 장에는 다양한 신체활동 패턴 조사 방법과 신체활동 강도 설정 방법이 제시되어 있다. 고객의 신체활동 패턴에 관해 2장에서 언급했던 '변화단계 설문지(부록 A의 설문지 2.1) 이용법에 대해서도 알아볼 것이다. 10분에서 30분 단위의 저, 중, 고강도 운동을 파악하는 시스템과 일일 참여 활동을 기록하는 시스템 그리고 신체활동 여부를 판단하는 기준에 대한 설명도 제시하였다. 그리고 보수 측정기를 통하여 신체활동 습관을 파악하는 아이디어를 제안하였다. 마지막으로 체력측정을 위한 안정시 심박수 이용법과 0.5마일(0.8 km) 걷기 테스트에 대해 알아볼 것이다. 신체활동 측정 방법에 대한 구체적인 내용은 '스포츠와 운동에 있어서의 의학 및 과학Medicine and Science in Sports and Exercise(1997년)'과 '운동과 스포츠에 관한 분기별 연구Research Quarterly for Exercise and Sport(2000년)'의 특집호에서 찾아볼 수 있다("A Collection," 1997; "Measurement of Physical Activity," 2000)

신체활동 행태 패턴의 파악

이미 2장에서 고객의 행태변화를 위한 '동기유발 준비단계stage of motivational readiness' 결정법에 대해 논의한 바 있다. 비록 '변화단계 설문지(부록 A의 설문지 2.1)'가 하루 총 신체활동 시간 혹은 신체활동의 수행 횟수와 같은 정확한 패턴을 파악할 수는 없으나 현재의 신체활동 수준이나 미래 신체활동 참여에 대한 의도를 파악할 수 있다. 이 설문지는 상세한 하루 신체활동 참여 시간과 형태 그리고 세부 정보를 제공하는 측정도구를 보완하는 역할을 한다. 만약 고객의 신체활동 설정 과정에 행태와 의도의 전반적인 패턴이 가장 중요하다면 변화단계 설문지는 목표 달성을 위하여 효율적으로 사용될 수 있다. 이 설문지는 사용법이 간단하면서도 연구를 통해 측정 결과와 실제 신체활동 시간 간의 높은 상관을 보여주고 있다(Marcus & Simkin, 1993)

신체활동 강도 결정Determining Intensity Level

우리는 중, 고강도 활동이 건강에 미치는 이점에 대해 알고 있는 반면, 저강도 신체활동의 건강상 혜택에 대해서는 상대적으로 잘 모르고 있다. 그러므로 지도자는 건강 증진을 위한 신체활동 강도 설정 필요성을 고객에게 이해시키는 것을 중요한 목표로 설정해야 한다. 일부 고객은 자녀들과 함께 마당을 청소하거나 춤을 추는 정도의 중강도 신체활동을 통해 건강이 증진될 수 있다는 사실에 놀라워 하기도 한다. 또한 반려견과 함께 산책할 때보다 빠르게 걷는 것만으로도 정신적, 육체적 건강이 증진된다는 사실에 놀랄 것이다. 고객에게 적합한 저, 중, 고강도의 신체활동 강도 설정을 돕기 위해서, 아래에 소개된 3가지 방법 중에 하나를 활용하거나(**표 6.1**), CDC 웹사이트(http://cdc.gov/nccdphp/dnpa/physical/measuring/index.htm)의 내용을 소개한다.

표 6.1 활동의 다양한 강도

활동형태	중강도	격렬한(고강도)
가사	진공청소기로 카펫 청소 유리창 청소 마루바닥 닦기	가구 옮기기 눈 치우기 장작 패기
직장	활발하게 걷기	무거운 공구 사용 진화 작업 트럭 하역/상차 작업 벽돌 쌓기
여가	사교 댄스	팝 댄스
정원 가꾸기	낙엽 모으기 잔디 깎기 잡초 뽑기	삽질 무거운 짐 운반작업 논밭갈기 관목 이식
스포츠	배구 탁구 골프(카트 사용 안 함) 태극권 프리즈비(원반던지기)	줄넘기 농구 라켓볼 축구 암벽타기
걷기	15~20분/마일 걷기	달리기 계단 오르기

대화 검사Use the Talk Test

대화 검사는 고객에게 저, 중, 고강도 신체활동을 이해시키는 데 도움이 되는 방법 중에 하나이다. 가벼운 신체활동 시에는 노래를 부르는 것이 가능해야만 한다. 중강도의 신체활동 시에는 대화할 수 있어야 한다. 만약 대화 중에 호흡이 가쁘거나 숨이 차다면, 그 신체활동은 격렬한 수준의 강도이다.

목표 심박수 측정Monitor Target Heart Rate

고객은 신체활동 중 자신의 심박수가 목표 범위 내에 있는지 여부를 확인할 수 있다. 중강도의 신체활동 중 심박수는 최대심박수의 60~76%를 목표로 해야 한다. 최대심박수를 추정하기 위해서는 220에서 자신의 나이를 제하면 된다. 그 다음 추정된 최대심박수

※ 여유 심박수 측정법

최대심박수 측정법 이용시 고객의 심폐기능을 고려하지 못하여 목표 심박수가 과소 혹은 과대평가되어 안정성 혹은 효과성에 문제가 발생할 가능성이 높다. 이러한 문제를 해결하고자 안정시 심박수를 활용한 여유 심박수를 도출한 후 여유 심박수를 이용한 목표 심박수를 구하는 방법을 여유 심박수 이용법(Karvonen,1957년)이라 하며 이 방법을 활용할 것을 권장하고 있다. 일반적으로 특별한 질환이 없는 성인의 경우 여유 심박수(HRR)의 40~80%를 목표 심박수 구간으로 권장하고 있다.

주요 산식은 아래와 같다.

여유 심박수 = 최대심박수 − 안정시 심박수 목표 심박수 구간 = (최대심박수 − 안정시 심박수) × 0.40 & 0.80 + 안정시 심박수 최대심박수는 = 220 − 나이 (Fox, 1971)

연령 40세이면서 안정시 심박수가 70 bpm인 고객의 여유 심박수 40%에서 80% 구간의 목표 심박수는

40% 수준: [(220 − 40세) − 70 bpm] × 0.40 + 70 bpm = 114 bpm

80% 수준: [(220 − 40세) − 70 bpm] × 0.80 + 70 bpm = 158 bpm

고객에게 권장되는 신체활동 강도는 114~158 bpm 정도의 신체활동이다.

의 60~76% 수준을 계산하면 중강도 범위를 추정해 낼 수 있다. 예를 들어 50세 여성의 경우 최대심박수는 170 bpm이며, 중강도 활동의 목표 구간은 아래식에 의하여 102~129 bpm(회/분)임을 확인할 수 있다. 50세 여성이 중강도 신체활동을 위해서는 신체활동 중 심박수가 102~129 bpm이어야 한다. 격렬한 신체활동의 목표 심박수 구간은 최대심박수의 77~85% 범위에 있어야 한다. 이 장 후반부 안정시 심박수 부분에서 촉진에 의해 심박수를 측정하는 방법이 제시되었다.

60% 수준: 170 bpm × 0.60 = 102 bpm

76% 수준: 170 bpm × 0.76 = 129 bpm

보그Borg's의 운동 자각도RPE 활용법

운동 자각이란 신체활동 중에 고객이 경험할 수 있는 심박수 증가, 호흡률 증가, 발한, 근피로를 포함하는 신체적 느낌이다. 운동 자각RPE이 주관적 측정 방법이지만 실제 심박수를 추정하는 훌륭한 방법으로 알려져 있다(Borg, 1998). 또한 신체활동 강도 측정을 위해 신체활동을 중지할 필요가 없어 목표 심박수 측정법보다 이점이 있다(Heyward, 2006). 고객은 신체활동의 강도를 조절하기 위해서 움직임을 천천히 하거나 빠르게 하면 된다. 보그 척도는 심박수에 영향을 미치는 약물(베타 차단제, 칼슘 채널 차단제)을 복용하는 사람들의 강도를 결정하는 데 적절한 방법이다.

신체활동 강도를 결정하기 위해서는 보그가 개발한 6(전혀 힘들지 않다)~20(매우 힘들다)의 자각 운동척도를 이용한다. 다리 통증이나 호흡 가쁨과 같은 특정 부위의 자각수준이 아닌 전체적인 자각수준에 초점을 두어야 하며, 다른 사람과의 비교가 아닌 자신의 자각적 느낌에 초점을 맞추도록 권고해야 한다. 9(매우 가볍다)번째 척도는 자신에게 맞추어 천천히 걷는 저강도 신체활동이며, 12~14(조금 힘들다) 척도는 중강도로 수행하는 활동을 의미한다. 반면 15(힘들다) 이상의 척도는 격렬한(고) 강도의 신체활동이다.

신체활동 행태 조사

시간 부족이 대다수 사람들의 일상생활 중 신체활동을 참여하지 못하게 하는 주요한 요인이다. 이것이 고객에게 시간 조사(기록)법을 교육하는 중요한 이유이다. 일단 고객이 시간을 어떻게 보내는지를 알게 되면, 고객의 좌식행태와 저강도 신체활동 시간을 중강도 신체활동으로 전환시킬 수 있다. 예를 들어 자녀들이 노는 것을 지켜보고 있는 시간을 자녀와 함께 자전거를 타거나 산책하는 시간으로 대체할 것을 제안할 수 있다. 고객이 자신의 시간 사용을 재구성하게 되면 굳이 신체활동을 위한 추가적인 시간을 찾을 필요가 없어진다.

고객에게 자신의 일상생활 가운데 저, 중, 고(격렬한) 강도로 활동하는 시간을 기록하게 하라. 기억에 의존하기보다는 신체활동 수행 직후에 바로 기록하도록 한다. **그림 6.1**은 이러한 정보를 조사하는 데 이용할 수 있는 서식form이다. 상담사는 이 서식을 복사하거나 고객에게 중요하다고 생각하는 정보를 기록하게 하여 고객의 새로운 양식을 만들기 위한 출발점으로 사용할 수 있다. 그림 6.1 서식을 이용하여 고객이나 상담사가 희망하는 10분 단위, 30분 단위 혹은 두 단위 모두를 조사할 수 있다.

10분이라는 시간이 건강 이점과 관련된 최소 단위이기 때문에 10분 단위의 조사를 권장한다(Haskell et al., 2007). 또한 10분이라는 단위는 기억하기 편해서 기록의 정확성이 높다. 만약 고객이 극단적으로 좌업형태의 생활을 한다면 10분 단위까지 활동할 수 있을 때까지는 2~5분 단위로 조사할 수 있다. 고객은 10분 단위의 신체활동에서 점차로 시간을 늘려나가 1일 최소 30분까지 신체활동을 늘릴 수 있다. 만약 고객이 30분의 신체활동을 한 단위로 실천하기를 원한다면 30분 단위의 서식으로 조사할 수 있다.

우리가 저강도 신체활동(청소, 가벼운 스트레칭, 카트를 이용한 골프)의 이점을 정확하게 인지하지 못하더라도 상담사는 조사된 저강도 신체활동 시간을 통해서 저강도 대신 중강도 활동으로 대체할 수 있는 시간을 찾는 데 아이디어를 줄 수 있기 때문에 저강도 신체활동 시간 기록이 필요하다. 예를 들어, 백화점에서 어슬렁거리는 정도의 저강도 속도의 윈도우 쇼핑을 중강도 정도의 걷기로 속도를 높일 수 있다. 만약 고객이 자신의 신체활동이 저, 중, 고강도 중 어디에 해당되는 강도인지를 모른다면, 그 활동이 시간당 3.2 km의 느린 걷기(저강도), 시간당 4.8~6.4 km의 가벼운 걷기(중강도) 혹은 달리기(고강도)인지 판단할 수 있도록 해주어야 한다. 주말에 상담사나 고객은 주중에 조사된 각 활동 범주별 신체활동 시간을 합산할 수 있다. 고객과 상담사는 이 서식을 이용하여 신체활동 수준 증가를 위한 실제적인 목표 설정, 구체적 활동 프로그램 기획, 목표 달성에 사용할 수 있다.

활동형태	강도	10분 단위	30분 단위	총 시간
가사	저강도			
	중/고강도			
직장	저강도			
	중/고강도			
여가	저강도			
	중/고강도			
정원 가꾸기	저강도			
	중/고강도			
스포츠	저강도			
	중/고강도			
걷기	저강도			
	중/고강도			
계단	저강도			
	중/고강도			

그림 6.1 신체활동 기록지 서식

From B. Marcus and L. Forsyth, 2009, *Motivating people to be physically active*, 2nd ed. (Champaign, IL: Human Kinetics).

다음은 좌업식 고객 대상으로 신체활동 조사 용지를 사용하는 방법에 대한 사례를 살펴보도록 하자. 나탈리는 자녀를 2명 둔 43세의 출장판매원이다. 그녀는 체중유지와 대사기능 유지를 위해 자신의 신체활동 수준을 증가시키기를 원하고 있다. **그림 6.2**의 그녀의 신체활동 기록지를 통해서 그녀가 일주일 동안 가정과 직장에서 저강도 신체활동에 많이 참여한 반면, 중강도 혹은 고강도의 신체활동은 거의 하고 있지 않음을 보여주고 있다. 따라서 나탈리에게 중요한 전략은 저강도 활동 중 어떤 것을 중강도로 향상 시킬지를 결정하는 것이다. 그녀의 신체활동 참여 시간이 많은 것으로 나타나 시간상의 장애는 없는 것으로 보인다. 운동상담사는 저강도 신체활동을 중강도 신체활동으로 전환시키는 것에 중점을 두어야 했다. 예를 들어 직장 내에서 여유롭게 걷는 대신 속도를 높여 걷고, 엘리베이터를 이용하는 대신 계단을 이용하는 것이다. 반려견을 데리고 산책할 때도 걷기 속도를

활동형태	강도	10분 단위	30분 단위	총 시간
가사	저강도	*****		50
	중/고강도			0
직장	저강도	*******	****	190
	중/고강도			0
여가	저강도	****		40
	중/고강도			0
정원 가꾸기	저강도	**		20
	중/고강도			0
스포츠	저강도			0
	중/고강도			0
걷기	저강도	*********	*	120
	중/고강도	**		20
계단	저강도	****		40
	중/고강도			0

그림 6.2 신체활동 서식 기록 사례

Reprinted, by permission, from S.N. Blair et al. 2001, *Active living every day* (Champaign, IL: Human Kinetics), 12.

높이고, 남편에게만 맡겨 두었던 정원 작업과 잔디 깎기도 스스로 하기로 결심했다. 마지막으로 그녀는 집안을 돌아다니면서 친구들과 통화하는 대신 친구들을 초대해서 함께 걷기로 하였다. 신체활동 조사 서식의 작성은 신체활동을 위해 추가적인 시간을 억지로 찾아내는 것보다는 기존의 저강도 활동을 중강도 활동으로 전환하는 데 도움을 주었다.

활동시간 기록Tracking Time

고객의 신체활동 시간을 증가시키는 것을 돕기 위해서는 고객이 직장이나 여가 중에 시간을 어떻게 보내고 있는지 알아야만 한다. 이러한 정보는 신체활동을 연장할 수 있는 시간을 발견하는 데 도움을 줄 수 있다. 예를 들어 2분 단위의 신체활동을 5분 단위로 전환하고, 5분 단위 신체활동을 10분 단위 신체활동으로 전환할 수 있다. 고객의 신체활동 패턴을 이해할 수 있어야 신체활동 패턴을 변화시키는 데 도움을 줄 수 있다. 고객에게 신체활동 조사일로 주중 2일과 주말 1일을 선택하게 하라. 고객에게 3일 동안 **그림 6.3**과 같이 조사지를 작성하는 방법을 알려주고, 그가 참여한 신체활동 시간을 정확하게 기록하도록 하라. **그림 6.4**는 부분적으로 입력된 사례이다.

고객의 신체활동 기록을 통해서 신체활동에 몇 분 참여했는지, 어떤 형태의 신체활동이었는지, 좌업형태(TV 시청과 운전)로 얼마나 시간을 보내는지를 알 수 있다. 구체적으로 기록할수록 고객에게 더 유용하다.

고객의 신체활동 습관을 조사한 후에는 이 정보를 활용해서 고객이 보다 활동적이 되도록 도움을 주어야 한다. 먼저 고객이 기록한 신체활동 기록지를 통해 신체활동 패턴을 찾아야 한다. 고객이 업무 중 좌업식의 경향이 있는가? 만약 그렇다면, 매일 10분 단위의 걷기가 고객의 신체활동을 습관화하는 데 도움이 되는 가장 멋진 방법이 될 수 있다. 또한 저강도 신체활동 시간을 파악해야 한다. 고객이 어슬렁거리는stroll 시간을 가벼운 걷기로, 엘리베이터 이용을 계단 이용으로, 가벼운 산책을 격렬한 활동으로 전환할 수 있도록 도움을 주어야 한다. 신체활동 기록지는 고객의 성공을 도와줄 수 있는 맞춤형 프로그램 도구이다.

보수계Step Counter를 통한 활동량 계산

보수계는 신체활동을 수량화하는 가장 훌륭한 도구가 될 수 있다. 물론 '거리 측정계'나 '칼로리 소비량 측정계'와 같이 다른 도구들도 있지만 때때로 부정확하거나 필요성이 떨어

날짜: ________________ 요일: ________________

시간 기입	활동, 집안일, 잡일, 작업, 육아, 여가	신체활동	
		예	아니오
7:00~ 9:00			
9:00~11:00			
11:00~13:00			
13:00~15:00			
15:00~17:00			
17:00~19:00			
19:00~21:00			

그림 6.3 시간 추적 시트

From B. Marcus and L. Forsyth, 2009, *Motivating people to be physically active*, 2nd ed. (Champaign, IL: Human Kinetics).

시간 기입	활동, 집안일, 잡일, 작업, 육아, 여가	신체활동	
		예	아니오
21:00~23:00			
23:00~1:00			
1:00~3:00			
3:00~5:00			
5:00~7:00			

그림 6.3 (계속)

From B. Marcus and L. Forsyth, 2009, *Motivating people to be physically active*, 2nd ed. (Champaign, IL: Human Kinetics).

진다. 보수계의 이용 목적은 고객의 신체활동을 증가시키는 것이다. 만약 고객이 이동 거리 혹은 칼로리 소비량에 너무 집착하면 본래의 이용 목적에서 벗어날 수 있으며, 목적을 달성할 가능성도 낮아진다. 또한 '거리'와 '칼로리' 계산은 종종 평균치에 근거하고 있기 때문에 그 평가 결과를 개인에게 적용할 때 부정확할 수 있다. 예를 들어 만약 고객의 보폭이 작고 짧다면 이동거리가 정확하게 판독(기록)이 되지 않을 수도 있다. 고객은 보수를 측정할 수 있는 가장 간단한 버전의 보수계가 적합할 수 있다.

날짜: ______________ 요일: ______________

시간 기입	활동, 집안일, 잡일, 작업, 육아, 여가	신체활동	
		예	아니오
9:00~11:00	좌식 업무		25분
	회의 참석		30분
	친구와 책상 뒤 걷기	3분	
	걸어서 커피를 사서 옴	8분	
	회의 장소로 걸어감	4분	
	좌식 업무		50분
	총 시간	**15분**	**105분**
11:00~13:00	친구와 걸어서 식품점을 갔다 옴	10분	
	친구와 점심		20분
	책상으로 돌아옴	5분	
	좌식 업무		62분
	걸어서 커피를 사서 옴	8분	
	휴식시간		10분
	회사로 돌아감	5분	
	총 시간	**28분**	**92분**

그림 6.4 시간 추적 예

Reprinted, by permission, from S.N. Blair et al. 2001, *Active living every day* (Champaign, IL: Human Kinetics), 12.

보수계는 전자호출기electronic pagers와 유사하게 생겼다. 보수계에는 착용자가 걸을 때마다 움직이는 흔들리는 작은 추pendulum가 내장되어 있다. 보수계는 좌측 골반/엉덩뼈의 중앙, 즉 바지의 앞쪽 주름과 일직선이 되도록 착용해야 가장 정확한 보행수를 측정할 수 있다. 보수계는 단단하게 고정되어야 하므로 벨트 위에 고정하거나 운동용 반바지 혹은 내의의 허리 밴드에 부착하는 것이 가장 바람직하다. 보수계를 내복 혹은 스타킹의 허리 밴드에 부착하는 경우, 밴드의 바깥쪽이 아닌 안쪽에 부착하여야 한다. 또한 화장실에서는 보수계는 탈착해야 한다.

보수계는 아침에 일어나자마자 착용하고 잠자리에 들기 전에 풀어 놓아야 한다. 보수계를 풀어 놓은 후 그날의 보행 횟수를 기록한다. **그림 6.5**는 보행수 기록지의 견본이다. 보수계는 다음 날 사용을 위해 반드시 '0'으로 돌려놓아야 한다.

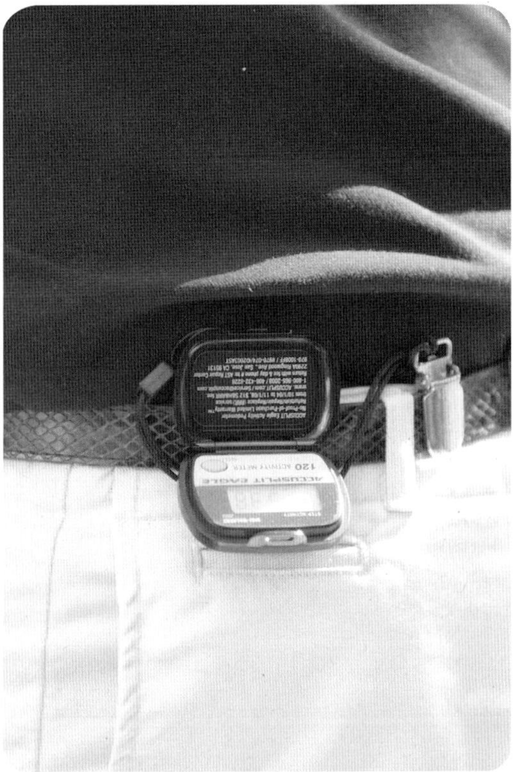

간단한 보수계는 고객의 신체활동을 평가하는 근거가 될 수 있으며 하루 신체활동 목표의 달성에 대한 피드백의 출처가 될 수도 있다.

현재까지 연구(예: Welk et al., 2000)에 의하면 대부분의 사람들이 일상생활(예: 집과 사무실을 오가기, 차에 타고 내리기, 볼일 보러 가기 등) 중 매일 2,000~4,000보를 걷는 것으로 나타났다. 빠른 속도로 30분을 걷는 것은 4,000보를 걷는 것에 해당된다. 보행수는 단기 및 장기 계획을 세우는 데 도움이 된다. 패스트푸드 식당에 가서 드라이브 통로를 이용하지 않고 주차장에 차를 세우고 매장까지 걸어가서 식사를 하거나 쇼핑 센터에서 멀리 떨어진 주차장에 주차를 함으로써 보행수를 늘릴 수 있을 것이다. 또한 건강 지침을 만족시키기 위해서는 대개 10,000보 이상을 걸어야 하는 것으로 보고되고 있다(Welk et al., 2000).

한 주간의 보행수를 기록하게 되면 매일 평균 보행수를 계산할 수 있을 것이다. 그러면 그 수치를 토대로 고객의 적절한 목표 보행수를 설정할 수 있다. 장기적인 목표는 하루 10,000보 걷기이다. 왜냐하면 10,000보가 건강 증진에 충분한 도움이 되기 때문이다

주: ______________________________

요일	날짜	요일	보행 목표	활동 시간	메모
일					
월					
화					
수					
목					
금					
토					

그림 6.5 보수계 일지

From B. Marcus and L. Forsyth, 2009, *Motivating people to be physically active*, 2nd ed. (Champaign, IL: Human Kinetics). Reprinted, by permission, from S.N. Blair et al., 2001, *Active living every day* (Champaign, IL: Human Kinetics), 49.

(Welk et al., 2000). 그러나 하루에 2,500보 정도를 걷는 사람에게 10,000보 걷기 목표는 무리한 설정이다. 그런 사람에게는 하루 5,000보 정도의 목표가 현실성 있는 목표가 될 것이다. 일단 실현 가능한 목표가 달성되고 난 후 고객과의 협의를 통해 새로운 목표를 설정한다. **그림 6.6**에 제시한 사례처럼 고객의 전반적인 진행사항을 조사하기 위하여 새롭고 창의적인 서식을 이용할 수 있다. 단순한 그래프 작성만으로도 고객이 향상되고 있는지 아니면 더 노력해야 하는지를 판단할 수 있는 유용한 자료가 될 수 있다.

보수계는 현재 상태를 유지하는 데 도움이 될 것이다. 고객에게 보수계를 통해 자신이 하루에 몇 보 걸었는지를 정기적으로 확인하게 한다. 오후 3~4시가 되었는데도 보행 횟수가 1,500보밖에 되지 않는다면 고객에게 더 많은 걸음을 걷게 할 수 있는 새로운 방법을 찾아주어야 한다. 기차역에서 집까지 차를 타지 않고 20분 정도의 거리를 걷는다거나 쉬는 시간에 차를 마시기보다는 10분 정도 걷는 방법으로 보행 횟수를 늘려 나갈 수 있다.

체력측정

지금까지 고객의 신체활동 참여 시간과 행태 패턴을 조사하는 도구에 대해 기술하였다. 신체활동 패턴 이해가 신체활동의 이점을 인지하고 신체활동 생활화의 장애요인을 제거하는 동시에 신체활동량 증가의 동기부여를 제고하는 데 결정적인 도움을 준다. 그러나 신체활동 수준을 증가시키는 중요한 요인은 고객의 체력이다. 만약 고객의 안정시 심박수가 매우 높고, 숨 가쁨 없이 0.8 km 걷기를 수행할 수 없다면, 행태변화에 대한 동기부여가 높더라도 신체활동 프로그램을 천천히 진행해야만 한다. 예를 들어, 이 경우 고객은 2분 단위로 신체활동을 시작해서 5~10분 단위로 천천히 진행해야 한다. 한편, 만약 고객이 0.5마일 걷기를 수행할 수 있는 체력을 갖추었더라도 신체활동을 하기에 너무 바쁘다면 신체활동 계획은 고객의 업무 일정을 재조정하는 데 초점이 맞추어져야 한다. 이런 경우, 바쁜 일정에 신체활동 시간을 더 추가하는 것이 아니라 저강도 활동을 중강도 활동으로 바꾸고 짧은 신체활동을 함께 묶어 실천함으로써 효과를 기대할 수 있다. 신체활동 패턴 평가와 체력 평가의 결과를 조합하면 개개인에게 적합한 맞춤형 프로그램을 개발할 수 있다. 중요한 것은 매일 신체활동을 지속할 수 있는 프로그램 개발이다. 고객의 체력을 평가할 수 있는 간단한 방법은 아래와 같다. 다음의 두 절에서 고객의 체력측정과 더 많은 활동을 위한 신체적 준비 측정 또는 두 가지 모두에 대해 정보가 제시된다(체력 평가에 대한 자세한 내용은 2006년판 Heyward 참조).

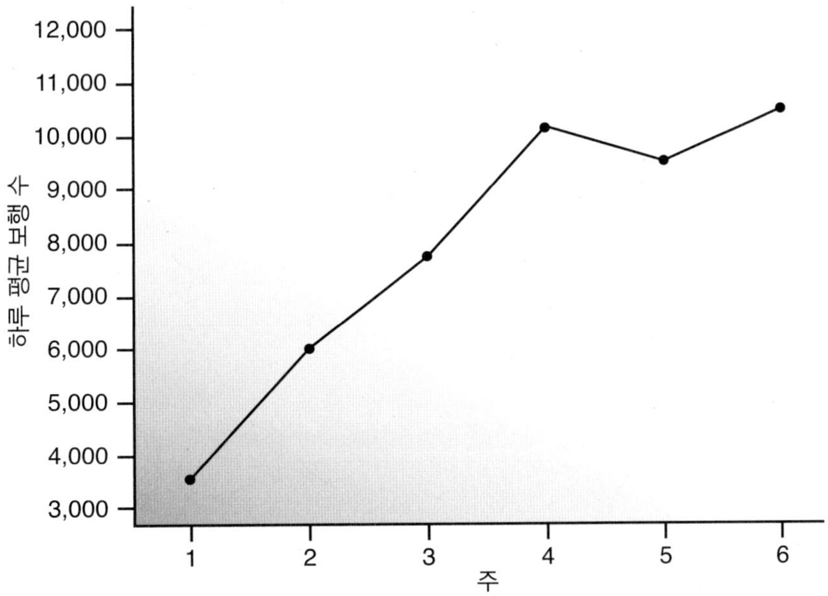

그림 6.6 주간 보행 횟수 목표 차트는 고객의 하루 보행 횟수를 보여주는데 그것은 고객이 하루 보행 횟수를 늘려나가도록 동기유발을 하는 데 도움이 된다.

안정시 심박수 기록

안정시 심박수(분당 박동수)의 기록은 체력 변화를 측정할 수 있는 가장 간단한 방법이다. 고객의 체력이 향상됨에 따라 안정시 심박수는 낮아진다. 이러한 현상은 사람의 체력이 향상됨에 따라 그의 강해진 심장 기능은 약할 때보다 많은 혈액을 동일한 시간에 더 많이 박출할 수 있기 때문이다.

안정시 심박수를 측정하는 가장 간단한 방법은 손목 바깥쪽의 동맥을 찾고 검지 손가락과 중간 손가락을 동맥 위에 올려놓고 손가락을 약간씩 움직여서 리드미컬한 동맥의 맥박을 찾은 후 시계 혹은 스톱워치를 이용해서 1분간 동맥이 몇 번 뛰는지를 측정하는 것이다. 측정 후에는 **그림 6.7**에서 보이는 양식에 맥박수를 기록한다. 정확성을 위해 고객에게 아침에 일어나자마자(침대를 빠져 나오기 전), 모닝 커피나 흡연 전에 측정하도록 하라. 커피나 담배 같은 자극적 물질들은 심장 박동에 영향을 줄 수 있다.

상황에 따라서는 고객이 아닌 운동지도자가 고객의 심박수를 기록하는 것이 바람직할

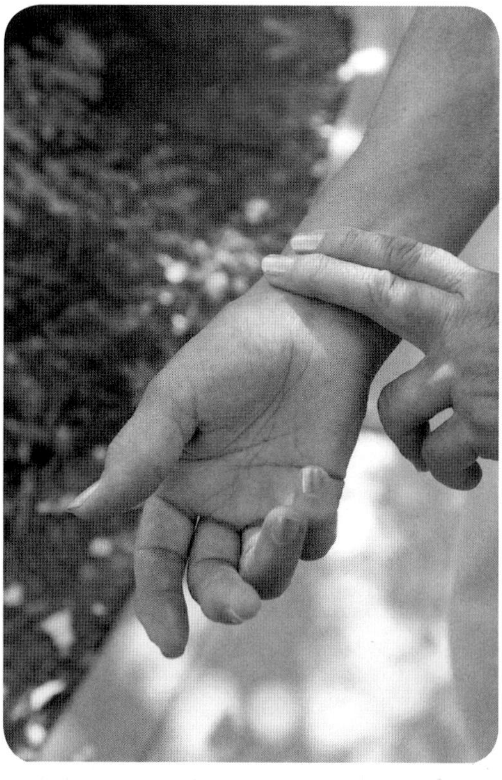

심박수 촉진법

날짜	안정시 심박수	메모

그림 6.7 안정시 심박수 일지

From B. Marcus and L. Forsyth, 2009, *Motivating people to be physically active*, 2nd ed. (Champaign, IL: Human Kinetics).

수도 있다. 고객에게 심장병을 유발할 수 있는 위험요소가 있거나, 신체활동을 생활화하려고 계속 노력하는 데도 성공하지 못하는 경우에는 지도자가 좀 더 적극적인 태도를 취할 필요가 있다. 그러나 이미 충분히 동기유발이 되어 있고 잠시 동안 지도자의 지도를 받은 후 혼자 운동을 하고자 하는 사람들에게는 처음부터 자율성 있게 활동하도록 허용하고 심박수도 스스로 측정하게 하는 것이 가장 바람직하다.

매월 혹은 지도자가 바람직하다고 생각하는 주기별로 고객에게 안정시 심박수를 측정하여 기록하게 하라. 정기적으로 신체활동에 참가하는 경우라면, 안정시 심박수는 감소할 것이다. 스트레스, 걱정, 슬픔 등과 같은 강한 감정을 느끼는 경우가 있을 때 그것을 기록하게 하라. 그런 강한 감정은 심장 박동에 영향을 주므로 심박수에 갑작스러운 변화가 생긴 경우, 원인을 파악하는 데 도움을 줄 수 있다.

걷기 테스트

걷기 테스트는 체력을 측정할 수 있는 간단하고 경제적인 방법이다. 트랙 혹은 고객이 선택한 장소에서 0.5마일(0.8 km)을 걷게 한다. 걷기 전에는 반드시 준비 운동을 시킨다. 고객 혹은 지도자가 시간을 측정하고 고객은 가능한 빠른 속도로 걷도록 한다. 경우에 따라 여러 사람(예: 동료)이 함께 걷는 것이 효과적일 수 있다. 걷기 테스트 직후 소요 시간과 심박수를 기록한다. 이 기록으로 어느 정도의 강도로 걷기를 했는지를 파악할 수 있다 (**그림 6.8**). 자극적 물질은 심박수에 영향을 줄 수 있으므로 걷기 측정 1시간 전에는 커피, 담배, 탄산음료의 섭취를 삼가도록 한다. 체력의 개선 여부를 확인하기 위해서는 3개월에

날짜	약 0.8 km를 걷는 데 걸린 시간(분, 초 단위)	종료시 심박수

그림 6.8 걷기 테스트 일지

From B. Marcus and L. Forsyth, 2009, *Motivating people to be physically active*, 2nd ed. (Champaign, IL: Human Kinetics). Reprinted, by permission, from S.N. Blair et al., 2001, *Active living every day* (Champaign, IL: Human Kinetics), 120.

한 번씩 걷기 테스트를 실시한다.

그룹 신체활동 및 체력 평가

이미 설명된 모든 신체활동 및 체력 평가 방법은 한 명 이상의 고객이 포함되어 있는 생활터seting에서도 활용될 수 있다. 신체활동 습관을 결정하기 위한 양식 작성 방법을 여러 사람에게 동시에 알려주고 사람들은 개별적으로 양식을 작성하고 지도자는 개개인별로 피드백할 수 있다. 사람들이 너무 많아 개인적 피드백이 불가능한 경우, 지도자는 사람들에게 개인정보를 보호한다는 전제로 비슷한 문제에 직면한 소그룹에 개인적인 피드백을 제공해 줄 수 있을 것이다.

이러한 자료를 사용하는 또 다른 방법은 개인 정보 및 기밀 유지를 위해 패스워드로 보호된 웹사이트에 자세한 지침과 양식을 넣은 다음 해당 고객에게만 제공하는 것이다. 이러한 방법으로 이메일, 대화방, 게시판을 통해 제시된 질문에 대해 개별적인 답변과 피드백을 제공할 수 있다.

체력 평가도 단체로 실시할 수 있다. 앞선 방식과 마찬가지로, 웹사이트를 사용하여 마을 내에 다양한 0.5마일(0.8 km) 걷기 테스트 코스를 제공할 수 있을 뿐 아니라 시간 경과에 따른 변화를 기록하고 추적할 수 있는 조사 양식을 제공할 수 있다.

6장의 결론

이 장에서는 고객의 신체활동 패턴과 체력의 중요성을 설명하고, 목표를 달성하는 데 도움이 되는 방법을 제시하였다. 또한 고객의 신체활동 패턴을 기록할 수 있는 도구를 소개하였다. 신체활동 패턴의 기록이 고객의 행동변화를 위한 현실적 목표 설정에 매우 중요한 역할을 한다. 마지막으로는 여기에 설명된 방법을 개인뿐만 아니라 단체를 대상으로 적용하는 방법도 설명하였다. 이제 독자들이 평가 방법을 숙지하게 되었으니 변화단계모형을 고객들에게 적용하는 방법을 배워보도록 하자.

CHAPTER 7

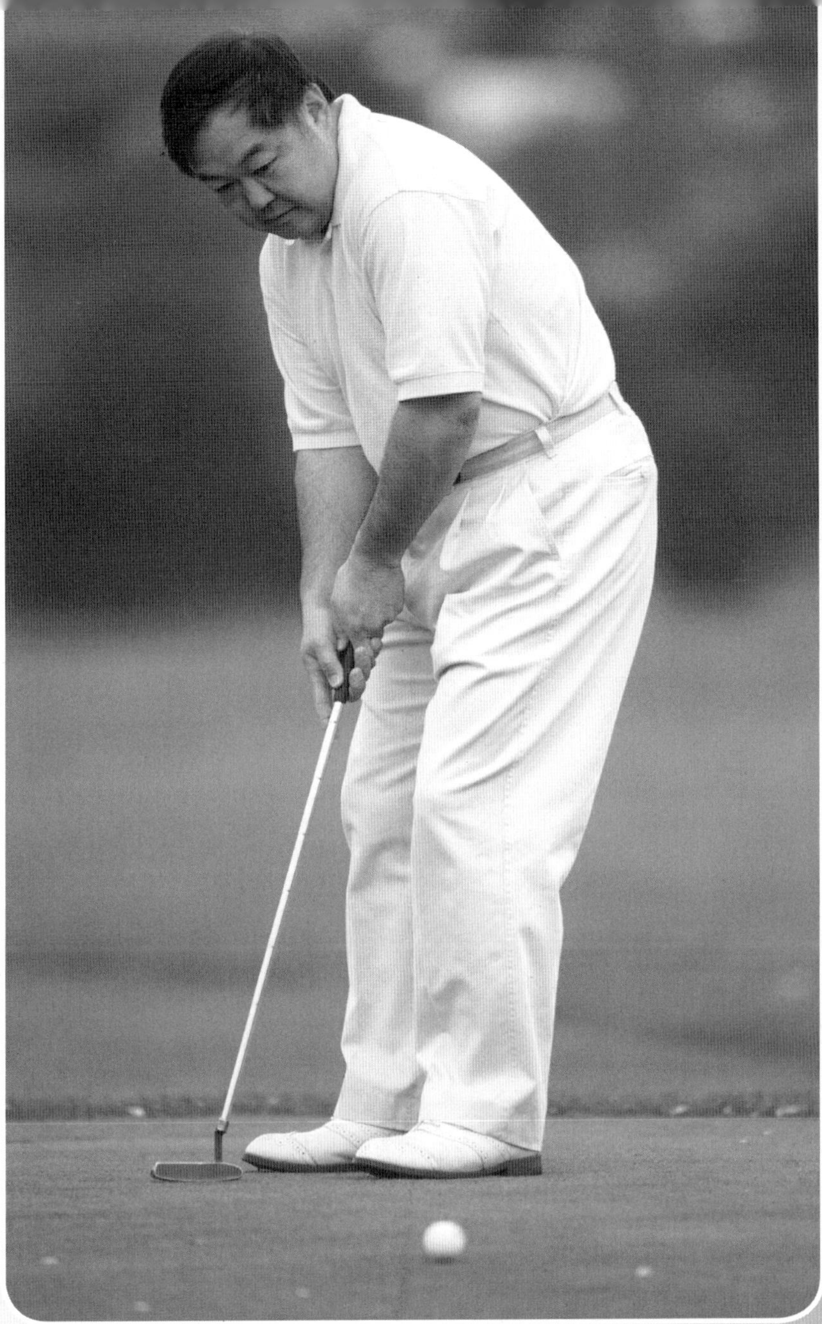

개인 상담을 위한 변화단계모형 활용

Using the Stages Model in Individual Counseling

범이론 모형transtheoretical model은 개인이 가지고 있는 행태변화 과정을 보다 잘 이해하기 위하여 개발되었다. 행태를 변화시키고자 하는 의지는 있으나, 스스로 바꾸기 어려운 고객에게 행태변화에 활용하도록 '형태변화의 핵심요소'를 발견하는 것이 목표이다. 이 장에서는 개인 상담에 초점을 맞추어 변화단계모형을 적용해 보았다. 전문가는 고객의 행태변화를 위한 목표설정, 발생된 문제의 해결, 현재의 목표 달성을 위해서 고객의 과거 경험을 활용할 수 있다.

이 장은 신체활동 프로그램의 시작을 위해서 고객의 심리적인 준비와 더불어 신체적인 준비를 어떻게 평가하는지에 대하여 기술하였다. 고객의 과거 변화 습관 경험을 조사하는 것이 왜 중요한지와 신체활동 증가의 변화 과정 속에서 나타나는 문제를 어떻게 해결해야 하는지 대하여 설명하고자 한다. 고객의 행태를 변화시킬 수 있는 자신감 향상과 행동변화를 위한 전략 및 실제적인 행태변화를 위한 실제적 목표 설정을 도울 수 있는 전략을 기술할 것이다. 이러한 주제는 행태변화의 주기적인 특성 때문에 전체 '동기부여 준비단계stages of motivational readiness' 에 적합하다. 그러므로 이 장에 기술된 많은 영역들은 신체활동 습관의 시작, 적용, 유지기간에 나타나는 문제를 지속적으로 해결하는 데 필요한 내용들이다. 그러나 이러한 주제는 각 단계에 속해 있는 사람들에게 조금씩 다르게 적용될 것이다. 이 장의 마지막 부분인 구체적 전략단계는 이러한 주제가 동기부여 준비의 각 단계에서 개인을 대상으로 어떻게 적용될 수 있는지에 대한 아이디어를 제공할 것이다. 개인대상 상담의 첫 단계 중 하나는 신체활동을 위한 고객의 '동기부여 준비단계'를 평가하는 것이다. 이 장에 설명된 전략을 사용하여 고객과 함께 일할 때 이 단계('동기부여 준비단계'를 평가하는)를 반드시 기억해야 한다.

신체적 준비

1장에서 활동적인 생활습관의 다양한 건강상의 이점에 대해서 기술한 바 있다. 대부분의 사람들은 규칙적인 신체활동 프로그램 참여를 통해 이득을 얻고 있으나 건강상의 문제점을 지니고 있는 사람들은 보다 세심한 의학 관리가 필요할 수 있다. 구체적인 신체활동 상담 시작 전에 신체활동 참여에 신체적으로 준비가 되어 있는지를 첫 번째로 평가하는 것이 중요하다.

트레이닝의 전문성에 따라 고객의 안전문제는 편안한 혹은 불편한 문제 처리로 느껴질 수 있다. 일반적으로 중강도의 운동(고강도에 대해 상대적으로)은 대부분의 사람들에게

Physical Activity Readiness Questionnaire - PAR-Q (revised 2002)

PAR-Q & YOU

(15~69세를 위한 질문지)

규칙적인 신체활동은 재미있고 건강한 활동이며 점점 더 많은 사람들이 매일 더 많은 신체활동을 해가고 있습니다. 더 활동적이 된다는 것은 대부분에게 매우 안전한 일이지만 일부 사람들은 신체적으로 더 활발한 활동을 하기 전에 먼저 의사와 상담을 하는 것이 좋습니다.

만일 귀하가 지금보다 훨씬 더 많은 활동을 하고자 계획하고 있다면, 아래 상자의 일곱 가지 질문에 답을 하십시오. 귀하가 15~69세 사이에 해당된다면, PAR-Q가 의사와 상담을 해야 하는지를 알려줄 것입니다. 만일 69세 이상이라면, 그리고 신체적으로 활발하지 않은 사람이라면, 의사와 상담하십시오.

(아래 질문에 답할 때 상식이 가장 좋은 지침이 될 것입니다. 질문을 잘 읽고 정직하게 대답하십시오. '예'나 '아니오'로 표시하세요.)

예	아니오	
☐	☐	**1. 의사가 귀하에게 심장질환이 있다고 말하거나 추천한 신체활동만 해야 한다는 말을 한 적이 있습니까?**
		2. 신체활동을 할 때 가슴에 통증이 있습니까?
☐	☐	**3. 지난달에 쉬고 있는 중에도 가슴에 통증을 느낀 적이 있습니까?**
☐	☐	**4. 어지럼증으로 쓰러졌거나 의식을 잃은 적이 있습니까?**
☐	☐	**5. 신체활동에 변화가 생기면 악활될 수 있는 관절이나 뼈에 문제(예를 들면, 허리나 무릎이나 고관절)가 있습니까?**
☐	☐	**6. 고혈압이나 심장질환으로 처방받아 복용하는 약(예를 들면, 이뇨제)이 있습니까?**
☐	☐	**7. 신체활동을 해서는 안 되는 다른 이유가 있습니까?**
☐	☐	

만일 귀하의 대답이

하나 이상에서 '예'라면

신체활등을 시작하기 전에 혹은 신체활동을 받기 전에 먼저 의사와 상담을 해야 합니다. 의사에게 PAR-Q에 관해, 그리고 어떤 항목에 '예'를 했는지 말을 해야 합니다.

- 귀하에게는 어떤 활동도 다 가능할 수 있습니다 – 천천히 하면서 점차적으로 늘려간다면, 아니면 안전한 몇 가지 운동으로만 제한될 수도 있습니다. 의사에게 원하는 운동을 말하고 의사의 조언에 따르세요.
- 어떤 지역사회의 프로그램이 안전하고 당신에게 도움이 되는지도 알아보세요.

모든 항목에서 '아니오'라면

만일 귀하의 대답이 모든 PAR-Q에서 정직하게 '아니오'라면

- 신체적으로 더 활발해져도 됩니다 – 천천히 점차적으로 늘려가세요. 이것이 가장 안전하고 쉬운 방법입니다.
- 피트니스 평가에 참여해 보세요 – 귀하의 기본적인 피트니스를 평가해 볼 수 있는 훌륭한 기회로, 활동을 계획할 수 있는 좋은 기회입니다. 또한 혈압을 측정해 보는 일도 조언합니다. 만일 결과가 mmHg보다 높다면 의사와 먼저 상담하세요.

→

더 많은 신체활동을 하기 전에 잠시 미뤄야 하는 경우

- 만일 감기나 열로 인해 아프다면 나아질 때까지 미루세요.
- 임신이라면 먼저 의사와 상의하세요.

주의 사항 : 만일 건강상태가 변해서 위의 질문에 '예'라는 대답을 했다면, 피트니스가 건강 전문가와 상의하세요. 신체활동 계획을 바꾸어야 하는지도 상의하세요.

PAR-Q에 대한 올바른 사용법: 캐나다 운동 생리학회, Health Canada 및 그 대리인은 신체활동 참여자에 대해 책임을 지지 않으며, 이 설문지를 작성한 후 건강에 의심이 가는 경우 신체활동 시작 전 의사와 상담하십시오.

변용금지, PAR의 복사는 허용되지만 단 서식 전체는 그대로 사용한다.

참고: PAR-Q가 신체활동 프로그램 또는 체력측정에 참여하기 전에 개인에게 제시되는 경우, 이 부분은 법적 또는 관리 목적으로 사용될 수 있습니다.

"본인은 이 질문지를 읽고, 이해하고 완성했습니다. 모든 질문에 만족스럽게 대답을 했습니다."

이름 ______________________

서명 ______________________ 날짜 ______________________

부모의 서명 ______________________ 증인 ______________________

주의: 이 신체활동 확인서는 작성한 날로부터 최대 12개월까지 유효합니다. 하지만 만일 귀하가 상태가 변해 일곱 가지 질문에 '예'라고 대답을 하면 무효가 됩니다.

CSEP SCPE © Canadian Society for Exercise Physiology Supported by: Health Canada Santé Canada

다른 쪽에 계속....

그림 7.1 신체활동 준비 설문지

From *Physical Activity Readiness Questionnaire* (PAR–Q) © 2002. Used with permission from the Canadian Society for Exercise Physiology. http://www.csep.ca.

안전하다. 대부분의 사람들에게 중강도로 신체활동을 증가시키기 전에는 의학검진이나 스트레스 테스트는 필요로 하지 않는다. 그러나 심장질환이나 당뇨와 같은 질환을 지니고 있는 사람들의 경우 중강도 운동을 시작하기 전에 의사에게 진단을 받아야 한다. 신체활동 증가의 안전성을 판단하는 방법 중에 하나가 신체활동 준비 설문지(PAR–Q, **그림 7.1**)이다. 고객은 설문지를 주의 깊게 읽고 각각의 질문에 대하여 성실하게 답변해야 한다.

고객이 PAR–Q상의 질문에 하나 이상 "예" 라고 답변하면 신체활동 증가 전에 의사와 상담하고, "예" 라고 답변한 구체적인 질문에 대하여 의사에게 반드시 상담해야만 한다.

모든 질문에 "아니오"라고 답변한 고객은 신체활동을 천천히 그리고 점진적으로 증가시켜야 한다. 어떻게 신체활동을 수행해야 하는지에 대해 고객에게 이야기하는 것이 상담사의 직무이다. 만약 고객을 6개월 이상 지도했다면 정기적으로 PAR–Q 검사를 실시하고 고객이 어떤 질문에든 "예"라고 답변하면 의사에게 연계하도록 한다.

전문가가 만나는 대부분의 사람들이 좌업식의 생활행태를 가지고 있을 수 있다. 이러한 행태를 가진 고객은 중강도의 신체활동부터 시작해야 한다. 그러나 만약 격렬한 신체활동을 희망하는 고객의 경우 아래에 제시된 사항 중 하나 이상 포함되면 반드시 의사의 확인 절차를 거치도록 한다.

- 45세 이상의 남성이나 55세 이상의 여성
- 2가지 이상의 위험요인을 지니고 있음: 심장병의 가족력, 현재 흡연, 고혈압, 고지혈증, 당뇨, 13.6 kg 이상의 과체중, 현재 신체활동을 하지 않음
- 심장이나 혈관질환, 당뇨, 폐질환, 천식, 갑상선 장애, 신장병

심리적 준비

신체적인 준비 이외에 심리적 준비는 대부분의 고객에게 신체활동의 주요한 장애요인이 될 수 있다. 어쩌면 우리가 근무하는 곳에서는 행태변화 1단계에 속해 있는 고객을 거의 만나지 못할 수도 있지만, 신체활동 시작 의지는 있으나 실천하지는 못하는 행동변화 2단계의 고객을 만나는 기회를 가질 수도 있다. 또한 신체활동에는 참여하지만 건강상의 중요한 이점을 획득할 만큼 충분한 빈도와 기간의 습관화가 되어 있지 않은 행동변화 3단계에 속한 고객을 만날 수도 있다. 우리의 직무는 고객이 변화단계를 통해 발전할 수 있도록 지원하고 힘든 과정 속에서 발생할 수 있는 위험으로부터 보호하는 것이다. 또한 고객이

과거 변화에 성공했던 경험처럼 신체활동 변화에 대해 확신할 수 있도록 도움을 주어야 한다. 우리는 신체활동 변화의 이점과 장애요인을 확인하는 것을 도와주고 신체활동 관련 습관 변화를 시도할 때 나타나는 문제해결을 지원해야 한다. 또한 고객이 자신감, 긍지, 그리고 성취감을 느끼면서 달성할 수 있는 현실적인 목표를 설정하도록 지원해야 한다.

개인적 성공과 과거 행태변화

어떤 고객은 신체활동을 증가시키기 원하면서도 자신은 성공할 수 없을 것이라고 말하곤 한다. 고객들은 자신의 모든 생활을 활동적으로 변화시켜야 된다는 생각에 부담을 가지고 있다. 이런 생각을 가진 고객들과 일을 할 때 매우 효과적인 방법은 신체활동 초기에는 이러한 문제를 피해가도록 하는 것이다. 대신 전문가의 도움이 있든 없든 간에 고객이 (과거에) 변화시켰던 다른 생활습관을 회상하도록 해야 한다. 과거의 행태가 미래 행태의 강력한 예측요인이기 때문에 '성공 경험 회상recall past successes'은 매우 중요한 해결방안이 될 수 있다. 과거의 성공 사례를 회상하는 것은 신체활동 습관의 긍정적인 변화를 이끌어 낼 수 있는 역량 강화로 볼 수 있다.

고객에게 과거 건강한 습관으로 변화 혹은 불건강한 습관을 중단한 성공적인 경험을 몇 분간 회상하도록 하라. 그리고 고객에게 무엇이 성공적인 변화를 이끌었는지를 생각하도록 하라. 무엇이 성공하는 데 도움이 되었는가? 성공 사례의 방법으로부터 얻을 수 있는 교훈은 무엇인가? 예를 들어 그녀가 금연 시작일을 40세 생일날로 결정하고 가족, 친구, 직장동료들의 도움을 받았던 성공 경험이 있다면, 규칙적인 신체활동 프로그램을 시작하는 데에도 동일한 정보를 줄 수 있다. **그림 7.2**는 고객이 이러한 성공 기록을 이용할 수 있도록 만든 양식이다.

고객과 과거 성공사례 그리고 성공 방법에 대해 토론해야 하며, 성공 경험이 있는 고객이 활용했거나, 활용하지 못했던 전략에 대한 정보를 수집해야 한다. 이러한 정보는 고객의 강점(예: 지지적 친구)을 활용하고, 약점이나 단점(예: 높은 업무스트레스)을 제거하는 데 도움을 줄 수 있다. 이상의 방법으로 고객에게 적합하고 목표 달성에 도움이 되는 최상의 프로그램을 개발할 수 있다.

고객의 주치의가 카페인 섭취 감소가 두통의 빈도와 강도를 줄이는 데 도움이 될 수 있다고 말했기 때문에 고객은 카페인 섭취 감소를 개인적인 목표로 설정하였다. 고객이 목요일과 금요일에 업무를 종료하고 목요일, 금요일, 토요일, 일요일에 친한 친구들과 함께 하고, 스트레스를 많이 받는 직무에서 벗어났을 때, 고객이 커피의 소비량을 급격하게 줄

나의 변한 습관

1. ______
2. ______
3. ______

나의 성공을 도운 것

1. ______
2. ______
3. ______

나의 방식에 있어서의 장애물

1. ______
2. ______
3. ______

그림 7.2 과거 성공 기록

From B. Marcus and L. Forsyth, 2009, *Motivating people to be physically active*, 2nd ed. (Champaign, IL: Human Kinetics).

일 수 있다는 것을 회상했다고 가정해 보자. 고객이 월요일에 다시 업무로 복귀할 때까지, 무카페인 커피를 마시는 새로운 습관을 가지게 된다. 고객은 2주 동안 자신을 지지하는 친구들의 전화와 이메일을 통해 새로운 습관을 유지할 수 있었다. 이와 같이 과거의 정보가 고객의 신체활동 행위를 변화시키는 데 중요한 단서를 제공할 수 있다. 그렇다면 이런 지지자들은 어디에 있을까? 어떻게 그들을 동원할 수 있을까? 이틀 정도 직장에 나가지 않을 수 있나요? 혹은 신체활동에 참여하기 위해서 점심식사 시간을 30~60분 더 가질 수 있나요?

신체활동 습관을 변화시키기 위한 준비

Readiness to Change Physical Activity Habits

사람들이 목표를 달성하려면 굳은 마음가짐이 필요하다. 그 과정 속에서 의지력에 의존해 그것을 가능하게 만든다. 그러나 대부분의 행태변화는 서서히 발생하고 마지막 행태변화는 오직 개인이 변화에 대한 동기부여가 되었을 때 발생한다. 비록 일부 사람들은 자신의 주요한 생활습관 변화를 이루어 낼 수 있으나, 대부분의 사람들은 전문가들의 도움을 필요로 한다.

고객들이 행태변화를 위한 준비가 되었는지 알 수 있는 방법은 무엇인가? 그중 한 가지 방법이 자신에게 **'행태의 변화가 나에게 가져다줄 결과는 무엇인가?'**라고 묻는 것이다. 만약 고객이 몇 가지 이익도 생각해 내지 못한다면 단기간에 행태변화는 일어나지 않을 것이다. 연습의 이점에 대하여 이해하는 것이 신체활동이 일상생활에 적용되고 정착되는 데 결정적인 역할을 하기 때문에 연습은 모든 동기부여 준비단계(행동변화에 의지가 없으며 행태변화를 시도하지 않는 사람들을 포함하여)에 유용하다.

행태를 변화시키는 또 하나의 중요한 요인은 고객이 포기해야만 하거나 행태변화 과정에서 힘들어 할 것을 알아내는 것이다. 짜증이나 좌절의 과정 없이 주요한 비신체활동 습관이 정기적인 신체활동 참여로 전환할 수 있다는 것은 비현실적인 생각이다. 행태 변화에 대한 장애요인이 고객의 신체활동 계획best-laid plans 수립에 반영되어야 한다. 예를 들어, 고객의 신체활동 참여로 인하여 그의 가족이 부담이나 소외감을 느끼는 것이 고객의 장애요인이라면 이 문제를 해결하도록 논의해야 한다. 고객에게 신체활동 변화에 장애요인이 될 만한 내용을 기록하는 시간을 갖도록 한다. 신체활동에 이익과 장애요인을 기록할 수 있는 양식이 **그림 7.3**과 **7.4**에 제시되어 있다.

고객과 함께 조사된 신체활동 장애내용을 살펴보고 장애요인의 숫자와 원인을 확인하

신체활동의 이점

1. ______________________________
2. ______________________________
3. ______________________________
4. ______________________________
5. ______________________________
6. ______________________________
7. ______________________________
8. ______________________________

그림 7.3 신체활동의 이점 기록

From B. Marcus and L. Forsyth, 2009, *Motivating people to be physically active*, 2nd ed. (Champaign, IL: Human Kinetics).

신체활동의 장애물

1. ______
2. ______
3. ______
4. ______
5. ______
6. ______
7. ______
8. ______

그림 7.4 신체활동의 장애물 기록지

From B. Marcus and L. Forsyth, 2009, *Motivating people to be physically active*, 2nd ed. (Champaign, IL: Human Kinetics).

도록 한다. 진짜 장애요인과 변명을 구분할 수 있도록 도움을 주어야 한다. 예를 들어 불안전한 거주지 환경은 퇴근 후 야간 걷기에 타당한legitimate 장애요인이 될 수 있으나 신체활동보다는 백화점 쇼핑을 더 선호하는 것은 운동을 하지 않으려는 핑계일 뿐이다. 진짜 장애요인이 무엇인지 결정하는 문제해결 연습을 해야 한다. 일단 장애요인이 규명되면 그 요인들은 개선될 수 있다. 고객에게 하루 중 신체활동에 참여할 시간을 찾는 방법을 알려줄 수 있다. 또한 저강도 신체활동에서 중강도 신체활동으로 전환하도록 권장할 수 있다. 그러나 고객은 더 그럴듯한 많은 변명을 불러올 수 있으며, 상담 전문가에게 반복적인 대화를 던지면서 우리 모두를 좌절시킬 수 있다. 이러한 문제해결 방안 전략의 하나가 다음에 기술되어 있다.

문제해결을 위한 IDEA 적용

일단 고객의 신체활동 증가를 방해하는 장애요인을 규명했다면 다음 단계는 간단한 문제해결 기술을 이용하여 고객을 돕는 것이다. 문제해결이란 문제가 발생했을 때 가장 효과적인 해결방안을 창의적으로 생각하는 것이다. 창의적인 사고가 열쇠이다. 해결책이 필요할 때 고객이 가능한 창의적으로 생각할 수 있도록 격려해야 한다. 때로는 우습고 터무니없다고 생각되는 해결책이 실제로 가장 좋은 실행수단이 될 수도 있다. 일단 고객이 다양한 해결책을 도출하도록 하고 가장 먼저 실행해야 하는 것 하나를 선택하도록 한다. 전문가는 고객이 생각한 것이 얼마나 잘 실행될 수 있는지 판단해야 한다. 고객은 성공 가능성을 높일 수 있는 가장 좋은 실행 시기를 선택하여야 한다. 전문가는 하나의 해결책만으로 문제가 해결되지 않는다는 사실을 고객이 인식할 수 있도록 강조해야 한다. 이러한 정보는 좋은 해결책이란 단기간의 수행이 아니라 변화의 전 기간 동안 계속 유지되는 것이라는 사실을 발견하는 데 도움을 준다. 하나의 해결방안으로 문제가 해결되지 않을 때 대안책을 찾는 개념은 사람의 변화를 방해하는 양자택일적all-or-nothing 사고를 대처하는 데 도움을 준다.

IDEA 기법은 다수의 연구와 고객에게 잘 활용되고 있는 간단한 문제해결 접근법이다. 문제 알아내기Identify, 해결 목록 작성Develope, 해결책의 평가Evaluation, 수행수준 분석Analyze의 머리글자이다. 적용이 용이하고 모든 고객, 특히 과거에 행태변화의 장애요인을 경험해 보지 못한 고객에게 도움이 될 수 있다. 목적은 새로운 선택option을 발견하고, 현재의 상황에서 벗어나 고객이 희망하는 새로운 상황으로 나아갈 수 있도록 돕는 것이다.

문제 알아내기 Identify the Problem IDEA 기법의 첫 번째 단계는 **그림 7.5**에서 제시된 IDEA 서식에 고객이 선택한 장애요인을 기록하게 하는 것이다. 상담사는 고객의 행동 유지를 방해하는 구체적인 요인이 무엇인지 생각하도록 한다. 그리고 개인적 장애요인에 대한 가장 중요한 것을 구체적으로 기술하도록 한다. 예를 들어 만약 고객의 장애요인이 빈번한 출장이라면, 출장시 개인 안전에 대해서 구체적으로 언급할 수 있다.

해결 목록 작성 Develop a List of Solutions 고객이 '아이디어 회의brainstorming'를 통해 가능한 많은 해결방안을 도출할 수 있도록 한다. 만약 고객이 해결책 도출에 어려움을 겪는다면 그때 개입해서 해결책을 제안하도록 한다. 고객이 폭넓게 생각할 수 있다는 확신을 가지고, 이미 자신의 해결책을 알고 있음을 인식하자. 가능하다면 제공하는 답변은 고객 맞춤형으로 제공되어야 한다. 고객이 도출된 해결책이 좋은 것이든 나쁜 것이든, 실행 가능한 것이든 비현실적이든 간에 걱정하지 않도록 격려한다. 그것은 나중 문제이다. 때로는 고객이 터무니없다고 생각한 아이디어가 가장 좋은 해결방안이 될 수 있다. 바로 떠오른 아이디어를 기록하게 하고, 고객이 며칠 동안 목록을 지니고 다니도록 하면 나중에 해결목록에 또 다른 해결책을 추가할 수 있다.

해결책 평가 Evaluate the Solutions 일부 해결책은 다른 해결책보다 현실적인 것처럼 보이기도 한다. 그러나 처음에 터무니없어 보이는 해결책이 예상보다 더욱 현실적인 해결책이 당신이 활동적인 상태를 유지하는 것을 방해하는 장애물을 찾아라(또는 더 활동적인, 또는 당신이 원하는 만큼 활동적으로).

____

____

____

조금 창의적인 해결책을 개발하라.

____

____

____

당신의 해결책을 평가하라. 아래의 공간에, 당신이 앞으로 시도할 해결책과 언제 활동을 할 건지 정확히 적어라.

____

____

____

당신의 계획을 어떻게 잘 수행했는지 분석하고, 필요한 경우 변경하라. 만약 당신의 계획을 잘 수행했다면, 스스로를 칭찬하라! 만약 당신의 계획을 매우 잘 수행하지 못했다면, 해결책의 목록을 되돌아보고, 다시 시도해라.

____

____

____

그림 7.5 IDEA 형식

From B. Marcus and L. Forsyth, 2009, *Motivating people to be physically active*, 2nd ed. (Champaign, IL: Human Kinetics). Adapted, by permission, from S.N. Blair et al., 2001, *Active living every day* (Champaign, IL: Human Kinetics), 31.

될 수 있다. 고객에게 본인이 실행해야 할 하나의 해결책을 선택하도록 한다. 그리고 고객이 언제 그리고 어떻게 실행할지에 대한 계획을 수립할 수 있도록 하라. 예를 들면 고객의 주요한 장애요인이 출장이고 특정한 문제로 인해 출장지에서 안전하게 걷기 어렵다고 느끼고 있다면 호텔에 운동시설이 있는지 사전에 확인할 수 있을 것이다. 두 번째 계획은 호텔방이나 인근 거리에서 간단한 유산소 운동이나 줄넘기를 할 수 있도록 교육하는 것이다. 세 번째 계획은 공항이나 고객이 안전하다고 느끼는 여행지에서 가능한 많이 걷도록 유도하는 것이다.

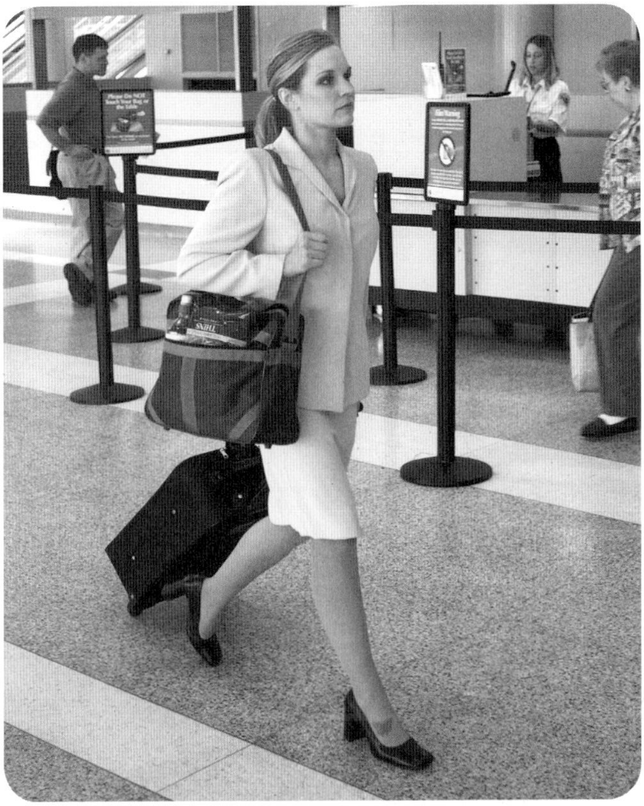

상담사는 고객과 함께 출장 중 'power work'를 하는 방법을 찾는 것과 같이 IDEA 접근법을 이용하여 신체활동 장애요인 극복을 위한 혁신적 해결방안을 제시할 수 있다.

수행수준 분석 Analyze How Well the Plan Worked 고객이 계획을 수행한 후에, 얼마나 잘 실천했는지 분석하도록 하라. 고객이 실천한 것과 실천하지 못한 것을 진솔하게 평가할 수 있도록 하고 재수행 전에 계획을 수정할 수 있도록 하라. 예를 들어, 고객이 호텔에 운동시설이 없다는 사실을 확인하지 못한 상태에서 '호텔 운동시설 이용'이라는 계획만을 가지고 있었다면, 여건의 문제이기 때문에 운동 계획은 장소와 내용을 달리해 시도되어야 한다. 만약 고객이 운동시설이 있다는 것을 확인했으나, 오전 9시부터 저녁 10시 사이에 빽빽한 일정이 있고, 운동시설이 붐비는 오전 6시에서 8시 사이에 운동이 불가능하다면 계획 수정이 필요할 것이다. 이 경우에는 호텔 운동시설 이외의 장소에서 유산소 운동이나 줄넘기를 시도해야 할 것이다. 대부분의 고객에게는 1개 이상의 장애요인이 존재하기 때문에 다른 장애요인 해결을 위해서는 IDEA 형식form 이용을 권장하도록 한다.

자신감

행태변화의 전 단계에 걸쳐 자신감은 필수적 요소이다. 심리학 연구에서 자신을 성공한 사람이라고 믿는 것과 혹은 성공한 자신을 그려보도록 도와주는 것이 지속적으로 변화를 생각하고, 변화를 일으키고, 변화를 유지하려고 하는 사람들에게 가장 중요한 것임을 증명하고 있다. 우리의 임무는 두 가지이다. 첫째는 고객에게 신체활동 계획을 시작하고 수행하는 노력이 성공할 것이라는 믿음을 지속적으로 전달할 필요가 있다. 두 번째는 고객 스스로가 자신을 신뢰하는 기술을 가르쳐야 한다. 이것은 목표 성취를 위한 필수적인 요소이다.

고객의 자신감 수준을 평가하기 위해서 신체활동을 시작하거나 규칙적으로 지속할 수 있는 자신감 정도rate를 최저 1로 최고 5로 규정한 1~5 척도로 조사한다(자신감 측정을 위한 상세 질문지는 부록 A의 설문지 4.2를 참조하라).

만약 고객이 1이나 2로 답변하면 고객으로 하여금 왜 자신감을 느끼지 못하는지 생각하는 데 도움을 주고, 좀 더 자신감을 높이는 데 도움을 줄 수 있는 방법에 대해 논의한다. 구체적인 장애요인을 찾아내는 것이 자신감 극복을 위한 첫 번째 단계이다. 만약 고객이 가족 부양 때문에 업무시간 이후 운동을 하는데 자신감이 결여되어 있다면, 상담사는 휴식이나 점심시간에 걷기와 집으로 퇴근하는 도중에 30분간의 신체활동을 제시할 수 있다.

고객의 자신감 수준이 3 척도라면 중간 정도이다. 고객이 가장 좋아하는 신체활동과 가장 싫어하는 신체활동을 생각하게 하라. 상담사는 고객에게 좀 더 즐겁고, 편안하고 안전한 신체활동이 될 수 있도록 도움을 주어야 한다. 예를 들어 혼자 운동하는 것과 여럿이 함께 운동하는 것 중에 어떤 것을 선호하는지, 그리고 근무일이나 퇴근 전, 후 중에 어떤 시간대를 선호하는지 파악한다. 왜 이런 운동 형태와 시간대를 선호하는지에 대한 이유도 조사해야 한다. 아마도 혼자 걷기를 좋아하는 이유는 조깅을 하기에는 많은 친구들이 함께 참여해야 하기 때문에 적합하지 않다고 생각할 수 있기 때문이다. 만약 상담사가 고객이 실제로 다른 사람들과 활동하는 것을 좋아하고 아침 일찍 친구들과 함께 조깅하기를 열렬히 희망하고 있다는 사실을 알았다면 이것은 매우 중요한 정보일 것이다.

만약 고객이 4 혹은 5라고 답변했다면 그는 운동하는 것을 오랜 기간 동안 일상의 습관으로 가지고 있을 것이다. 신체적으로 활동적인 생활을 유지하는 것은 최상의 도전이다. 활동의 유지를 위해서는 시간, 에너지, 시간 계획수립이 지속적으로 요구된다. 규칙적인 신체활동의 유지를 위해서 아침 일찍 알람시계가 울리도록 설정하든지, 걷기를 위해 점심 시간 일부를 사용하는 것, 그리고 매일 퇴근 전 체육관에 들르는 것 등이 필요하다. 신체 활동은 절대 중단되어서는 안 된다. 고객이 실제로 즐거운 신체활동을 시작하고 잘 진행하는 것으로 보일 수도 있다. 그러나 지속적인 신체활동은 생각, 시간, 계획을 항상 필요로 한다. 고객이 시간부족, 통증, 그리고 극도의 업무 압박 중에도 신체활동을 유지하기 위해서는 자신감이 필수 불가결한 요소이다. 아이의 출산이나 다른 지역으로의 이사와 같은 이유로 고객의 노력이 중단되었다면 새로운 신체활동 프로그램을 시작할 수 있는 자신감을 심어줄 수 있어야 한다.

단기-장기 목표 설정

고객의 단기 목표 설정을 돕는 것은 고객의 실행 계획을 돕는 것이다. 예를 들어, 고객이 체중조절을 목표로 한다면 단기 목표는 매일 15분 걷기, 중기목표는 매일 30분 걷기, 그리고 장기 목표는 매일 60분 걷기로 설정할 수 있다. 목표 달성을 위해서 고객이 달성할 수 있는 기회를 더 많이 가져야 한다. 상담사가 고객의 효과적인 목표 설정 방법을 알려주는 것이 고객의 성공을 돕는 장기적인 방법이다. **그림 7.6**은 상담사와 고객이 목표를 기록하는 방법을 사용할 수 있는 서식이다. 이 서식은 목표 설정을 위한 3가지 중요한 조언을 제공한다.

■ **구체적으로 설정하라.** 구체적으로 목표를 설정하는 사람들이 "나는 최선을 다 할거야"라고 말하는 사람들보다 성공가능성이 높다. "이번 주에 보다 많이 걸을 거야"보다는 "이번 주에 저녁식사 후에는 15분을 점심식사 후에는 15분을 걸을 거야"와 같이 구체적으로 목표를 설정하도록 한다. 구체적인 목표는 측정이 가능하기 때문에 보다 효과적이다. 목표는 달성 가능해야 한다. 상담사의 도움을 받아 고객이 실제로 달성이 가능한 구체적인 목표를 설정한다. 목표설정은 자신감 형성과 관련되어야 한다; 만약 고객이 설정한 목표를 달성했다면 다음 목표 달성을 위해 노력할 수 있는 자신감이 형성되었을 것이다.

■ **장단기 목표를 설정하라.** 고객이 장기 목표로 5일/주, 1시간/일 걷기를 목표로 설정했다면, 고객이 목표를 바로 달성할 것이라고 예상하기는 어렵다. 상담사는 목표를 잃지 않으면서도 여유있는 출발의 필요성을 깨닫게 해주어야 한다. 단기 목표는 일요일, 수요

일 금요일에 10분씩 3번 걸을 수 있도록 설정하고 점차로 주당, 일일 걷기 횟수와 시간을 증가시킨다. 이러한 방식으로 설정된 목표를 달성할 수 있다는 자신감을 심어주면 고객이 최종 목표를 달성할 수 있는 역량을 가지게 된다. 목표 달성은 자기통제감과 달콤한 성취감을 느끼게 해준다. 고객이 장기 목표를 달성하는 데 도움을 주고 변화된 행동을 유지하는 것보다 중요한 것은 없다.

■ **고객에게 결과를 공유하고, 고객 스스로 점검할 수 있도록 하라.** 고객의 진행상황을 점검하는 방식을 결정하라. 2, 4, 6장에서 평가도구가 제시되었다. 진행 점검은 고객의 진행패턴을 보여주고 한때의 신체활동량 감소가 일시적인 것임을 이해시켜야 한다. 고객은 이러한 감소 현상을 증가로 바꿀 수 있는 전략을 인지해야 미래에 다시 발생할 수 있는 감소현상을 피할 수 있다.

다음 주에 달성하기 위한 계획을 세워라(단기간 목표):

____

____

위의 목표 도달하기 위한 진도 점검을 위해 계획을 어떻게 세울 것인가:

____

____

__________ 일까지 달성하기 위한 계획을 세워라(장기간 목표):

____

____

위의 목표 도달하기 위한 진도 점검을 위해 계획을 어떻게 세울 것인가:

____

____

그림 7.6 목표 설정 서식

From B. Marcus and L. Forsyth, 2009, *Motivating people to be physically active*, 2nd ed. (Champaign, IL: Human Kinetics). Adapted, by permission, from S.N. Blair et al., 2001, *Active living every day* (Champaign, IL: Human Kinetics), 31.

성공 평가

신체활동 변화의 성공을 측정하는 방법은 다양하다. 상담사는 고객이 신체활동에 참여하는 시간을 늘릴 수 있으며, 활동시간 증가를 위한 목표 설정을 도와줄 수 있다. 3개월마다 고객의 진행상황을 점검할 수 있도록 부록 A의 설문지를 사용한다. 상담사와 고객은 신체활동량을 증가시킬 수 있는 전략을 평가할 수 있다.

목표 설정은 달성된 목표의 성공을 측정할 수 있을 때 의미가 있다. 고객이 성취감을 느끼기 위해서는 상담사와 고객은 성공의 구성요소에 공감해야 한다. 다른 관점에서, 다른 도구를 통해 성공을 평가할 수 있다. 성공이란 4장에서 언급한 바와 같이 신체활동의 변화 매개요인의 변화를 통해 측정될 수 있다. 2장에서 기술한 바와 같이 변화단계의 발전을 통해 측정되거나 6장에서 논의한 체력의 변화에 의해서 측정될 수 있다. 성공 평가는 고객이 방향을 유지하고 장단기 목표를 실제적으로 유지하는 데 중요하다.

아래의 사례는 이 장에서 제시한 정보가 신체활동을 늘리는 데 어떻게 이용되는지를 잘 보여준다. 사례에서 제시된 것처럼 신체활동 증가 과정은 항상 무난한 것이 아니고 반복된 문제해결과 실천 과정을 필요로 한다.

사례

개인 상담을 통한 행동변화

28세의 싱글맘인 로즈매리는 주치의로부터 신체활동을 위한 상담을 권유받았다. 그녀는 오랜 시간 동안 비만이었으며 과체중과 저혈압 관리를 위해서 행태변화가 필요하다는 사실을 잘 알고 있었다. 그녀는 신체활동 상담사에게 도움을 구하기로 하였다.

로즈매리가 상담사를 처음 만났을 때 그녀는 신체활동 설문지(설문지 7.1)와 행동변화 설문지(설문지 2.1)를 작성하였다. 상담사는 설문조사 결과 평가를 통해 그녀가 충분한 정도의 신체활동에 참여하지는 않았으나 행태변화의 2단계(행태변화에 관심이 있음)에 속해 있음을 알았다. 또 다른 측정을 통해 신체활동에 대한 자아효능감이 낮고, 신체활동에 다양한 장애요인(예: 낮은 에너지, 시간부족, 신체적 불편함, 즐거운 활동 찾기의 어려움)이 있으며, 지금까지 더욱 활발한 신체활동을 위한 행태변화 단계의 진전이 거의 없었음(즉, 변화단계 설문지에 낮은 점수를 받음)을 발견하였다.

동기부여를 위하여 상담사는 신체활동이 그녀에게 가져올 이득, 예를 들어 체중감소, 건강증진, 활력증가, 그리고 그녀의 4살 된 아들에게 건강한 롤모델이 되는 것 등에 대하여 이야

사례

기하였다. 그녀의 자신감을 키워주기 위해서 과거에 달성했던 또 다른 행동변화가 있었는지 물어보았다. 로즈매리는 일상생활에서 건강한 식습관, 체중감소 그리고 저축을 하기 위해서 노력하였으며 생활 속에 규칙적인 신체활동 정착을 위한 노력을 하면서 큰 혼란을 느끼고 있었다. 그러나 상담사는 최근 탄산음료 대신 음료를 섭취하는 습관화 능력을 로즈매리가 지니고 있음을 발견하였다. 그녀는 작은 목표를 설정(식사 시에 물 한두 잔을 마시고, 작업공간에서 중간중간 물 마시기)하고, 환경을 변화시키고(휴대용 물병 지니고 집에 탄산음료 없애기), 기억재생 도구를 만들었다(냉장고와 직장 컴퓨터에 결심 스티커 부착). 로즈매리와 상담사는 신체활동을 위한 전략을 기획하였다. 집 주변을 3회/주, 15분 걷기를 목표로 설정하였으며, 기억재생 도구로 걷기용 신발을 현관문 앞에 걸어놓았다. 그녀는 자녀 돌보는 것이 걱정이었으나 상담사는 IDEA 접근법을 활용하여 그녀가 걷기를 할 때 자녀들과 함께 자전거를 탈 수 있는 해법을 제시하였다. 로즈매리는 점점 기대감이 높아지면서 해 낼 수 있다는 생각을 가지고 상담실을 나왔다.

그러나 그녀가 약속한 2주 동안에, 첫 번째 주는 운동을 미루었으며 예상치 못한 봄 태풍 때문에 그녀가 약속한 주간 동안 옥외 걷기 목표를 달성하지 못했다. 그녀와 상담사는 IDEA 접근법을 활용하여 날씨가 좋지 않을 때 어떻게 행동해야 하는지에 대한 난상토론을 진행하였다. 로즈매리는 그녀의 어머니가 지하실에 소유하고 있는 오래된 트레드밀이 있으며, 트레드밀을 빌려줄 가능성이 높을 것이라고 이야기하였다. 로즈매리는 트레드밀 대여를 요청하는 데 동의하였으며, 일주일에 3회, 15분 걷기를 목표로 설정하였다.

다음 세션에서 로즈매리는 또 다시 신체활동 목표를 달성하지 못했다고 고백하였다. 그녀는 어머니의 집에서 트레드밀을 다시 빌려오기 전에 집에 쌓여 있던 물건들을 정리하고자 하였으나 거기까지 실행에 옮기지는 못했다. 이 시점에서 상담가는 로즈매리가 시작도 하기 전에 많은 걱정을 하는 것에 관심을 가졌다. 그들은 신체활동 증가를 통해 얻을 수 있는 혜택이 무엇인지 잠시 회상하였다. 상담사는 근무일에 로즈매리의 신체활동을 증가시키는 방법이 있으므로 퇴근 전 신체활동 목표량을 달성하고 아들과 함께 가사를 돌볼 것을 제안했다.

비록 직장에는 직원들이 이용할 수 있는 운동시설을 갖추고 있었으나 로즈매리는 자신의 체형에 대한 자신감이 없었기 때문에 직장 운동시설과 같이 공공 장소에서 운동을 할 수 없었다. 그녀는 또한 심부름 할 때와 마찬가지로 점심시간 이후 걷기 운동을 하는 데에도 부담을 가지고 있었다. 그러나 상담사가 근무 중에 엘리베이터를 이용하는 것보다 사무실이 있는 3층까지 계단을 이용하는 것이 좋은 운동 방법임을 제시하였을 때, 긍정적으로 받아들였다. 계단 운동은 시간이 많이 소요되지도 않았고, 다른 사람들 눈에 띄지 않으면서도 활동량을 늘리는 방법이었으며, 올바른 방향으로 가는 과정이었다.

로즈매리가 다음번 상담사를 만났을 때 좋은 소식을 들었다. 그녀는 매일 계단을 3번씩 이용하면서 목표를 달성하였으며, 주치의와 메일을 통해 좋은 시도였음을 확인할 수 있었다. 비록 매일 중강도 60분 신체활동이라는 최종적인 목표에는 미치지 못했으나, 이러한 중간목표의 달성은 그녀를 3단계에 도전하는 데 도움을 주었으며 그녀의 자아효능감을 불러일으키는 계기가 되었다. 다음 6개월 과정 동안 주말에 아들과 술래잡기를 하고, 주말 정원 정리하기, 최소 주1회 야외 걷기와 같은 활동들이 가능해질 것이다. 그녀가 이루어내는 성과에 대해서 그녀 스스로 '영화보기', '주말 낮잠'과 같은 보상을 줄 것이다. 그녀는 보다 활동적인 일상을 만들어 가기 위해 그녀만의 방식을 잘 실천할 것이다.

개인 상담을 위한 행동변화 단계별 세부전략

이번 단락은 고객과의 개인 상담에 활용할 수 있는 전략을 담고 있다. 또한 전략은 변화준비 단계별로 세분화되어 제시된다.

1단계

무관심단계

고객이 현재 신체활동에 대한 관심이 없을지라도 상담사는 행태변화에 대해 관심을 가질 수 있도록 간략한 상담을 할 수 있어야 한다. 이 장에는 맨 처음 단계에 속해 있는 고객을 위해 활용 가능한 전략을 적용할 수 있는 방법을 제시하였다.

고객은 신체활동을 시작할 수 있는 준비가 되어 있는가?

- 신체활동 참여시 건강문제가 있는지 파악하기 위하여 PAR-Q(그림 7.1) 검사 실시하기.
- 고객에게 중강도의 활동은 건강에 부정적인 사고adverse health events가 발생할 가능성이 낮다는 것을 설명하기.
- 만약 고객에게 건강문제가 발견되면 의사에게 인계하기.

고객이 과거에 어떻게 행동변화에 성공하였는가?

- 과거 행태변화 도전에 대한 논의를 통해 자신감을 높이고 앞으로 변화시켜야 하는 신체활동에 도움이 되는 전략 도출하기(그림 7.2).
- 과거 행동변화에 도전했을 때 고객이 사용한 방법 중에 나타난 문제해결하기(그림 7.5).

고객이 신체활동의 이점을 파악하는 방법은 무엇인가?

- 특정 신체활동을 통해 얻을 수 있는 이점 기록하기(그림 7.3).
- 아직 파악하지 못한 신체활동의 장점 제시하기.
- 신체활동의 장점에 대해 계속 공부하도록 격려하기.
- 신체활동의 이점이 고객에게 얼마나 중요한지 평가하기.

신체활동 참여를 포기하게 하는 원인과 문제해결의 방해 요인은 무엇인가?

- 고객에게 무엇이 신체적으로 활동적이게 되는 것을 포기하게 했는지와 신체활동과 관련하여 불쾌한 것이 무엇인지 기록하게 하기(그림 7.4).
- 신체활동의 장애요인이 고객에게 얼마나 중요한지 평가하기.
- 고객이 장애요인과 핑계(변명)를 구분할 수 있도록 도와주기.
- 고객이 IDEA 접근법을 이용하여 이러한 장애요인에 대한 해법을 찾을 수 있도록 도움 주기(그림 7.5).

고객이 신체활동에 대해 좀 더 자신감을 가질 수 있도록 도와줄 수 있는 방법은 무엇인가?

- 고객이 언젠가는 신체적으로 더욱 활동적으로 변화할 수 있는 능력을 가지고 있다는 것을 상담사가 믿고 있음을 알게 하기.
- 특정한 신체활동 참여에 대한 고객의 생각을 도와줄 수 있도록 행동을 강화reinforce하기(예: 신체활동에 대해 다른 사람들에게 이야기하고 관련된 책을 읽고, 고객이 활동적으로 변화했을 때 어떤 유익이 있을지에 대해 생각하는 것).
- 고객이 자신이 언제가 더욱 활동적이 될 수 있다는 자신감(1~5 척도로)에 대해 평가하게 하기.
- 인지된 장애요인을 정확하게 설명하고 장애요인 극복을 위한 실제적 전략 개발을 통해서 고객이 자신감을 증가시키기(그림 7.4, 7.5).
- 과거 고객의 능력을 통해 이루어진 행동변화의 성공이 이후 신체활동 변화로 이어질 수 있도록 연계하기(그림 7.2).
- 과거 행동변화 도전시 잘못된 점을 논의하고 고객에게 교훈이 되었던 경험 학습을 통해 실패를 재구성하기.

어떤 목표가 고객의 행동을 변화시키는 데 도움을 주는가?

- 고객과 함께 실천 가능한, 단기 목표 설정하기. 어쩌면 고객의 좌업식 생활습관을 변화시키는 데 관심을 갖기 시작하는 데 도움을 줄 수 있는 행동변화의 중재자mediator가 될 수도 있다(그림 7.6).
- 특정한 신체활동이 고객에게 어떤 이익이 있는지 논의하기(이점에 대한 이해)(그림 7.5).
- 또 다른 단기 목표는 고객이 인지하고 있는 1~2가지 장애요인의 해결방안으로 IDEA 방식approach을 사용하는 것이다(결정 균형).
- 신체활동을 하고 있는 사람 중에서 자신의 연령, 체형, 건강상태와 유사한 사람을 찾아보기(자아효능감).
- 고객의 친구나 가족에게 한 시간 정도 육아나 가사를 대신하도록 하여 신체활동에 대한 책을 읽거나 동네 운동시설local facility을 방문하는데 시간을 가지도록 요구하기(사회적 지지 참여; 지식 증대).
- 고객의 좌업식 생활이 고객에게 중요한 사람들에 미치는 영향을 기록하기(결과 전이).
- 목표를 성취했을 때 스스로 만족할 수 있도록 보상하기rewarding oneself.
- 고객이 활동과 관련된 목표를 달성한 후에만 좋아하는 영화감상이나 인터넷 서핑 등과 같은 좋아하는 좌식 활동 참여를 제안하기.

- 보다 큰 보상을 획득할 수 있는 점수제도Point System 만들기. 예를 들면 작은 목표를 달성하면 2점을 획득하고 20점을 얻으면 영화를 보거나 개인적인 시간을 보낼 수 있는 권한을 구매하는 데 사용할 수 있다.
- 실제적인 신체활동이 포함되지 않는다 해도 생산적이고 가치 있는 행태적 혹은 인지적 목표를 달성하는 아이디어 강화하기.

고객의 성공을 어떻게 측정할 수 있는가?

- 고객의 변화 단계를 재평가하기(2장).
- 고객이 얼마나 많은 전략을 사용했는지를 알아보기 위해서 변화과정 설문지 제공 여부를 검토하기(부록 A의 설문지 4.1).
- 자아효능감 설문지를 이용하여 고객의 자신감 변화 측정하기(부록 A의 설문지 4.2).
- 결정 균형 설문지(부록 A의 설문지 4.4)를 이용하여 고객의 장애요인 인지에 대한 이점 인지를 재평가하기.
- 고객의 성과 만족도 측정을 위하여 1~5 척도의 단순한 비율 조사하기.

2단계

관심단계

상담사는 고객이 활동적인 것에 관심을 가지게 되면 시작하는 시기(일자)를 결정하고 노력을 통해 성공 가능성을 높이는 것과 다시 시도할 정도로 충분히 즐거운 신체활동 경험하도록 도움을 제공한다.

고객이 신체적으로 신체활동을 시작할 준비가 되었는가?

- 신체활동 참여시 건강문제가 있는지 파악하기 위하여 PAR–Q(그림 7.1) 검사 실시하기.
- 고객에게 중강도의 활동은 건강에 부정적인 사고adverse health events가 발생할 가능성이 낮다는 것을 설명하기.
- 건강에 문제가 있거나 고강도(격렬한) 운동에 참여 희망시 의사에게 인계하기.

고객이 과거에 어떻게 행동변화에 성공하였는가?

- 과거 행동변화 도전에 대한 논의를 통해 자아효능감을 높이고 앞으로 변화시켜야 하는 신체활동에 도움이 되는 전략을 도출하기(그림 7.2).
- 과거 행태변화behavior change를 시도했을 때 나타난 특정 문제를 해결하면 신체활동physical activity 습관을 변화시키는 데에도 이슈가 될 수 있다(그림 7.5).

고객이 어떻게 신체활동으로부터 얻은 혜택을 알 수 있는가?

- 특정 신체활동을 통해 얻을 수 있는 이점을 기록하기(그림 7.3).
- 아직 파악하지 못한 신체활동 장점 제시하기.
- 신체활동의 장점에 대해 지속적으로 공부하도록 격려하기.
- 신체활동 이점의 중요도 평가하기.

신체활동 시작을 포기하도록 하며 이러한 문제를 해결하는 데 장애요인은 무엇인가?

- 신체활동 참여를 포기하게 하는 원인과 신체활동 참여시 불쾌(편)한 점 기록하기(그림 7.4).
- 신체활동 장애요인의 중요도 평가하기.
- 신체활동 참여의 장애요인과 핑계(변명)를 구분하기.
- IDEA 접근법 이용하여 장애요인에 대한 해법을 찾을 수 있도록 도움 주기(그림 7.5).

어떻게 고객이 신체활동에 자신감을 가지도록 도움을 줄 수 있는가?

- 신체적으로 활동적인 사람이 될 수 있는 능력이 있음을 믿게 하기.

- 현재 신체적으로 활동적이 되려는 생각을 가지고 있기 때문에 이미 변화가 시작되었음을 인식하게 하기.
- 인지하고 있는 장애요인의 정확한 파악과 장애요인 극복을 위한 실제적인 전략 개발을 통해 고객의 자신감 증가시키기(그림 7.4, 7.5).
- 과거 고객의 능력을 통해 행동변화를 성공시킨 사례와 미래에 목표로 하고 있는 신체활동을 연계시키기(그림 7.2).
- 과거 행동변화 시도중에 잘못되었던 점에 대해 논의하고 더 활동적이 되기 위해서 어떤 다른 결정을 해야 하는지를 학습 경험learning experance을 통해 행동변화 시도를 재구성reframe하기.
- 고객이 준비되었을 때 실천하고 즐길 수 있는 신체활동 형태를 결정하기. 고객이 결정된 신체활동을 언제, 어디서, 누구와 실천할지를 계획해서 명확하게 시각화하기.

어떤 목표가 고객을 행동변화로 이끄는 데 도움을 줄 수 있는가?

- 고객과 함께 실천 가능한, 단기 목표 설정하기. 고객의 좌업식의 생활습관을 변화시키고 관심을 갖기 시작하는 데 도움을 줄 수 있는 행동변화의 중재자mediator가 될 수 있다(그림 7.6).
- 고객이 선택한 신체행동을 수행할 수 있는 장소에서 고객이 학습하도록 권고하기(지식 증가).
- 특정한 활동을 방해하는 장애요인에 대하여 해결방안 수행에 IDEA 접근법을 시도하도록 요구하기.
- 고객이 문제해결에 도움을 주는 사람과 가까워지도록 권고하기(사회적 지지를 유도).
- 5분 걷기와 같이 실천가능하고 간단한 신체활동 종목에 도전할 것을 고객 스스로 다짐할 것을 제안하기(자아효능감; 다짐committing oneself).
- 계획한 특정 신체활동을 실천하면 얼마나 많은 칼로리가 소비되는지 조사하기(결과 예측).
- 6장에서 논의된 개인적으로 공부하기(예: 좌업식의 취미생활 시간과 주중과 주말 동안 신체활동 시간 중에 조사시간을 가져라; 지식의 증가)
- 고객의 좌업식 생활습관이 고객의 소중한 사람들에게 미치는 영향을 기록하기(타인에게 미치는 영향을 고려하라).
- 목표 달성을 위해 자신에게 보상하기 위해 작은 선물을 구매하는 것에 동의하기(자기 보상).
- 고객이 정한 목표를 성취했을 때에는 즐거운 좌업형 활동에 참여할 것을 제안하기(좋아하는 영화보기, 웹 서핑, 낮잠 자기).

- 고객이 큰 보상을 획득할 수 있는 점수 제도 만들기. 예를 들면 작은 목표를 달성하면 2점을 획득하고 20점을 얻으면 영화를 보거나 개인적인 시간을 보낼 수 있는 권한을 구매하는 데 사용할 수 있다.
- 실제적인 신체활동이 포함되지 않는다 해도 생산적이고 가치있는 행위적 혹은 인지적 목표를 달성하는 아이디어 강화하기.

고객이 신체적으로 활성화되는 방향으로 변화되고 있는가?

- 고객의 변화단계 재평가하기(2장).
- 변화과정 설문지 제공 여부를 고려하기(부록 A의 설문지 4.2).
- 향상도를 평가하기 위하여 자아효능감 설문지(부록 A의 설문지 4.2)를 이용하여 고객의 자신감 평가하기.
- 결정균형 설문지를 이용하여 인지적 장애요인에 대하여 고객이 인지하고 있는 신체활동의 이점 재평가하기(부록 A의 설문지 4.4).
- 고객이 진행과정에 얼마나 만족하고 있는지 1~5 척도의 단순한 비율 조사하기.

3단계

준비단계

고객이 신체활동을 수행하고 있으나 충분하지 않다면 신체활동 수준을 증가시키기 위해 추가적인 전략 개발에 도움을 주어야 한다.

고객이 신체활동을 증가시킬 준비가 되어 있는가?

- 신체활동 금지에 해당하는 특정한 건강문제 규명을 위하여 PAR−Q(그림 7.1) 제공하기.
- 중강도의 활동은 건강에 부정적인 사고adverse health events가 발생할 가능성이 낮음을 설명하기.
- 건강에 문제가 있거나 건강위험 요인 중 하나를 가지고 있으면서 고강도 운동 시작시 의사에게 인계하기.

고객이 과거에 어떻게 행동변화에 성공하였는가?

- 과거 행동변화 도전에 대한 논의를 통해 자신감을 높이고 앞으로 변화시켜야 하는 신체활동에 도움이 되는 전략 도출하기(그림 7.2).
- 과거 행태변화behavior change를 시도했을 때 도출된 특정한 문제를 해결하면 신체활동physical activity 습관을 변화하는 데에도 도움이 될 수 있다(그림 7.5).

고객이 어떻게 신체활동으로부터 얻은 이점을 알 수 있는가?

- 특정 신체활동을 통해 얻을 수 있는 이점을 기록하기(그림 7.3).
- 파악하지 못한 신체활동 장점 제시하기.
- 신체활동의 장점에 대해 지속적으로 공부하도록 격려하기.
- 신체활동 이점의 중요도 평가하기.

신체활동 시작을 포기하게 하며 이러한 문제를 해결하는데 장애요인은 무엇인가?

- 신체활동 참여를 포기하게 하는 원인과 신체활동 참여시 불쾌(편)한 점 기록하기(그림 7.4).
- 신체활동을 포기하는 것이 얼마나 어려운지 평가하기.
- 신체활동 참여의 장애요인과 핑계(변명)를 구분하기.
- IDEA 접근법을 이용하여 장애요인에 대한 해법을 찾을 수 있도록 도움 주기(그림 7.5).

어떻게 고객이 신체활동에 대해 자신감을 가질 수 있도록 도움을 줄 수 있을까?

- 신체적으로 활동적인 사람이 될 수 있는 능력이 있음을 믿게 하기.
- 현재 신체적으로 활동적이 되려는 생각을 가지고 있기 때문에 이미 변화가 시작되었음을 알게 하기.

- 인지하고 있는 장애요인의 정확한 파악과 장애요인 극복을 위한 실제적인 전략 개발을 통해 고객의 자신감 증가시키기(그림 7.4, 7.5).
- 과거 고객의 능력을 통해 행동변화를 성공시킨 사례와 미래 목표로 하고 있는 신체활동을 연계시키기(그림 7.2).
- 과거 행동변화 시도 중에 잘못되었던 점에 대해 논의하고 보다 활동적이 되기 위해서 어떤 다른 결정이 있어야 하는지에 대한 학습 경험learning experance을 통해 행동변화 시도를 재구성reframe하기.
- 고객이 가장 좋아하고 싫어하는 신체활동이 무엇인지 생각하게 하고 이러한 선입견을 반영하여 고객의 활동 계획을 수정하는 데 도움 주기
- 고객 스스로 활동적인 사람이라고 생각하도록 격려하기.

어떤 목표가 고객의 신체활동 활성화에 도움을 줄 수 있을까?

- 고객과 함께 관리 가능한 장단기 목표 설정하기. 행태변화의 중재자mediator로서 고객에게 신체활동 증가에 도움을 줄 수 있다(그림 7.6).
- 일주일간 15분 좌업식의 생활을 대체할 수 있는 신체활동 계획을 수립하기(대체 대안).
- 고객의 친구를 다음 주 20분 걷기에 초대하는 것을 목표로 설정하기(사회적 지지 요청).
- 고객이 더욱 활동적이 되도록 스스로 회상하는 몇 가지 방법을 생각하도록 도와주고 일주일 이상 시행하도록 하기(기억 회상).
- 고객이 주중 매일 5분 이상 신체활동 증가 선언을 격려하기(자아효능감; 자기 선언).
- 고객의 목표 달성시 자신이 구매한 보상품을 선물로 수여하기(자기 보상).
- 고객의 목표 달성시 좋아하는 좌업식 활동 참여를 허락하기.
- 더 큰 보상을 얻기 위해 사용할 수 있는 포인트 시스템 설정하기(작은 목표를 달성하면 2점을 획득하고, 30점을 획득하면 캠핑여행을 구매하는 데 사용할 수 있다).
- 고객의 일상이 보다 활동적일 수 있도록 하는데 중요한 인물이 누구인지 논의하거나 고객의 신체활동 목표 달성에 대하여 보상해 주기(사회적 지지 요청).

고객이 신체활동량 증가에 성공했는가?

- 신체활동 일지를 분 단위로 점검하기(그림 6.2).
- 하루 일과 중에서 걸은 계단수를 모두 합산하여 기록하기(그림 6.5, 6.6).
- 변화단계 재평가하기(2장)
- 신체활동 변화를 위해 얼마나 많은 전략을 사용하였는지 평가하도록 변화과정 설문지 제공하기(부록 A의 설문지 4.1).
- 자신감 향상 여부를 평가하기 위하여 자아효능감 설문지를 이용하기(부록 A의 설문지 4.2).
- 결정균형 설문지를 제공하기(부록 A의 설문지 4.4).

4단계

행동단계

충분한 신체활동에 참여한다. 고객이 권장수준의 신체활동에 참여할지라도, 신체활동이 지속될 수 있도록 노력해야 한다. 이 장에서 논의된 전략의 활용을 위한 제안된 내용이 현재의 단계에서 신체활동 습관을 형성하는 데 도움을 줄 것이다.

고객이 지속적으로 신체활동에 참여하는데 신체적으로 안전한가?

- 신체활동 관련하여 건강상태 변화를 평가하기 위하여 PAR-Q(그림 7.1)를 제공하기.
- 신체활동 증가와 관련하여 불편하거나 건강문제가 있을 시 의사에게 연계하기.

고객이 과거에 어떻게 행태를 변화시켰는가?

- 신체활동에 적용하지 못했을지라도 고객이 과거에 행태변화를 위해 시도했던 전략 규명을 위하여 토론하기(그림 7.2).
- 과거 행태변화를 위해 시도했을 때 도출되었던 문제해결하기. 이러한 문제는 신체활동 유지에 있어서도 문제가 될 수 있다(그림 7.5).

고객이 어떻게 신체활동으로부터 얻은 이점을 알 수 있는가?

- 특정 신체활동을 통해 얻을 수 있는 이점 기록하기(그림 7.3).
- 아직 생각하지 못하거나 발견하지 못한 신체활동 장점 제시하기.
- 신체활동의 이점에 대하여 공부하고 신체활동 유지로 얻어지는 이익을 찾도록 격려하기.
- 신체활동의 이점이 고객에게 얼마나 중요한지 평가하기.

신체적으로 활동적이기 위한 비용은 무엇인가? 지속적 해결이 필요한 장애요인은 무엇인가?

- 고객에게 더 많은 신체활동 참여를 위해 무엇을 포기해야 하는지와 신체활동과 관련하여 지속적으로 힘든 점이 무엇인지 기록하기(그림 7.4).
- 신체활동 참여의 중요도 평가하기.
- 인지된 비용과 남아 있는 장애요인을 감소시키기 위하여 IDEA 문제해결 접근법 이용하기(그림 7.5).
- 신체활동 유지 능력 감소와 관련하여 미래에 발생할 수 있는 문제에 대해 고민하기. 이러한 잠재적 문제에 대한 대비책을 수립하도록 한다.

고객은 어떻게 신체활동 실천에 자신감을 가질 수 있을까?

- 신체활동 참여와 관련하여 보다 긍정적인 사고 발달을 위한 지속적인 노력에 방해가 되는 부정적인 생각에 대해 토의하기.
- 고객이 가장 좋아하고 가장 싫어하는 신체활동이 무엇인지 생각하기. 신체활동을 보다 즐겁고, 편리하고, 안전하게 참여할 수 있는 방법을 찾기.
- 운동을 중지할 수밖에 없는 이유가 있을 때 고객과 함께 신체활동 프로그램을 처음부터 다시 시작할 수 있도록 자신감을 심어주기.
- 고객이 얼마나 많이 향상됐는지 기억하게 하고 노력을 칭찬하기.

고객이 계속 활동적일 수 있도록 하는데 도움이 되는 목표는 무엇인가?

- 신체활동과 동기 유지에 도움이 될 수 있는 중재요인을 위한 단기 목표 설정하기.
- 고객이 주당 적절한 신체활동량을 결정하도록 도움 주기.
- 고객이 새로운 신체활동(즐거운)을 시작하도록 제안하기.
- 고객이 누군가에게 함께 운동을 하자고 제안하도록 격려하기(사회적 지지 요청).
- 고객의 일상 가운데 누군가에게 삶의 롤모델이 되도록 제안하기. 고객은 그 사람보다 활동적이 되도록 동기부여를 위한 행동 실천을 약속할 것이다(다른 사람에게 결과 전이시키기. 다짐).
- 장기 목표를 개발하는 데 도움 주기(자기 선언; 그림 7.6).
- 지역사회에서 개최하는 걷기행사나 달리기 대회 찾기. 이러한 행사 참가를 위해 고객이 훈련할 수 있는 계획을 수립하라(자기 선언).
- 다음 달 고객이 지속적으로 신체활동에 참여할 수 있도록 보상 계획 수립하기(자기 보상).
- 고객이 다음 3개월간 총 걷기 거리를 결정하도록 도움 주기(목표 설정).
- 필요시 콜레스테롤이나 혈압 감소와 같이 적절한 생리학적 목표를 결정하도록 건강 전문가와 상담하기.
- 목표 달성을 위해 고객이 작은 선물을 스스로 구매하는 데 동의하기(자기 보상).
- 신체활동 목표를 성취한 후에는 즐거운 좌업식 활동 참여를 허용하도록 제안하기.
- 더 큰 보상을 획득하도록 포인트 시스템 설정하기(작은 목표 달성시 2점 획득; 50점 획득하면 새로운 운동화를 구매하는 데 사용할 수 있도록 한다).
- 일상이 보다 활동적일 수 있도록 하는데 중요한 인물이 누구인지 논의하거나 고객의 신체활동 목표 달성에 대하여 보상하기(사회적 지지 요청).

- 신체활동을 통해 이미 얻어진 이득을 기억할 수 있도록 도움 주기. 이러한 이득은 운동에 대한 자연스러운 보상이다.
- 주변 환경에 고객의 기억 매개체reminder를 설치해서 자신의 성공에 대해 스스로 칭찬한 것을 기억하게 하기(자기 기억).

어떻게 고객이 성공한 것을 기록으로 남길 것인가?

- 고객의 활동시간을 모니터하기 위해서 일일 활동 일지 기록하기(그림 6.2).
- 하루 일과 중에서 걸은 보수를 모두 합산하여 기록하기(6장). 고객이 특정한 보수를 달성한 후에는 보상받을 수 있도록 계획 수립하기.
- 안정시 혹은 운동 중 심박수 기록하기. 그래프로 기록하면 변화의 추이를 발견할 수 있다.
- 단기적이긴 하나 비활동기간(업무나 질환으로 인해)을 가졌으나 이 기간 이후 다시 활동을 시작했다면 다시 일상으로 복귀한 그의 능력과 노력을 칭찬하기.

5단계

유지단계

고객이 이 단계에 있다면 어느 정도 경험이 쌓인 전문가이다. 그러나 상담사는 이 장에서 제시한 다양한 전략을 이용하여 고객이 다시 처음으로 돌아가는 것에 대비하도록 도움을 주고 신체활동의 즐거움을 증가시키도록 도와주는 역할을 담당해야 한다.

고객이 신체활동을 지속하는데 신체적으로 안전한가?

- 신체활동 관련하여 건강상태 변화를 평가하기 위하여 PAR-Q(그림 7.1) 제공하기.
- 신체활동 증가와 관련하여 불편하거나 건강문제가 발생하면 의사에게 연계하기.

고객이 과거에 어떻게 행태를 변화시켰는가?

- 신체활동에 적용하지 못했을지라도 과거에 고객이 행태변화를 위해 시도했던 전략을 규명하기 위하여 토론하기(그림 7.2).
- 과거 행태변화를 위해 시도했을 때 도출되었던 문제해결하기. 이러한 문제는 신체활동 유지에 있어서도 문제가 될 수 있다(그림 7.5).

신체활동 지속이 고객에게 얼마나 이득이 되는가?

- 고객이 알지 못하는 신체활동의 이득 제시하기.
- 신체활동의 이점에 대하여 배우도록 격려하기.
- 정기적으로 신체활동 지속을 통해 얻은 이점을 기억하도록 격려하기; 지속적 동기부여 방법이다(그림 7.3)

신체적으로 활동적이 되는데 비용은 무엇인가? 지속적 해결이 필요한 장애요인은 무엇인가?

- 신체적으로 보다 활동적이 되기 위해 포기해야 하는 것이 무엇인지 기록하고 신체활동과 관련 불쾌한 점이 무엇인지 지속적으로 찾아보기.
- 신체활동(어려움을 찾는 것)이 고객에 얼마나 중요한지 평가하기.
- 인지된 비용 감소를 위해 IDEA 문제해결 접근방식 활용하기(그림 7.5)
- 보다 신체활동을 즐겁게 즐기기 위한 방법 개발하기.
- 활동을 유지하는 능력을 저해하는 등의 미래에 발생할 수 있는 문제에 대해 고민하기. 이러한 잠재적인 문제를 위한 계획 수립을 도와준다.

장기간 신체활동 유지와 관련된 자신감을 어떻게 유지할 수 있을까?

- 고객과 함께 좀 더 즐거운 신체활동이 되기 위한 조건 조사하기.
- 어떠한 이유로 고객이 운동을 중지한다면 신체활동 프로그램을 다시 시작할 수 있는 자신감을 회복할 수 있도록 도움 주기.
- 지금까지 얼마나 수행했는지 기억하게 하고 고객의 노력을 칭찬하기.
- 고객이 이미 얻은 이익을 기억하게 하기.
- 자신이 이룬 성과에 도전하는 누군가에게 조언자가 되도록 격려하기.

고객이 신체활동을 지속하는 데 도움이 되는 목표는 무엇인가?

- 동기를 지속적으로 유지하기 위한 단기 목표를 개발하는 데 도움 주기(다짐, 그림 7.6)
- 새로운 활동에 도전하기(즐거움)
- 신체활동에 참여하도록 주위사람들에게 요청하기(사회적 지지 요청).
- 고객의 일상 가운데 누군가에게 삶의 롤모델이 되도록 제안하기. 고객은 그 사람이 보다 활동적이 되도록 동기부여하여 행동 실천을 약속할 것이다(다른 사람에게 결과 전이시키기. 다짐).
- 장기계획을 수립하는 데 도움 주기(다짐).
- 지역사회에서 개최하는 걷기행사나 달리기 대회를 찾기. 이러한 행사에 참가하기 위해 고객이 훈련할 수 있는 계획을 수립하기(다짐).
- 다음 달 규칙적 활동을 유지하기 위한 보상계획을 수립하기(보상).
- 3개월간의 총 운동량(km)을 결정하도록 도와주기(목표설정).
- 필요하다면 콜레스테롤이나 혈압 감소와 같이 적절한 생리학적 목표를 결정하도록 건강 전문가와 상담하기.
- 목표 달성을 위해 고객이 작은 선물을 스스로 구매하는 데 동의하기(자기 보상).
- 신체활동 목표를 성취한 후에는 즐거운 좌업식 활동 참여 허용하도록 제안하기.
- 더 큰 보상을 획득하도록 포인트 시스템을 설정하기(작은 목표 달성시 2점 획득; 80점 획득하면 새로운 운동장비를 구매하는 데 사용할 수 있도록 한다).
- 고객의 일상이 보다 활동적일 수 있도록 하는데 중요한 인물이 누구인지 논의하거나 고객의 신체활동 목표 달성에 대하여 보상하기(사회적 지지 요청).
- 신체활동을 통해 이미 얻어진 이득 기억하기. 이러한 이득은 운동에 대한 자연스러운 보상이다.
- 주변 환경에 고객의 기억 매개체reminder를 설치해서 자신의 성공에 대해 스스로 칭찬한 것을 기억하게 하기(자기 기억).

어떻게 고객이 성공한 것을 기록으로 남길 것인가?

- 고객의 활동시간을 모니터하기 위해서 일일 활동 일지 기록하기(그림 6.2).
- 하루 일과 중에서 걸은 보수를 모두 합산하여 기록하기(그림 6.5). 고객이 특정한 보수를 달성한 후에는 보상받을 수 있도록 계획을 수립한다.
- 안정시 혹은 운동 중 심박수를 기록하기(그림 6.7). 그래프로 기록하면 변화의 추이를 발견할 수 있다.
- 고객이 단기적이긴 하나 비활동기간(업무나 질환으로 인해)을 가졌으나 이 기간 이후 다시 활동을 시작한다면 다시 일상으로 복귀한 능력과 노력을 칭찬하기.

7장의 결론

이 장에서는 변화단계 이론이 어떻게 개인에게 적용될 수 있는지를 보여주고 있다. 신체활동을 위해 고객이 신체적, 심리적인 준비가 잘 되어 있는지에 대한 평가에 필요한 근거와 도구를 공유하였다. 또한 행동변화에 있어 과거 고객의 경험이 얼마나 중요한지와 이러한 정보가 행동변화를 위한 현재 계획에 매우 중요 역할을 한다는 사실을 제시하였다. 고객의 자신감 측정과 목표 설정을 위한 구체적인 전략이 기술되었다. 행동변화 과정 지속에 필요한 역량강화를 위한 고객의 행태변화 측정에 대한 필요성과 변화의 지속에 대하여 논의하였다.

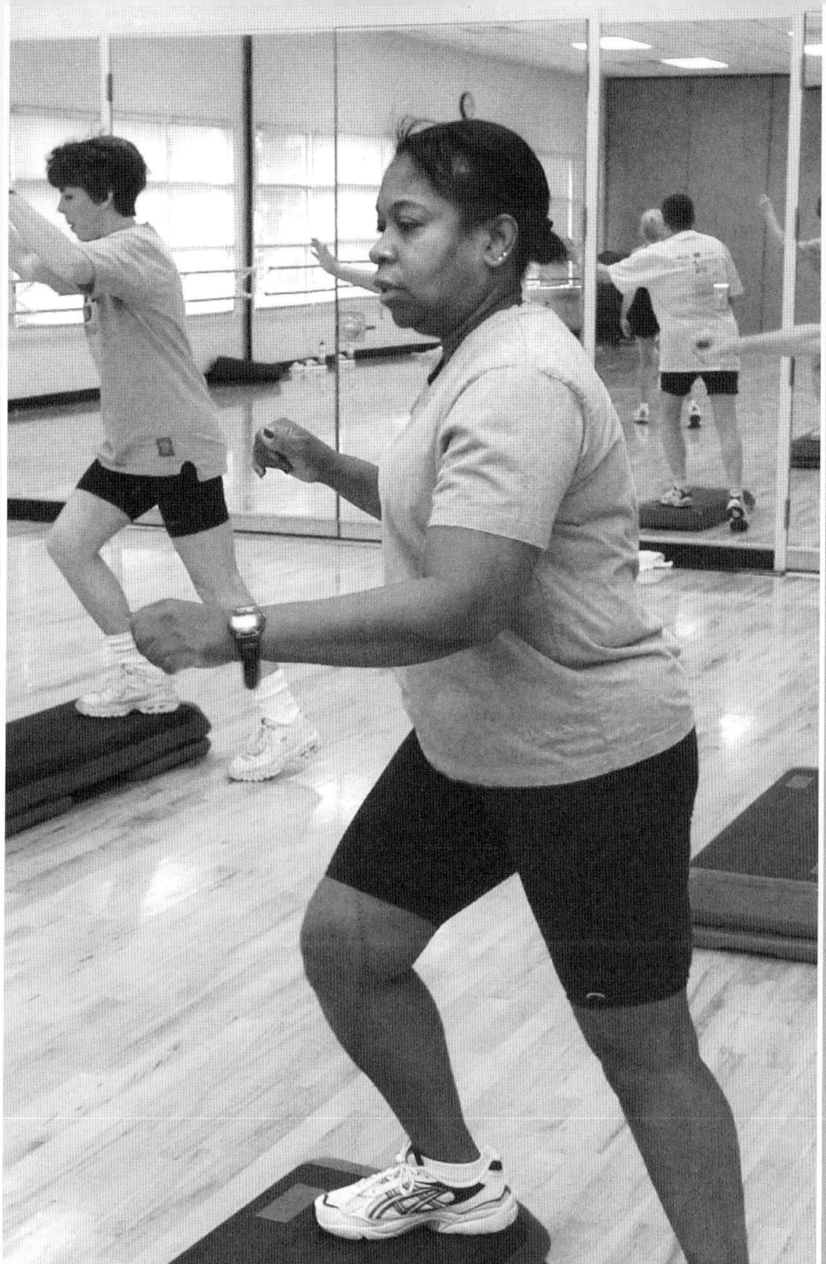

CHAPER 8

그룹 상담 프로그램에서 변화단계모형 적용

Using the Stages Model in Group Counseling Programs

많은 사람들이 신체활동과 관련된 문제를 스스로 해결하는 데 어려움을 겪는다. 그들에게 그룹 신체활동 프로그램은 다른 사람들의 경험과 생각을 통하여 자신이 활동적으로 변화하는 것에 대한 추가적인 아이디어를 얻게 해준다. 또한 지도자와 고객들과의 관계를 통하여 추가적인 사회적 지지 수단을 제공한다. 그룹 고객들은 정규 그룹 시간 외에도 모임을 가질 수 있고 그에 따라 서로 주기적인 지원을 제공받게 된다. 지도자는 고객들이 겪는 고난이나 문제를 해결하기 위하여 서로 연락처를 공유하고 통화하도록 독려함으로써 이러한 정기적인 지원을 활성화할 수 있다. 마지막으로 그룹 상담은 건강증진 관련 전문가가 많은 인원을 한 번에 상대할 수 있는 비용-시간 대비 효율적 방법이라는 이점 있다.

다양한 종류의 그룹들이 신체활동을 촉진시킨다. 예를 들어 체육관이나 수영장처럼 특정 장소에서 신체활동에 참여하는 모임, 지도자에 의해서 운영되는 운동수업 모임들 모두 그룹기반 신체활동으로 볼 수 있다. 신체활동과 관련된 건강정보를 제공하는 모임들은 정확하게는 건강교육 그룹이라고 말할 수 있다. 또 다른 그룹들은 건강교육과 더불어 행동변화를 위하여 심리이론을 적용하는 특수한 기술-형성 전략 및 행동기술을 제공하기도 한다. 이러한 프로그램의 예시는 앞서 5장에서 언급하였으며, 이번 8장에서도 다루게 될 '활동적 프로젝트Project Active'이다(Dunn et al., 1999). 이 프로젝트에는 고객들이 신체활동에 영향을 미치는 개인적 특성, 감정, 인간관계에 대하여 탐구하는 것으로 도와주거나, 신체활동과 관련된 문제를 제기하고 그에 대한 피드백을 얻기 위해 서로 교류하도록 도와주는 등 본질적으로 심리치료적 특성을 띠는 그룹들이 있다. 건강교육, 행동기술형성, 심리치료 프로그램을 만들 것인지 그룹운동 프로그램을 만들 것인지는 환경적 요인, 전문적 훈련 경험, 지도자의 성향, 고객의 요구에 따라 달라진다. 이 장의 목적은 고객들이 일상생활에서 활동적으로 생활하도록 행동기술을 교육하는 프로그램에 동기부여 상태 단계를 적용하는 전략에 대해 논의하고 궁극적으로 신체활동을 그들의 생활에 적용하도록 하는 데 있다.

변화단계기반 그룹 이끌어 나가기

그룹 프로그램은 고객의 동기부여 준비변화단계와 지도자의 성향 및 역할에 영향을 많이 받는다(Renne & Toropainen, 1998). 추정컨대 지도자는 고객들이 가지고 있지 않은 정보와 전문지식을 가지고 있을 것이다. 따라서 지도자의 주된 역할은 전문적인 훈련과정에서 얻게 된 정보들을 고객에게 제공하는 것이 될 수 있다. 지도자는 초기 동기부여 준비단계에 있는 고객들에게 주로 선생님처럼 가르치려고 하는 교육적 방법을 적용할 가능성이 있다(1단계 무관심단계, 2단계 관심단계). 지도자는 2단계(관심단계)와 3단계(준비단계)에 있는 고객들을 위하여 그들이 스스로 새로운 기술들에 도전하도록 독려하는 동기부여자 역할을 할 수도 있다. 3단계(준비단계)와 4단계(행동단계)에 있는 고객들을 위해서 지도자는 지나치게 가르치려 들지 않으며, 그들의 생각과 경험을 공유하고, 도움을 주어 고객들을 독려하는 촉진자로서의 역할을 할 수 있다. 4단계와 5단계(행동단계, 유지단계)에 있는 고객들을 위해서 지도자는 추가적인 정보제공 역할보다 그들이 잠재적인 신체활동 방해요인을 발견하도록 도와주는 분석가 역할, 신체활동 저해 위험을 더 잘 관리하고 벗어날 수 있도록 조언하는 상담사 역할을 할 수 있을 것이다. 또한 그룹 사람들이 다양한 동기부여 준비단계에 분포해 있다면, 지도자는 자신의 역할과 지도 성향을 좀 더 유연하게 가져갈 필요가 있다(Rinne & Toropainen, 1998). **표 8.1**은 동기부여 준비의 각 단계에 적합한 지도 성향과 지도자의 역할들을 설명한 것이다.

변화단계기반 그룹의 구성

사람의 수는 몇 명으로 해야 하는지, 프로그램을 몇 회로 구성해야 하는지 대한 원칙은 없다. 소규모 그룹은 고객들에게 더 많은 참여기회를 제공하고 지도자의 관심을 더 많이 받을 수 있으며 반대로 대규모 그룹은 비용-시간대비 효율적인 장점이 있다. 이 두 가지 유형의 장점은 그룹의 크기를 결정할 때 반드시 고려해야 할 내용이다. 그룹 구성 과정에서 가장 일반적인 권고사항은 개별적으로 참여할 경우 그룹 수가 최대 15명이 넘지 않도록 하는 것이다. 또한 고객 간의 생각을 공유하고 논의하기 위해서는 최소 5명은 되어야 할 것이다. 이렇게 하면 만약 한두 명이 불참을 하더라도 고객 간의 생각과 발상을 교환하기에 충분하기 때문이다.

Rinne와 Tropainen(1998)은 두세 번의 단기 프로그램은 고객들의 행동변화에 큰 영향을 미칠 가능성이 낮으며, 반대로 장시간(몇 달간) 진행될 경우 지루함을 느끼게 될 것이라고 제언했다. 10~12주간의 프로그램 기간이 그룹 관리에 적합하며, 만약 고객들이 프로그램 연장에 관심을 보인다면 12주가 끝난 뒤 잠시 휴식기를 가지고 1달 이내에 후속 일정을 수립하여 고객들이 개인의 활동유지 경험을 공유할 수 있도록 해야 한다(Rinne & Tropainen, 1998).

대규모 그룹을 운영 · 관리하게 될 경우, 공동 지도자를 두는 것을 고려할 필요가 있다.

표 8.1 **변화단계기반 그룹에서 지도자의 역할과 성향**

단계	지도자의 역할	지도 성향	지도 예시
1단계 무관심 단계	지도자	정보 공유	"신체활동이 건강증진에 유익하다는 사실들을 알려드리겠습니다. 이 중에는 당신들이 생각하지 못한 것들도 있을 것입니다."
2단계 관심단계	지도자	정보 공유	"많은 연구 결과들에서 10분 걷기를 통해 상당한 건강효과를 얻을 수 있다는 것이 발표되었습니다. "
	동기부여자	격려 제공, 자신감 증가	"처음에는 그냥 하기 편한 활동을 하세요. 예를 들면 5분 이상 또는 10분 이상 걷는 것처럼요. 이제 당신은 다음 단계에 도달할 준비가 된 것 같네요"
3단계 준비단계	지도자	정보 공유	"일상생활에서 신체활동을 활발하게 실천하는 가장 좋은 방법 중 하나는 활동 과정을 관찰하고 자신에게 보상을 주는 것입니다. 당신이 이 과정을 실행할 수 있도록 제가 알려드리겠습니다."
	동기부여자	격려 제공	"당신은 멋지게 해내고 있습니다. 자신의 노력에 대해 상을 주는 게 좋겠어요."
	촉진자	그룹 활동의 촉진 (예: 아이디어 공유, 그룹멤버들 간 지원)	"사람들이 바쁜 일과 중에도 신체활동을 하기 위해 시도한 전략은 무엇이 있을까요?"
4단계 행동단계	촉진자	그룹 활동의 촉진	"동기부여가 되지 않을 때, 자신에게 무엇을 말해줄지 서로의 아이디어를 논의 해보는 건 어떨까요"
	분석가	잠재적인 위험 발견을 도움	"저는 당신이 야외활동들을 정말 즐기고 있다고 말씀드렸습니다. 그럼 가을에 날씨가 점점 추워지면 무엇을 할 것인지 생각한 계획이 있습니까?"

단계	지도자의 역할	지도 성향	지도 예시
4단계 행동단계	상담사	재발 방지를 위한 전략 제안 (예: 위험 탈출, 위험 관리하기)	"당신이 의사를 결정할 때, 가장 먼저 고려해야할 사항이 신체활동인 것으로 보입니다. 가사와 피로에 찌든 퇴근 시간까지 기다리지 말고 기상 후 첫 번째 행동을 아주 활동적으로 실천하는 것이 도움이 된다고 합니다. 그럼 이것을 어떻게 실천할 수 있는지 한번 이야기 해봅시다"
5단계 유지단계	동기 부여자	격려 제공	"당신은 전문가가 추천하는 정도로 신체활동을 실천하고 있고 유지할 능력이 있습니다. 당신이 운동선수나 체격이 좋은 사람이 아니더라도, 스스로 나는 활동적인 사람이라고 생각하길 바랍니다."
	촉진자	그룹 활동의 촉진	"우리 서로 이 그룹 내에서 신체활동 실천을 장기간 유지하기 위해 가장 효과적이었던 전략에 대해서 이야기 해보는게 어떨까요?"
	분석가	잠재적인 위험 발견을 도움	"많은 분들이 자신이 정말 즐기는 활동을 한두 가지 정도 발견한 것 같습니다. 너무 환상적인 사실이지만 한 가지 걱정되는 것은 시간이 지남에 따라 지루해진다는 것입니다. 이 문제를 예방할 수 있는 방법을 의논해 봅시다."
	상담사	재발 방지를 위한 전략 제안	"만약 얼마 동안 신체활동을 중단해야 한다면 당신은 무엇을 할 것 같으세요? 언젠가 이 상황이 올거에요. 따라서 당신의 신체활동을 멈추지 못하도록 대비책을 마련해 두는 것이 정말 중요해요."

이는 프로그램 준비과정의 공유, 고객 간의 논의 촉진, 그룹 프로그램 일지 작성 시에 다양한 시각에서 발전적인 대안을 제시할 수 있기 때문이다. 또한 고객들의 동기부여 준비단계가 다양하게 분포되어 있어서 소그룹으로 나누어야 할 경우 공동 지도자가 있다면 프로그램을 더 쉽게 운영할 수 있게 된다.

프로그램에 1~2회 불참하는 고객들에게는 전화연락을 해볼 필요가 있다. 불참고객에게 신속하게 전화연락을 하는 것은 그들에게 책임감을 느끼게 하고 그들이 프로그램을 놓치고 있다는 것을 상기시키게 된다. 이 전화연락을 통해서 지도자는 그들이 그룹 내 문제로 불참하였는지, 개인적인 문제로 불참하였는지 파악할 수 있다. 이러한 지도자의 대응에도 불구하고 종종 고객들은 프로그램을 포기하게 되는데 그 이유는 고객들이 스스로 발전하지 못한다고 믿기 때문이다. 이들에게 신속하게 전화연락을 하면 행동변화 프로그램에 다시 참여할 수 있는 기회를 제공하게 되고 다시 프로그램에 복귀할 경우 참여한 그 자체를 스스로 발전하는 것으로 생각할 수 있게 된다. 지도자는 또한 불참고객에게 1~2회의 별도 개인 프로그램을 제안할 수 있다. 개인 프로그램 참여가 가능하다면 그 고객을 그룹 프로그램 참여상태로 회복시킬 수 있고 결과적으로 프로그램에 다시 참여하게 된다. 또한 그들이 불참했던 기간에 진행한 내용과 관계없이 다시 복귀한 고객들에게 당일 프로그램에서 그들이 무엇을 할 것인지 예측하도록 사전에 알려주어야 한다.

개인별 목표 결정하기

지도자는 그룹 각 고객의 목표를 수립하기 위해 노력해야 한다. 단 고객들이 행동단계가 변화 중인 경우 다소 어려움을 겪을 수도 있다. 예를 들어 한 고객은 일주일에 최소 5일 동안 한 번에 30~45분간 신체활동 하는 것을 목표로 설정할 수도 있고 다른 고객은 3일 동안 단지 활동을 꾸준히 하는 것에 만족할 수도 있다. 또 다른 고객은 그룹 활동 중 특정 시점에서 10분 동안 빠르게 걷기에 도전하는 것에 상당한 성취감을 느낄 수도 있다. 고객들의 변화단계가 다양하게 분포되어 있을 때, 개인별 목표 설정에 유용한 방법은 3, 4, 5단계에 있는 고객들은 과정-지향적인 목표와 신체활동 행태목표를 설정하는 것 두 가지 모두를 권장하고, 1, 2단계에 있는 고객들은 과정-지향적인 목표 설정을 권장하는 것이다.

과정 목표에 따라 우리는 신체활동의 유익에 대하여 읽어본다거나, 누군가에게 걷기 파트너가 되어달라고 요청하거나, 다른 종류의 신체활동을 할 수 있는 지역 및 장소를 찾아보는 것(예: 인라인 스케이트를 타기 위하여 크고 텅빈 주차장을 찾는다. 하이킹 코스가 잘 되어 있는 공원을 찾는다)처럼 개인의 신체활동을 단계적 · 지속적으로 도와줄 수 있는 실제 행태들에 대하여 알아보고 있다. 각 개인과 신체활동 지원인력(동기부여자 등)은 주로 과정목표보다 행태목표를 더 중요하게 생각하게 되는데, 그 결과 변화단계 초기에 있는 사람들은 목표 설정에 대한 준비가 미흡하기 때문에 프로그램에서 탈락할 수 있다. 더불어 과정지향 목표는 이전에 참여했던 프로그램과 현재 프로그램 간 비교를 통하여 자신이 실천해야 할 과제를 발견하게 해주는 장점도 있다.

신체활동 실천 목표는 빈도, 기간, 강도, 종류와 관련이 있다(예: 한 주간 15분의 빠르게 걷기를 3번 수행하는 것, 앞으로 두 달 동안 일주일에 150분의 중강도 신체활동 실천을 유지하는 것). 지도자는 그룹 고객이 일주일간 실천해야 할 단기, 장기 목표를 수립하는 것을 지원하는 역할을 해야 한다(표 7.6). 장기 목표는 그룹 프로그램이 끝날 때까지 달성할 수 있는 목표인 반면, 단기 목표는 그룹 프로그램 참여 일주일 만에 달성할 수 있는 것으로 생각하면 된다. 걷기 목표 설정 및 실천(예: 국토 횡단), 걷기 활동에 참여하기 위한 체력 증진, 주말 신체활동 실천을 통한 환급형 포인트 획득 등이 장기 목표의 예라고 할 수 있다.

그룹 고객에게는 목표의 유형과 관계없이 실현가능하고 평가 가능한 목표를 설정하도록 장려해야 한다. 실현가능함이란 목표는 도전적이지만 달성가능해야 하며 따라서 고객의 능력에 대한 자신감을 높여야 한다는 것을 의미하고, 평가가능함이란 목표는 자신뿐만 아니라 다른 고객들이 서로 결과의 달성여부를 관찰할 수 있어야 한다는 의미이다. 각 고객은 스스로 더 많이 걷게 되었고 콜레스테롤 수치가 감소한 것은 알 수 있지만 건강이 더 좋아졌다는 것을 확인하기 어려울 수 있고 실제로 건강증진을 달성했는지는 확인하기 어려울 것이다. 그룹 내에서 목표를 설정하는 것은 앞서 언급한 건강증진의 달성을 확인하는 것처럼 결과를 확인하는 중요한 기술을 가르치는 것이다. 그룹 고객들은 서로 활동목표를 명확하게 표현함으로써 서로를 관찰하고 측정할 수 있으며, 다른 고객들로부터 자신의 목표에 대한 아이디어를 얻을 수도 있다.

또한 목표를 설정하는 것은 일반적인 그룹과정에서 실제로 활용 가능한 방향을 제공한다. 다음은 각 그룹 과정에 활용할 수 있는 가이드이다.

- 그룹 고객들의 단기 목표 달성을 위한 지난 한 주간의 행동과, 장기 목표 달성을 위한 현재 수행과정을 평가해야 한다.
- 현재 그룹 과정에 대한 주제를 제시해야 한다.
- 그룹 고객이 필요하거나 기대했던 정보를 얻었는지 평가하고, 해당 과정에서 지도자가 전달하고자 한 정보를 모두 제공했는지 평가해야 한다.
- 각 고객이 다음 주에 실천할 단기 신체활동 목표나 행태 목표를 수립하도록 해야 한다.

변화단계기반 신체활동 프로그램의 운영 방법에 대한 아이디어를 얻기 위해 다음 단락에서 그룹 형태의 변화단계기반 행동기술훈련을 제공하는 프로그램에 대해 알아보도록 하자.

'활동적 프로젝트'의 교육과정은 **표 8.2**와 같다.

표 8.2 **라이프스타일 프로그램 교육과정 및 목표행태와 인지전략**

주	교육과정 제목과 그룹 활동	행태, 인지적 과정
1	자신에 대하여 알아가기 – 좌식행태에 대한 모니터링, 활동적으로 변화하기 위한 방법	지식의 증가, 변화를 위한 대안
2	장애요인에 대한 이해 – 개인적 장애요인과 유익의 확인, 단시간 신체활동의 일상생활 적용	건강유익의 이해, 건강증진기회의 증가
3	심화 교육 – 목표설정, 신체활동 흥미도 평가, 에너지 소비량 계산 시연	지식 향상
4	지원의 확보 – 가능한 사회적 지원의 종류 및 자원 확보	사회적 지원 확보, 헌신
5	자신감 확보 – 장애요인 극복, 장애요인 극복을 위한 문제해결	자아효능감 증가
6	신체활동 탐색 – 대체가능하고 진부하지 않은 활동량 증가 방법 탐색	건강증진 기회의 증가, 유사 방법으로 대체
7	자가 보상제공 – 단기, 장기 목표 달성에 대한 적정 보상 선정	자가 보상, 헌신
8	시간관리 – 신체활동 실천에 최적화된 하루 일과 우선순위 정리	의사결정, 건강증진 기회의 증가
9	지역사회 신체활동 기회 발굴 – 지도 및 가이드북을 활용하여 새로운 활동 모색	건강증진 기회의 증가, 사회적 지원 확보
10	목표점검 – 만보계 및 활동량계를 통한 목표 설정	자기 스스로 상기시키기
11	신체활동 평가회 – 가장 좋아하는 신체활동에 대한 시연 및 논의	헌신, 자아효능감 증가
12	인지 변화 및 퇴보방지 – 사고의 전환 방법 습득, 퇴보방지를 위한 계획	유사 방법으로 대체, 유익의 이해

변화단계기반 교육과정의 예시

'활동적 프로젝트Project Active'(Dunn et al., 1997; Dunn et al., 1998)는 전통적인 운동 프로그램과 주당 신체활동 권고기준(주 5일간 중간도 신체활동을 누적하여 실천)을 생활 속에서 실천하도록 하게 한 두 프로그램을 비교한 연구였다(Haskell et al., 2007). 두 프로그램 참가자는 변화단계 중 2~3단계에 있는 대상이었으며, 모두 6개월의 집중중재 기간과 18개월의 추적중재 기간을 거쳤다(Dunn et al., 1999). 첫 6개월 과정은 4개월과 2개월로 구분되어 운영되었다. 초기 4개월간은 촉진자 역할을 하는 지도자가 15명의 참가자를 대상으로 주 1회 심리학, 건강교육, 운동과학을 교육하였으며 남은 2개월 동안은 같은 내용을 격주 1회로 교육하였다. 교육의 주요 주제는 인지 및 행동기술형성, 신체활동을 위한 자아효능감 향상, 문제해결, 고객과 지도자의 개인문제 분석이었다. 프로그램의 목표는 참가자들이 일상생활에서 중강도 이상의 신체활동을 실천하도록 하는 것이었다. 자아효능감이 상승하고, 인지 · 행동기술이 발달함에 따라 프로그램 기간 2년 중 마지막 시점에는 대면 프로그램이 감소하였다.

일상생활 접근법은 동기부여 준비단계(Prochaska & DiDlemente, 1983)와 사회인지이론(Bandura, 1986, 1997)에 기반을 두고 있다. 참여자들은 프로그램 중재 전 자신들의 동기부여 준비단계를 평가받았으며, 6개월간 매달 동기부여 준비단계를 재평가하였다. 또한 신체활동 증진에 대한 효과성이 검증된 신체활동 매뉴얼을 제공받았다.(Marcus et al., 1992; Marcus, Bock, et al,, 1998; Marcus, Emmons, et al., 1998; Marcus, Lewis, et al., 2007; Marcus, Napolitano, et al., 2007).

참가자들은 또한 이 프로그램의 목표인 '매일 최소 30분의 중강도 신체활동 실천'에 대하여 독려받았고(Pate et al., 1995; USDHHS, 1996), 추가로 활동량을 늘리기 위한 개인별 목표를 운영진에 보고하도록 지시받았다.

라이프스타일 프로젝트 교육과정에는 신체활동 실천 및 유지에 적용할 수 있는 사회적 인지이론(Bandura, 1986, 1997)과 동기부여 변화모델(Prochaska & DiClemente, 1983)의 일부인 10단계 변화과정, 자아효능감, 신체활동 의사결정이 접목되어 있다(2, 3, 4장 참조). 이 발상은 자아효능감 형성 및 행동변화 인지 과정의 기본이었고, 신체활동의 중요성 및 자신의 좌식행태에 대한 지식을 증가시킬 수 있었다. 라이프스타일 프로젝트 첫 번째 시간에 한 참여자는 지난 일주일간 앉아서 보낸 시간을 작성하도록 지시받았다. 그 다음 시간에는 참여자들끼리 결과를 공유하였고, 각 참여자는 자신의 생활환경과 동기

사례

그룹 상담을 통한 변화 형성

올해 48세에 엔지니어인 샘은 아내로부터 '활동적 프로젝트Project Active' 참여를 추천받았다. 그 이유는 샘이 지난 1년 동안 에너지 섭취가 부족했고 잠도 제대로 못 잤기 때문이다. 샘은 평소에 본인이 헬스장에서 규칙적으로 운동하려는 계획이 없었고 운동도 싫어했기 때문에 일상생활 그룹에 포함된 것을 매우 기쁘게 생각했다. 그러나 샘은 너무 바쁘고 개인 일정이 많아서 이 교육과정 및 지원이 자신에게 도움일 될 수 있는가에 대해서는 회의적이었다.

샘이 첫 번째 그룹 과정에 참여하였을 때, 그는 변화단계 3단계(준비단계)에 있었고 신체활동에 대한 자아효능감이 낮았으며, 신체활동 장애요인을 가지고 있었다(1순위: 시간부족). 그러나 샘은 지금 신체활동량을 증가시키기 위해 노력하고 있다. 샘은 날씨가 좋으면 매주 일요일에 골프를 치고 캐디없이 직접 클럽을 운반하였다. 첫 번째 그룹 시간에 샘은 주중에는 회사업무 때문에 신체활동을 실천하기가 어렵고 토요일은 와이프를 위해 헌신하는 날이기 때문에 심부름 · 집안일을 하거나 친구를 만나야 해서 신체활동을 할 수가 없었다고 보고했다(일요일은 샘의 개인 업무를 보는 날이었다). 그룹 지도자는 샘에게 많은 시간이 소요되는 일요일 골프 외에 많은 시간을 투자하지 않고 신체활동을 실천하는 방법을 찾도록 충고해주었다. 또한 지도자는 근무시간 틈틈이 신체활동을 실천할 것을 샘에게 권유했다. 샘은 그 권유에 동의했고 다음 그룹 모임시간에 다른 고객들이 실천했던 전략을 공유하여 들었다. 샘은 근무 패턴을 바꿀 수 없다고 했지만, 패턴을 바꾸지 않고도 정기적으로 신체활동에 참여할 수 있다고 생각하기 시작했다.

샘은 회사에서 컴퓨터에 한 시간 이상 앉아 있으면 자신이 집중이 잘 되지 않는다는 사실을 깨달았다. 그는 한 시간마다 다시 집중력을 되찾기 전까지 약 15분 동안 멍해지는 "Lost" 구간이 있다는 것을 인정했다. 프로그램 6주차가 끝날 때까지 샘은 매 시간마다 알람을 설정했고 알람이 울렸을 때 자리에 앉아 있었다면 자리에서 일어나서 2분 동안 걷기를 했다. 그 후 일주일 동안 샘은 하루에 세 번의 2분 걷기를 할 수 있다는 것을 알았다. 결과적으로 업무의 생산성은 향상되지는 않았지만 하루에 총 6분 동안 시간을 내어 걸었는데도 업무에는 크게 지장이 없다는 것을 깨닫게 되었다.

그룹 내에서 바쁜 업무시간에도 신체활동을 실천하는 다른 두 고객의 권유로 샘은 그 다음 8주 동안 2분 걷기를 실천하는 횟수를 늘렸고, 그 다음에는 걷는 시간을 증가시켰다. 그 결과 프로그램 참여 4개월 만에 샘은 업무 시간 중에 2분 걷기 2회, 5분 걷기 2회, 10분 걷기 2회를 실천할 수 있었다. 실제로 샘은 업무생산성이 떨어지지 않았으며, 오히려 10시간 넘게 일하는 날의 생산성이 더 떨어지는 것을 알게 되었다. 게다가 일주일 동안 거의 매일 적정 강도의 신체활동을 30분 이상 계속 실천하고 있었고 일요일 골프도 계속 참여하고 있었다. 무엇보다 샘이 아이들에게 화내는 횟수가 줄었고 저녁시간에 대화도 더 많아졌다고 아내는 말했다. 샘은 현재 4단계(행동단계)에 있고 앞으로도 지금의 생활습관을 계속 유지할 수 있다고 생각하고 있다.

부여 준비단계의 맥락에 맞는 계획을 수립하여 122페이지 사례에서 언급한 것과 같이 앉아 있는 시간을 줄여나갔다. 6개월간의 교육과정과 이에 상응하는 심리중재과정의 예시는 표 8.2에 나타내었다. 전체 교육과정은 *Active Living Every Day*(Blair, Dunn, Marcus, Carpenter, & Jaret, 2001)에서 확인할 수 있다.

지도자의 효율성 평가

그룹 과정이나 주제에 대하여 지도자의 목표를 달성했는지는 프로그램에서 제공되었던 정보를 검토하고 참가자들이 다양한 관점과 전략들을 적용하였는지 논의함으로써 평가할 수 있다. 또한 관찰 설문을 통하여 피드백을 얻거나 고객이 그룹 내에서 다루는 정보가 유용하다고 생각될 때 서면평가서를 작성하도록 하는 것도 도움이 될 것이다. 만약 그룹 과정의 주제가 자아효능감이었다면, 과정 시작 전 부록 A에 있는 자신감(자아효능감) 설문을 실시하여 참가자들의 상태를 확인해야 한다. 그런 다음, 프로그램을 통하여 휴가일정이나 날씨 때문에 신체활동을 실천할 수 없는 상황이 생겼을 때의 대처방안을 논의하고 모든 과정 이후 자아효능감이 개선되었는지 확인하기 위하여 다시 설문을 실시하여 결과를 평가할 수 있다. 만약 프로그램의 주제에 적합한 표준화된 방법이 없다면, 프로그램에서 다루었던 내용을 질문으로 구성하여 활용함으로써 참가자의 정보습득 수준을 확인할 수도 있다.

설문지나 질문으로 참가자의 응답을 수집하지 않아도 되지만 이 과정은 참가자가 스스로 자신의 정보를 확인할 수 있는 방법이다. 만약 설문 또는 질문으로 정보를 수집하는 것으로 결정한 뒤 익명설문으로 추진한다면 답변의 정확도를 높일 수 있다. 또 그룹 고객에게 설문지에 이름을 작성하게 하고 참가자들이 개인별로 그들의 설문을 검토하여 서면으로 코멘트를 해준다면, 작성자가 자신감을 높이고자 고심하고 있는 분야에 대한 세부적인 피드백을 고객들에게 제공할 수 있게 된다.

그룹 고객들에게 스스로 과정을 점검하고 다음 시간에 제시할 수 있는 논의 안건을 발굴하기 위하여 프로그램 간 신체활동 일지를 쓰도록 장려할 수도 있다. 이 일지에 포함할 수 있는 세부 내용의 예는 6장(그림 6.1, 6.3, 6.5)에서 확인할 수 있다.

1단계

그룹 활동을 위한 단계별 운영제안

여기서는 개인의 그룹 교육과정에 적용할 수 있는 전략을 제시하고 있다. 따라서 참가자의 동기부여 준비단계에 따라 단계별 전략을 선택할 수 있다. 만약 그룹 고객들이 동일하거나 비슷한 변화단계에 있을 경우, 여기에서 설명하는 단계별 전략을 사용할 수 있다. 만약 그룹 구성원들의 변화단계가 초기단계(예: 1 또는 2단계)에서 후기단계(예: 4 또는 5단계)까지 넓게 분포되어 있다면, 단계에 따라 하위그룹으로 세분화하여 각 고객의 요구를 적절하게 해결할 수 있다. 또한 지도자는 환경과 고객의 요구에 따라 그룹 활동을 위한 자신만의 아이디어를 발굴하는 것이 좋다.

1단계

무관심단계

그룹 내에 등록되어 있지만 현재 신체활동 실천에 전혀 관심이 없는 사람들이 일부 있을 수 있다. 그들은 의사, 가족 등 다른 사람의 요구에 의하여 참여했거나, 이전 프로그램 참여시 2~3단계에서 1단계로 단계가 하락하여 다시 참여했을 수도 있다. 이들은 현재 신체활동 실천에 관심이 없더라도 향후 신체활동을 실천하고자 할 때 활용할 수 있는 유용한 정보를 얻을 수 있기 때문에 그룹 프로그램에 지속적으로 참여하는 것이 중요하다고 알려주어야 한다. 신체활동 실천에 다시 도전하거나 처음 시도하는 사람들을 위해 다음에 제시하는 전략들을 권유할 수 있다.

대상자들의 지속적인 프로그램 참여를 위한 수행전략은 무엇인가?

- 그룹 토론 참여의지 결정 및 신체활동의 이점 찾기와 같은 행동과제를 수행한다.
- 좌식 행태습관이 주변 사람들에게 미치는 영향에 대하여 토론한다.
- 기타 건강관련행동(예: 금연, 건강 식생활)에 대해 토론하고 신체활동과의 연관성을 모색한다.
- 과거 신체활동 실천 시도경험을 토론하고 이 경험들이 고객의 신체활동 무관심과 연관성이 있는지 논의한다.
- 본인의 신체활동 실천현황 확인을 위하여 월별로 정기적인 신체활동 수준을 측정하도록 한다.
- 현재 규칙적인 신체활동은 아니지만 계속 그룹 활동에 참여하는 고객들을 위해 타 그룹 고객들의 연계를 통한 지원을 강화한다.
- 신체활동 장애요인을 나열하도록 한다.
- 신체활동준비단계(표 7.1) 관리 및 신체활동을 방해할 수 있는 건강문제에 대하여 논의한다.
- 실제 신체활동 장애요인 및 저해 원인에 대하여 토론한다.

- 신체상 그려보도록 한다. 또한 신체활동에 참여하는 방법에 대한 불안감 때문에 발생하는 신체활동 저해요인을 들어본다.
- 신체활동을 실천하는 데 필요한 고려사항이 무엇인지 물어본다.
- 중강도 신체활동을 통하여 얻을 수 있는 건강유익 및 권장 신체활동량에 대한 정보를 제공한다.
- 중강도 신체활동 실천을 통한 건강유익 획득에 도움이 되는 일상생활 속 신체활동 실천전략을 알아본다(6장). "고통 없이는 이득도 없다"와 같은 개념은 이 단계를 유지하도록 도와줄 수 있다.
- 연사를 초청하여 신체활동의 이점에 대한 강의를 제공한다.
- 참가자들이 변화를 고려하는 데 도움이 되는 목표를 설정하도록 해야 한다.
- 실제 신체활동을 실천하지 않는다고 하더라도 다른 행태들과 인지적 목표의 달성 또한 충분히 생산적이고 의미 있음을 강조한다.
- 이 단계 그룹 고객들에게 신체활동 이외 행동에 대하여 고찰하고, 과거 신체활동 실천 도전 중 도움이 되었던 전략을 확인하도록 한다. 또한 지도자는 다른 사람들의 신체활동 관련 아이디어를 얻기 위하여 관련내용을 칠판 또는 전지에 작성할 수 있다(표 7.2).
- 그룹고객들에게 신체활동과 관련된 부정적인 생각을 나열하게 하고 이를 극복하기 위한 긍정적 대안을 제시하도록 요청한다.

2단계

관심단계

2단계에 있는 그룹 고객들은 보다 적극적으로 신체활동을 실천할 생각을 가지고 있으며, 실제로 새로운 행동을 시도하는 데 도움이 되는 다른 그룹의 고객들의 지원을 모색하게 될 것이다. 신체활동에 참여 중인 다른 그룹 고객의 아이디어는 2단계에 있는 고객들이 신중하게 초기 계획을 수립하도록 도와주고 그 결과 신체활동을 다시 실천할 수 있도록 충분히 재미있는 경험을 제공해준다. 다음은 신체활동의 변화를 생각하고 있는 고객들에게 적용할 수 있는 전략이다.

이 고객들이 신체활동을 시도하는 데 도움이 되는 정보는 무엇인가?

- 중강도 신체활동을 통하여 얻을 수 있는 건강유익 및 권장 신체활동량에 대한 정보를 제공한다.
- 중강도 신체활동 실천을 통한 건강유익 획득에 도움이 되는 일상생활 속 신체활동 실천 전략을 알아본다. "고통 없이는 이득도 없다"와 같은 개념은 활동적으로 변화하려는 이들에게 부정일 수도 있다(6장).
- 다양한 유형의 사회적 지원을 제공한다(4장). 각 참가자에게 시작단계에서 도움이 되는 사회적 지원영역을 찾아보게 한다.
- 연사를 초청하여 신체활동의 이점에 대한 강의를 제공한다.
- 그들의 좌식행태 습관이 주변 사람들에게 미치는 영향에 대하여 토론한다.
- 기타 건강관련행태(예: 금연, 건강 식생활)에 대해 토론하고 신체활동과의 연관성을 모색한다.
- 신체활동 장애요인을 열거하도록 한다.
- 신체활동 장애요인에 대한 그룹고객대상 교육을 위하여 IDEA 접근법(7장)을 활용한다. 또한 개인별 또는 그룹고객 간 신체활동 장애요인 극복 방법을 연습한다(표 7.5).
- 그룹 과정 중 신체상을 그려보도록 한다. 또한 신체활동에 참여하는 방법에 대한 불안감 때문에 발생하는 고객의 신체활동 저해요인을 들어본다.
- 과거 신체활동 실천 시도경험을 토론하고 이 경험들과 그룹고객들이 현재 겪고 있는 신체활동 부족 및 낮은 자존감과의 연관성이 있는지 논의한다.
- 신체활동 실천을 시도하지 않는 것에 대한 장애요인 및 원인에 대하여 토론한다.
- 개인의 우선순위를 설정하게 하고 본인의 신체활동 시작이 설정한 우선순위에 적합한지에 대하여 그룹으로 토론한다.
- 참가자들이 신체활동을 시작하는 데 도움이 될 수 있는 활동들을 열거하도록 한다.

- 신체활동의 여러 가지 측면에 대한 조사를 위하여 팀을 구성한다(예: 심폐체력 관련활동의 건강유익, 근력운동의 건강유익, 신체활동의 정신적 건강유익, 지역사회 스윙댄스 강습소).
- 그룹 토론을 통하여 사회적 지원을 얻게 하고, 사회적 지원을 제공하는 사람들에게 보상을 제공하는 전략을 개발한다.
- 그룹 고객들에게 신체활동과 관련된 부정적인 생각을 나열하게 하고 각 고객들 간에 부정적 생각 극복을 위한 긍정적 대안을 제시하도록 한다. 이 활동을 위해서는 개인별로 그들에게 효과적인 대체진술이 있는지 확인하는 것이 중요하다.
- 2단계에 있는 사람들과 재미있는 신체활동들에 대해 토론한다.
- 그룹 고객들에게 언제, 어디서, 누구와 함께 신체활동을 실천할지 계획하도록 한다.
- 중강도 활동으로 등급을 상승시킬 수 있는 방법을 생각하게 한다(6장). 이를 달성하기 위하여 지도자는 참여자들에게 방법을 찾도록 토론을 요청하거나 그룹에 실제 사례를 제공할 수 있다.
- 게시판이나 유인물에 약속된 신체활동 실천 날짜를 게시한다.
- 참가자들이 변화를 고려하는 데 도움이 되는 목표를 설정하도록 해야 한다. 또한 고객들 간에 상호 학습을 유도하기 위하여 그룹 토론을 통해 이 목표를 설정하게 하는 것이 좋다. 서로 목표를 제시하고 세부계획을 공개함으로써 서로간의 목표 달성을 위한 제언을 해줄 수 있다.
- 그룹 고객들에게 고객 중 누가 신체활동을 성공적으로 실천하였는지 이야기하도록 하고, 그 사람의 조언을 받도록 요청한다. 그리고 다음 시간에 그 사람에게 받은 조언을 공유하도록 한다.
- 각 그룹 고객에게 앉아서 보내는 시간과 활동하는 시간을 모니터링하기 위하여 평일 2일, 주말 2일을 비교하는 개인연구를 하도록 지시한다(6장). 그리고 다음 프로그램 시간에 앉아서 보내는 시간을 줄이고 활동시간을 늘리는 방법에 대해 토론한다.
- 그룹 고객들에게 신체활동 및 신체활동의 건강 유익에 대한 정보를 찾아보거나 재미있는 신체활동 관련 웹사이트를 찾아오는 것을 숙제로 낸다. 그리고 다음 프로그램에서 찾은 정보와 웹사이트를 발표하도록 한다.
- 프로그램 다음 주에 그룹 또는 개인으로 신체활동을 할 때 10분 걷기를 계획하게 한다.

3단계

준비단계

이 단계의 참가자들은 약간의 신체활동을 하고 있지만 충분하지는 않은 상태이다. 고객들에게 활동 수준을 높이기 위한 아이디어와 전략을 제공하는 그룹토론은 다른 그룹고객들의 지원과 마찬가지로 많은 도움이 될 것이다. 또한 행동기술과 실제 신체활동 실천 두 가지 모두에 대한 목표설정을 장려해야 한다. 다음은 약간의 신체활동을 실천하고 있는 고객들을 위한 전략이다.

남아 있는 신체활동 실천 장애요인은 무엇인가?

- 한 명 또는 여러 고객에게 신체활동 장애요인을 선택하도록 요청한다. 그 다음 7장에서 언급한 IDEA 접근법을 사용하여 선택한 장애요인을 극복하는 방법을 보여준다. 또 다른 장애요인을 선택하여 해결하는 것을 연습하게 한다.
- 시간관리에 대하여 강의한다.
- 신체활동이 증가되지 않는 데에 대한 실제 장애요인 및 원인에 대하여 토론한다.
- 신체활동 증가에 도움이 될 수 있는 정보를 제공한다.
- 신체활동 증진에 도움이 되는 경미한 환경변화(예: 거의 사용하지 않아 침실에 두었던 가정용 운동기구를 TV가 있는 거실로 옮김) 유도 방법에 대하여 토론한다.
- 그룹 고객들에게 틈새시간을 활용한 일상생활 신체활동 실천 전략을 교육한다.
- 일반 걷기보다 빠른 걷기의 효과를 보여주는 것과 같이 에너지 소비효율에 대하여 설명한다(6장).
- 그룹 고객들과 점진적인 신체활동 증가를 위한 적정 목표설정 방법을 알아본다.
- 다양한 유형의 사회적 지원을 제공한다(4장). 각 참가자에게 활동적으로 변화하는 데 도움이 되는 사회적 지원 영역을 찾아보게 한다. 그룹 토론을 통하여 사회적 지원을 얻게 하고, 사회적 지원을 제공하는 사람들에게 보상을 제공하는 전략을 개발한다.
- 그룹 고객에게 보상목록을 만들게 하고, 점진적인 진행상황 달성을 보상하기 위한 점수체계 구성 방법을 설명한다.
- 연사를 초청하여 신체활동 증가의 이점에 대한 강의를 제공한다.
- 중강도 활동으로 등급을 상승시킬 수 있는 활동이 어떤 것들이 있는지 설명해둔다(6장).
- 참가자들이 신체활동 증진에 도움이 되는 활동목록을 만들도록 도와준다.

- 그룹고객들에게 신체활동 실천을 방해하는 부정적 생각들을 알아보게 한다. 각 고객별로 신체활동 실천을 독려하는 긍정적 문장을 활용하여 신체활동을 저해할 수 있는 부정적인 생각들을 없애도록 한다.
- 참가자들이 부록 A에 있는 변화관련 설문을 해보도록 한다. 또한 그룹 고객들에게 추가적인 변화 전략을 찾아보고, 다른 사람들로부터 이러한 전략을 실현하는 방법에 대한 정보를 얻을 수 있도록 추가 과정을 제공한다.
- 그룹 고객들이 더 활동적으로 변화할 수 있는 방법에 대해 토론하도록 한다.
- 우선순위 설정과 참여자들의 우선순위 설정 전략에 따른 신체활동 증가에 대하여 그룹으로 토론한다.
- 그룹 고객들에게 고객 중 누가 신체활동을 성공적으로 실천하였는지 이야기하도록 하고, 그 사람의 조언을 받도록 요청한다. 그리고 다음 시간에 그 사람에게 받은 조언을 공유하도록 한다.
- 각 그룹 고객에게 앉아서 보내는 시간과 활동하는 시간을 모니터링하기 위하여 평일 2일, 주말 2일을 비교하는 개인연구를 하도록 지시한다(6장). 그리고 다음 프로그램 시간에 앉아서 보내는 시간을 줄이고 활동시간을 늘리는 방법에 대해 토론한다.
- 그룹 고객들에게 새로운 유형의 신체활동에 도전하도록 권장한다.
- 일부 그룹고객이 그들이 하고 싶은 활동이 무엇인지 짧게 발표하는 시간을 갖는다.
- 현실적이고 관리하기 쉬운 단기 신체활동 목표를 설정하도록 한다. 3단계에 있는 사람들이 하루 신체활동 실천시간을 5~10분 늘리거나 신체활동 실천 일수를 1일 늘리는 것이 그 예이다.

4단계

행동단계

4단계에 있는 그룹 고객들은 권장하는 신체활동 수준을 실천하고 있음에도 불구하고 시간이 지남에 따라 그 활동을 유지하는 것이 어려울 것이다. 그들은 지도자가 제공하는 정보와 행동 및 신체활동 목표 두 가지 환경적 요인으로부터 지속적인 이득을 얻게 될 것이다. 다음은 고객들을 규칙적인 활동 그룹으로 상승하게 하는 제안들이다.

이 참가자들을 규칙적인 신체활동 그룹으로 상승시키기 위해 도움이 되는 정보는 무엇인가?

- 그룹 고객들에게 지루함을 방지하기 위한 대처방안을 공유하도록 한다.
- 의도하지 않게(또는 의도적으로) 활동적인 생활 유지 노력을 방해하는 것들이 있는지 토론하고 다른 사람들은 이 문제를 어떻게 극복했는지 알아본다.
- 그룹 고객들이 다른 사람에게 어떤 방법으로 적절한 지원을 제공했는지 토론한다.
- 강사를 초빙하여 태극권, 요가, 킥복싱 등과 같은 새로운 유형의 신체활동에 대해 알려주고 시연하도록 한다.
- 현지의 하이킹이나 자전거길에 대한 정보를 제공한다.
- 활동기록, 운동자각도, 심박수와 같은 요인을 모니터링하는 벙법을 토론한다(6장).
- 목표 달성에 대하여 스스로 제공하는 보상의 중요성에 대한 설명한다.
- 운동경력이 많은 사람도 겪기 어려운 발생 가능성이 있는 장애요인에 대해 토론한다(7장).
- 설정된 목표와 신체활동을 모니터링하기 위하여 활동량계 사용을 제안한다(6장). 실제로 활동량계를 가져와서 설정, 착용 방법을 시연하고, 활동량계를 이용한 목표설정 및 과정 모니터링 방법들을 제공한다.
- 연사를 초청하여 규칙적인 신체활동의 이점에 대한 강의를 제공한다.
- 그룹 고객들에게 틈새시간을 활용한 일상생활 신체활동 실천 전략을 교육한다.
- 신체활동을 유지하는 데 도움이 되는 목표의 종류에 대하여 토론한다.
- 그룹단위로 새로운 활동에 도전한다(예: 아이스 스케이팅)
- 그룹 고객들에게 그들을 동기부여할 수 있는 롤모델을 찾도록 권장한다.
- 그룹 고객들에게 개인적인 보상목록을 만들게 한다.

- 그룹 고객들에게 신체활동 실천을 위해 포기한 것들 또는 지속적으로 신체활동 실천을 방해하는 정서적 요인들을 확인시키도록 한다. 그리고 이 문제들을 해결하기 위한 방법들을 토론한다.
- 장기간의 동기를 유지하기 위하여 적절한 목표를 설정하도록 한다.
- 그룹 고객들과 대화하며, 고객들이 이미 달성했다고 생각하는 유익에 대하여 이야기하도록 한다. 또한 아직 얻고 있는 이점에 대해서도 이야기하도록 한다.
- 그룹 고객들이 현재 겪고 있는 장애요인을 해결해 준다.
- 그룹 고객들과 함께 고객들이 스스로 칭찬하는 알림을 게시하는 환경조성과 같이 자신들을 성공으로 이끌어낼 수 있는 방법들에 대해서 토론한다.

5단계

유지단계

5단계에 있는 참가자들은 신체활동에 대하여 상당한 지식을 보유하고 있다. 그러나 그룹과정은 여전히 그들에게 충분히 가치있는 과정이며, 추가적인 아이디어를 얻을 수 있는 토론기회가 될 수 있다. 월 1회 5단계 참가자들을 독려하기 위한 과정을 운영하는 것은 그들에게 무엇이 계속 신체활동을 실천하도록 도와주었는지 되돌아보게 하고, 앞으로 신체활동을 즐겁게 유지할 수 있는 새로운 방법을 생각하도록 장려하며, 미래에 발생할 수 있는 장애요인의 극복하는 데에 대한 계획을 수립하도록 한다. 다음은 습관화된 신체활동을 유지하기 위한 사람들과 관련된 그룹활동에 대한 아이디어들이다.

어떤 종류의 그룹 활동이 신체활동 실천을 유지하는 데 도움이 되는가?

- 그룹 고객들 간 지루함을 방지하거나 해소할 수 있는 방안을 공유하도록 한다.
- 강사를 초빙하여 스피닝, 크로스컨트리, 인라인스케이트와 같은 새로운 유형의 신체활동에 대해 알려주고 시연하도록 한다.
- 그룹단위로 새로운 활동에 도전한다(예: 실내 암벽등반)
- 지역 내 하이킹이나 자전거길에 대한 정보를 제공한다.
- 신체활동을 모니터링하는 방법에 대하여 토론한다(6장)
- 개인 목표 달성을 위한 지속적인 보상체계의 중요성을 설명한다. 그룹 고객에게 보상목록을 만들게 하고, 점진적인 진행상황 달성을 보상하기 위한 점수체계 구성 방법을 설명한다.
- 장기적인 동기부여 유지에 적합한 목표 설정의 중요성을 강조한다.
- 발생할 수 있는 문제를 찾아내고, 이들을 극복하기 위한 사전 계획을 개발하는 시간을 가진다.
- 그룹 고객들이 신체활동 증진을 위한, 기존에 없던 대체 방법을 생각하도록 한다.
- 그룹 고객들에게 신체활동이 부족한 사람들의 멘토가 되도록 권장한다.
- 고객들의 규칙적인 신체활동 참여가 안정화되기 시작할 때, 흑백논리에 빠지지 않게 하기 위한 방법을 토론한다.
- 이 단계 고객들에게 신체활동 실천을 유지하기 위하여 포기한 것들 또는 지속적으로 신체활동 실천을 방해하는 정서적 요인들을 나열하도록 한다. 그리고 이 문제들을 해결하기 위한 방법들을 토론하도록 한다.

8장의 결론

고객의 동기부여 준비단계 상태에 따라 프로그램을 조정하는 것은 신체활동 증진을 위한 개인별 접근 방법으로 보일 수도 있지만 이 장에서 설명한 바와 같이 그룹 환경에서도 성공적으로 활용될 수 있다. 그룹 지도자로서 당신의 역할은 그룹 구성원에 동기부여 준비단계에 따라 달라질 것이다. 또한 당신의 그룹이나 각 개인을 대상으로 설정한 목표는 참여자의 동기부여 준비상태에 따라 달라진다. '활동적 프로젝트Project Active'는 변화단계와 변화과정을 중심으로 구축된 교육과정의 예시이다. 그룹 신체활동 프로그램을 진행하는 것은 신체활동을 증진하기 위하여 노력하는 고객을 지원하고 아이디어를 공유하게 하는 재미있고 효과적인 방법이 될 수 있다.

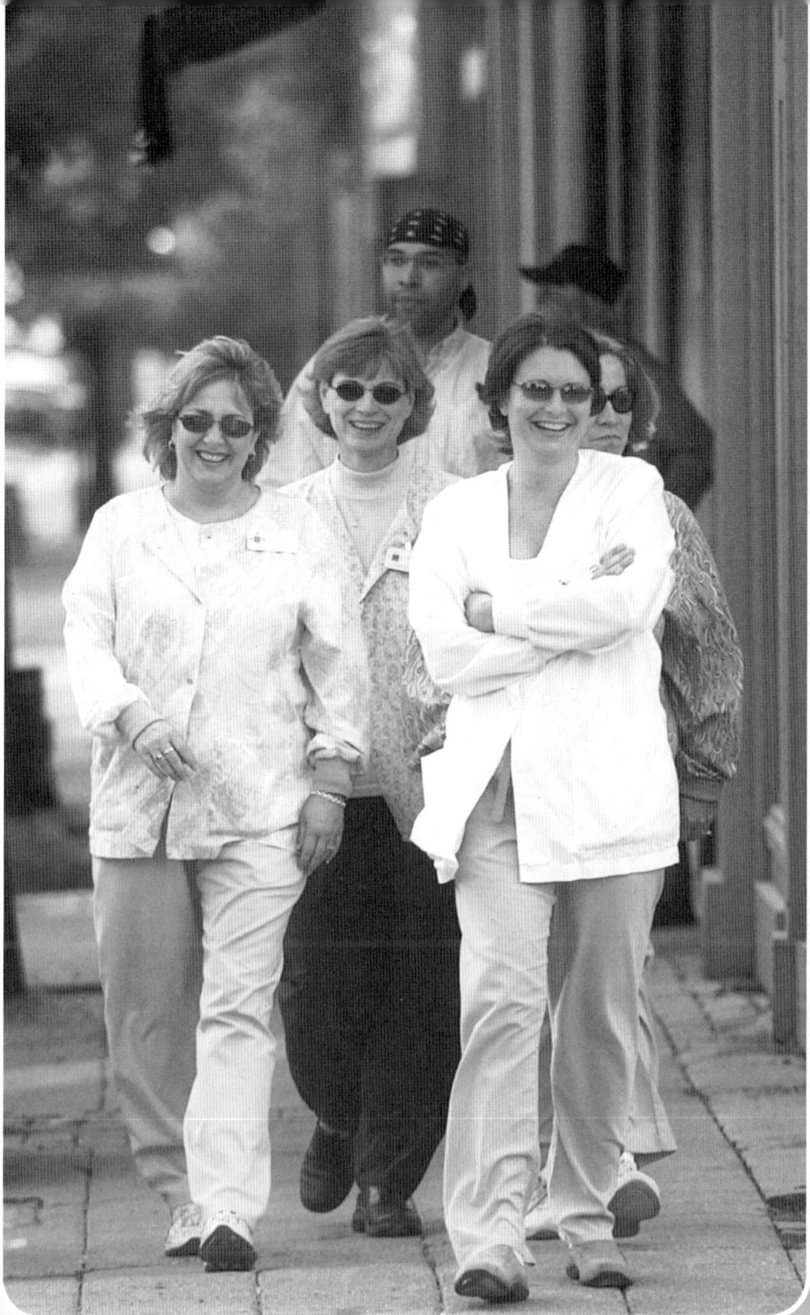

CHAPTER 9

건강관련 사업장 프로그램에서 변화단계모형 적용

Using the Stages Model in Work Site Programs

미국민들의 약 1억 천만 명에서 1억 천5백만 명 정도가 매일 일을 하고 있으며, 2010년 예상에 의하면 1억 4천백만 명에서 1억 5천3백만 명 정도로 증가할 것으로 추정하고 있다(USDHHS, 1993). 사업장 신체활동 프로그램들은 책상에 앉아만 있는 많은 사람들이 보다 활동적으로 될 수 있도록 도와주는 좋은 기회를 제공한다. 많은 사람들은 사업장에서 보내는 시간이 자신들의 신체활동하는 시간을 방해 있다고 믿고 있다. 그러나 다음과 같은 경우에는 그렇지 않다. 사실, 사업장에서 신체활동 중재를 실시하는 것은 신체활동을 많이 하게 하는 데 매우 효과적일 수 있다(Chan, Ryan, & Tudor-Locke, 2004; Marshall, Owen, & Bauman, 2004; Proper, Hildebrandt, Van der Beek, Twisk, & Van Mechelen, 2003).

사업장은 신체활동과 관련된 정보를 전파하기 위한 이상적인 장소가 될 수 있다. 사무실은 일반적으로 음성 메일, 컴퓨터 네트워크, 뉴스 레터 및 사서함과 같은 통신채널을 가지고 있다. 이러한 통신채널은 신체활동의 이득에 대한 정보 또는 신체활동할 수 있는 기회를 제공하는 데 유용하다. 공장이나 소매업종 같이 컴퓨터 네트워크 또는 음성 메일에 접근할 수 없는 사업장에서 일하는 근로자들은 급여통지서나 게시판과 같은 또 다른 채널을 통해 신체활동 프로그램들에 관한 정보들을 습득할 수 있다. 작업 환경은 신체활동을 할 수 있는 기회를 제공하기 위해 이용될 수 있다. 엘리베이터 대신에 계단을 이용하라는 안내문을 게시할 수 있고, 건물 내부나 지상 밖 모든 장소를 도보경로로 지정하여 표시할 수 있고, 운동 장비와 시설도 제공할 수 있다. 게다가 근무를 하는 날에는 실제로 근로자들이 30분의 신체활동 시간을 이미 축적한 채로 집으로 갈 수 있는 숨은 기회를 제공할 수도 있다. 커피타임을 이용해 5분 내지 10분 동안 걷게 하고, 걸으면서 일대일 면담을 하거나 회의를 하고, 엘리베이터 대신 계단을 이용하는 것 등은 어떻게 신체활동해야 하는지를 보여주는 예라고 할 수 있다. 마지막으로 많은 사업장들은 신체활동을 더욱 많이 하려고 노력하는 근로자들을 지지하고 신체활동과 관련된 메시지를 전달하는 고정형built-in 사회지원 네트워크를 제공한다.

그러나 효과가 입증된 프로그램임에도 불구하고, 전통적으로 사업장 신체활동 프로그램은 근로자들의 약 20%의 회원만을 모집 · 참여시키고 있다(Wanzel, 1994). 이러한 수치는 프로그램의 탈락률을 고려하면 10% 이하로 떨어진다. 게다가 사업장 신체활동 프로그램에 관심을 보이는 근로자들은 이미 어느 정도는 신체활동을 하고 있는 경향이 있다(Mar-shall, Owen, & Bauman, 2004; Sharratt & Cox, 1988; Shephard, 1992).

사업장 신체활동 프로그램은 가까운 미래에 행동을 변화하는데 관심이 없는 사람들에게도 접근을 시도함으로써 전향적 위치를 차지할 수 있는 변화모델의 동기부여 준비단계에 기초를 두고 있다. 신체활동을 하려고 하는 긍정적인 태도에 대해 격려하고, 좋은 건강을 유지하며 긍정적인 건강습관을 형성하는데 지지할 수 있는 사회적 규범을 만들어낼 수 있는 프로그램들은 약간의 신체활동조차도 동기부여가 되지 않은 사람들 혹은 가까운 미래에 조금 더 신체활동할 것이라는 생각조차 하지 않는 사람들까지도 변화시킬 수 있을 것이다(USDHHS et al. 1999). 그리고 이들 근로자는 나중에 집이나 지역사회의 다른 시설의 신체활동에 참여하기로 마음먹을 수도 있을 것이다.

이 장에서는 사업장 신체활동 프로그램에 적용된 단계별 접근 방법과 단계별 사업장 신체활동 중재 방법에 활용될 수 있는 전략에 관한 일반적인 문제에 대해 논해보고자 한다.

프로그램을 위한 지원체계 구축

사업장 신체활동 프로그램을 개발하고 구현하기 전에, 신체활동 프로그램을 제공하고자 하는 사람들의 노력에 대한 고용주의 약속 혹은 관심 정도를 신중하게 고려해야 한다. 예를 들면 만약 근로자들이 일을 하는 동안 동기부여 준비(동기를 가지고 무엇인가 행동으로 옮길 준비)에 대한 평가에 참여하고자 원한다면, 이러한 목적을 위해 작업시간을 할애할 수 있는 경영적 지원이 분명히 필요하다. 고용주에게 신체활동 프로그램을 판매할 경우, 직원들 심신의 안녕을 증가시키는 이점에 대해 설명하는 데 시간과 노력을 쏟는 것이 매우 중요하다.

우리는 최근 미국과 호주의 사업장에서 동시에 사업장 프로그램을 운용하였는데, 근로자의 모집과 유지 측면에서 호주에서 더 효과가 있는 것으로 나타났다. 첫 번째 이유는 호주의 회사 대표들은 그 프로그램을 지지하였고, 근로자들에게 "유인물을 통해 신체활동에 관한 정보를 읽게 될 것이고, 신체활동을 더욱 많이 하겠다고 생각하는 것이 그들의 시간을 더욱 잘 사용하는 것이다"라고 말해주었기 때문이다. 그러나 경영자 측면에서의 높은 수준의 지원이 없다고 하더라도 사업장 프로그램의 중요한 목표는 달성할 수 있다. 예를 들면 근로자들에게 신체활동 프로그램에 대한 인식을 향상시키는 것과, 실제로 자신들의 행동변화를 비교하는 등의 보다 현실적인 목표를 설정하고, 근로자들에게 사업장을 통해 가정에서도 활용할 수 있는 신체활동 프로그램을 제공한다는 것을 알려줌으로써 프로그램의 목표를 달성할 수 있다. 즉, 다시 말해서 근로자들은 신체활동 프로그램에 참여하기 위해 근무 시간을 사용하는 대신에, 낮에 일하는 동안에 정보를 받고, 그 정보를 읽음으로써 근무 시간 이외의 시간에 신체활동을 많이 하게 할 수 있다는 것을 알리는 것이다.

동기부여 준비에 대한 평가

근로자들을 대상으로 변화를 위한 동기부여 준비단계에 근거한 신체활동 프로그램을 적용하기 위해서는, 근로자와 프로그램 관리자 모두가 신속하고 쉽게 평가할 수 있는 수단이 필요하다. 부록 A의 설문지 2.1은 신속하게 대답할 수 있고, 채점 시 시간소요가 적도록 구성되어 있다. 채점을 할 사람을 훈련하는 것도 간단하다. 그러나 사업장을 대상으로 한 사전 연구에서 서면 평가의 경우 설문지를 종종 근로자들이 잃어버리거나, 집에 남겨 놓는 경우도 있었다. 또한 근로자들은 사내 우편으로 자신의 설문을 받고 난 후, 단계적 유인물을 배포받게 됨으로써 며칠이 소요되는 동안 그 프로그램에 대해 점차 관심을 잃어버리기도 하였다. 그래서 본 프로그램은 전화를 통해 다섯 단계의 자기 결정형 설문지에 응답하게 하는 방법을 부가적으로 도입하였고, 그 효과를 입증하였다. 일단 전화로 근로자들의 변화 준비단계에 대한 응답을 하게 하고, 다음날 도착할 수 있는 단계별 유인물을 보낸다. 비록 이러한 직접적인 접촉이 부가적인 시간이 필요하고 문제 발생 소지가 더욱 많지만, 그 프로그램에 근로자들이 참여하도록 유도하는 데 도움이 되었다. 근로자들이 개인적으로 전화 연결이 안 되는 사업장에서는, 간편 설문지를 작성하여 넣을 수 있도록 사업장에 박스를 제공하여 단계적으로 선별된 자료를 근로자들에게 전달하는 것이 지연되는 것을 최소화할 수 있었다.

만약 프로그램의 일부 내용이 세미나 혹은 기능향상skills-building 강좌 등에 등록할 필요가 있는 경우는 이벤트 기간 동안 제공되는 메시지에 등록 양식인 설문지 2.1(변화단계)을 포함하는 것을 고려해보는 것도 좋다. 그러나 만약 등록이 필요 없는 프로그램일 경우는 상품추첨에 참여하는 방법으로 단계별 평가질문을 완성하게 하는 방법을 고려할 수 있다(Glaros, 1997). 추첨에 참여하기 때문에 근로자들은 신체활동 프로그램에 가입을 할 필요가 없다. 이것은 근로자가 변화change continuum단계에서 매우 정확한 아이디어를 얻을 수 있는 좋은 방법이 될 것이다.

사람들마다 변화를 위한 준비단계는 변동이 많기 때문에, 프로그램 진행 중 여러 번에 걸쳐 근로자가 어느 단계인지를 평가해야만 한다. 일부 프로그램은 처음에는 1달, 3달 후,

단계에 대한 평가를 해야 한다(Marcus et al., 1998). 그렇다고 해서 단계평가를 얼마나 자주해야만 한다는 기준은 없다. 그러나 참여자들의 행동과 신체활동의 의도를 평가하는데 얼마나 자주해야 하는지, 그리고 프로그램의 목표와 궁극적으로는 변화의 형태에 따라 그들의 행동을 무엇으로 평가해야 하는지, 그리고 재정적 지원을 연속적으로 받거나 혹은 프로그램을 위한 새로운 재정적 지원을 유치하는 것 등은 분명히 보여줄 수 있어야 한다.

프로그램 목표 대상자 선택

사업장 신체활동 프로그램의 기획에 있어 첫 번째로 결정해야 하는 것 중 하나는 다소 수동적이지만 잠재적인 참여자가 될 수 있는 대상자들을 모집해야 하는지(반응적, 수동적 모집전략) 아니면, 적극적인 참여자, 즉 여러분이 연락을 취해서 서비스를 제안할 수 있는 대상자를 모집해야 하는지(적극적 모집전략)를 결정하는 것이다. 만약 반응적 모집전략을 시작하기로 결정하였다면, 다시 말해 모든 근로자들을 대상으로 접근하는 것보다는 오히려 프로그램에 대한 광고물에 반응을 하는 근로자들에게만 중재를 하는 방법으로 모집을 하기로 결정하였다면, 동기부여 준비의 여러 단계에서 대상자들에게 도움을 줄 수 있는 아이디어가 필요할 것이다. 그러나 만약 적극적인 모집전략을 결정하였다면, 적용하려고 하는 프로그램에 적합한 목표로 하는 대상자들의 단계와 각 단계에 속한 사람들에게 어떻게 접근해야 하는지를 결정해야 한다.

첫 번째 프로그램은 매주 약간의 신체활동을 하는 3단계의 사람들에게 초점을 맞출 수 있다. 여기서 프로그램 제공자들의 역할은 사람들을 규칙적으로 신체활동하도록 돕는 것이다. 이 단계의 사람들이 첫 번째 대상자가 되기 쉽다. 왜냐하면 3단계의 사람들은 신체활동과 관련된 메시지와 행사에 적극적으로 수용할 가능성이 있고, 그들은 신체활동을 시작하는 방법에 대해 몇 가지 정도의 아이디어는 가지고 있을 수 있기 때문이다. 그들에게 접근하려면, 예를 들면 최종목적지를 선택하는 '운동 여행' 혹은 '뉴올리언스의 마디그라 축제기간Mardi Gras season' 동안에 걷게 하고, 그들이 조깅 혹은 수영을 한 거리와 시간을 측정해서 종착지점에 도착했을 때 참가자들에게 보상을 해주는 등과 같이 재미있는 행사를 하고 홍보할 수 있다(Glaros, 1997). 이러한 행사는 신체활동이 중요하고 재미있다는 생각을 고취시키고 또한 대상 그룹 회원들이 자신이 신체활동하면서 나아지는 상황을 모니터링하고 목표에 도달하기 위해 자신 스스로를 보상하도록 격려할 수 있게 한다. 만약 이러한 행사가 성공한다면, 다른 단계의 근로자들에게도 어떻게 접근할 것인가를 계획할 수 있다.

4단계에 속한 근로자들은 이미 적극적으로 충분한 신체활동을 하고 있을지라도, 5단계를 통해 사업장에서 제공하는 신체활동 프로그램에 지속적인 관심을 가지고 신체활동하는 습관을 만들 수 있도록 해야 한다. 재미있게 달리기, 체력 평가 혹은 신체활동 참여에 대한 보상 등과 같은 특별한 행사들은 근로자들이 신체활동을 재미있어 하고, 일상생활로부터 차별화되는 지속적인 동기부여를 해줄 수 있다. 또한 이 단계에서 근로자들은 나쁜 날씨나 질병과 같이 어려운 시기에도 신체활동을 계속할 수 있는 좋은 방법과 면역기능을 향상시키는 등의 잘 알려지지 않은 신체활동의 이점에 대한 정보들에 관심을 가지게 될 가능성이 높다. 이러한 조언과 정보는 간편 월간 뉴스 레터 또는 전자 메일로도 제공될 수 있다. 그렇다고 사람들이 권장수준에 이미 도달했다는 사실이 신체활동에 대한 홍보를 함으로써 얻을 수 있는 것이 적다는 것을 의미하는 것은 아니다. 사실상, 여러 가지 다양한 신체활동으로부터 지루함과 일탈(게으름 혹은 깜빡 잊고 신체활동을 하지 않거나 평상시보다 적게 하는)을 예방하도록 돕는 것은 매우 중요하다. 왜냐하면 신체활동 태도는 어떤 사람의 일생 동안 몇 번 시작되고 몇 번 멈추었는지에 의해 특징되기 때문이다.

초기단계(즉 1단계 무관심단계, 2단계 관심단계)의 근로자들은 아마도 헬스프로모터(건강장려자)들이 가장 접근하고 싶어 하는 사람들일 것이다. 하지만 근로자들의 동기부여 준비 부족은 사업장의 신체활동행사 참여를 가장 힘들게 만든다. 신체활동의 중요성에 대해 근로자들의 인식을 향상시키고, 누구나 신체활동을 할 수 있다는 생각을 강화시키고, 현재 그들이 신체활동을 하지 않는 것이 그들에게 얼마나 영향을 미칠 것인가에 대해서도 잘 알게 하고, 또한 그들에게 다른 사람들 예를 들면서 고용주들도 그렇게 생각할 수 있도록 해야 한다. 이 그룹의 대상자들을 위해서는 신체활동에 대한 자신들의 저항을 인식시켜줄 수 있는 동기부여적으로 선별된 메시지가 무엇보다 가장 중요하다. 예를 들면 일반적인 신체활동의 장벽을 극복하기 위한 아이디어는 이 단계의 사람들이 가장 관심을 가질 수 있는 주제이다. 왜냐하면 신체활동을 하지 않는 이유가 신체활동을 하는 이유보다 훨씬 더 크다고 믿고 있기 때문이다. 이 경우 "아직도 신체활동할 준비가 안 되었나요?" 와 같은 제목으로 초기단계의 근로자들에게 해당되는 신체활동과 관련된 정보를 전달할 수 있다.

초기단계에 있는 사람들을 목표로 한 메시지를 전달하고, 이후 단계의 근로자들을 위한 행사는 근로자들에게는 신체활동의 중요성과 그들의 고용주들도 이를 인정할 것이라는 것이 전달될 수 있도록 해야 한다. 이는 심지어 가장 초기단계의 사람까지도 실제로 약간의 신체활동을 할 수 있도록 하는 데 결정적인 영향을 미칠 수 있다.

프로그램 표적 대상에 접근하기

사업장에서 신체활동과 관련된 메시지를 전달하는 일반적인 방법은 게시판, 식당, 출입구 등 눈에 잘 띄는 장소에 메시지를 게시하는 것이다. 전자메일로 설문지를 보내고 답변을 받는 방법 또한 많은 사업장을 위해서는 또 다른 좋은 방법이다. 그러나 지금 당장 더 많은 신체활동을 하는 데 관심이 없는 사람들은 이러한 메시지들에 거의 관심을 가지지 않거나, 혹은 그러한 메시지가 자신과는 상관없어 고려할 가치도 없다고 일축할 수도 있다. 따라서 근로자들이 정기적으로 사용하는 다른 통신 경로, 예를 들면 사무실 메일이나 급여 통지 시 넣어서 혹은 음성 메일, 사내 전산망을 통한 간단한 공지 사항 등도 고려해 보아야 한다. 관리자, 다른 근로자, 인사 부서, 근로자 지원 프로그램, 노조 지도자들을 통한 메시지 전달은 동기부여 준비의 초기단계 사람들에게는 적어도 신체활동에 대한 생각을 전환 하게 하는 설득 방법이 될 수도 있다(USDHHS et al., 1999). 또한 여러 종류의 의사소통 채널을 사용하면 직원들에게 신체활동을 장려하는 회사의 의지로도 보일 수 있다.

단계 맞춤식 자료 개발

운동 가능한 시설이나 운동 프로그램을 어떻게 시작하는지를 설명하는 서면 자료(예를 들면, “운동과 당신의 심장: 체육 활동에 대한 지침서”와 같은 “도보 수첩”과 같은 AHA-미국심장협회의 팸플릿)뿐만 아니라, 신체활동에 대해 생각을 하지 않고 있거나 생각은 하고 있지만 아직도 시작할 준비가 되지 않은 사람들에게 맞추어진 자료들이 반드시 이용 가능해야만 한다. 이와 같은 자료들에는 규칙적인 신체활동의 이점 혹은 지속적인 신체활동을 하면서 겪는 일반적인 장애물을 어떻게 다루어야 하는지에 대해 조언까지도 포함되어야 한다. 그리고 신체활동에 관한 안내책자를 소지하거나 읽는 단계의 근로자들을 위한 칭찬의 글도 함께 넣어야 한다. 또한 자료의 머리글이나 들어가는 말에 “이 글을 읽는 독자들이 현재 신체활동을 시작할 생각은 없지만 만약 미래에 신체활동을 시작해야겠다고 심각하게 생각할 경우 본 자료가 매우 유용할 것"이라 글귀를 포함하면 도움이 될 것이다. 예를 들면 1단계에 있는 사람들을 위해 설계된 자료에 " 이 자료 내용에서 나를 위한 것은 무엇일까요?", "이것이 내게 필요할까요?" 와 같은 제목을 사용하는 것이다. 이것은 초기 단계에 있는 독자가 그 자료가 자신과 관련된 것으로 인식하게 함으로써, 실제로 내용을 읽을 가능성을 높일 수 있게 하는 것이다. 마지막 단계에서는 부상을 방지하는 방법, 평상시 하는 신체활동에 어떠한 다양한 신체활동을 더 첨가시킬지, 혹은 휴가나 출장기간 동안 어떻게 신체활동을 하는지 등 또 다른 형태의 탐색한 정보들이어야 한다. 다음은 단계별 유인물식 자료들에 대해 제안할 수 있는 몇 가지 주제들이다.

단계별 적합한 자료 개발을 위한 주제

1단계: 무관심단계

- 신체활동의 건강 이득
- 신체활동을 하지 않는 일반적인 사유 극복하기

2단계: 관심단계

- 일상생활 활동 증가
- 신체활동의 이득과 방해요소 고려하기
- 장단기 목표설정
- 자신 스스로에 대한 보상

3단계: 준비단계

- 목표설정
- 걷기 프로그램 개발
- 신체활동 즐기기를 위한 팁
- 바쁜 일상생활 스케줄에 더 많은 신체활동을 조화시키기

4단계: 행동단계

- 신체활동을 방해하는 장애요소 극복 방법
- 지루함 예방법
- 사회적 지원 획득
- 신체활동을 지속하는 것에 대한 자신감 향상

5단계: 유지단계

- 부상 예방
- 새로운 신체활동 시도
- 신체활동을 실천할 수 없는 상황에 대한 대비책
- 자신 스스로에 대한 보상

중강도의 신체활동에 초점 맞추기

많은 사람들은 아직도 "고통이 없으면, 아무것도 얻을 수 없다"라는 오래된 속담을 지지하고 있다. 이러한 철학은 특히 더 많은 신체활동을 하기 위한 동기부여가 덜 된 사람에게는 호소력이 없다. 변화를 위한 동기부여 준비단계에 근거한 사업장 신체활동 프로그램은 많은 시간 혹은 노력이 필요하지 않은 활동이며, 약간의 활동이라도 움직이지 않는 것보다는 낫다는 철학에 부합된다는 점을 반드시 홍보해야 한다. 이러한 활동들은 가끔은 엘리베이터를 타는 것보다 계단을 걷거나, 어떤 날은 자동차를 가장 먼 곳의 주차장에 주차를 하거나 혹은 걸으면서 휴식을 취하는 것들이다. 프로그램의 효과성을 증가시키기 위해서는 관리자들에게 근로자들이 신체활동 할 수 있는 기회를 제공하라고 요청할 필요가 있다.

일부 기업과 고용주들은 그들이 홍보하여 제공한 신체활동 프로그램으로 인해 근로자들이 상해를 받아 생길 수 있는 책임문제에 대해 우려하고 있기 때문에 신체활동을 홍보하기 꺼려할 수도 있다. 그러므로 신체활동 프로그램을 시작하기 전에 또 다른 장벽들이 있을 수 있으므로 각 근로자들은 의사와 상담하게 해야 한다. 이러한 염려는 고용주로 하여금 근로자에게 권장하는 신체활동은 중강도 신체활동이라는 것을 알게 함으로써 해결할 수 있다. 신체활동 준비의 설문지(PAR-Q, 7장)를 이용하여 잠재적인 건강문제를 파악하는 것은 이러한 문제에 대한 고용주의 우려를 완화시킬 수 있다.

행사기획

사업장에서는 장거리 경보행사 혹은 마라톤 구간이 그려진 미국지도 등을 사용하여 신체활동 행사를 개최할 수 있다(예: Glaros, 1997). 그러나 단계별 사업장 신체활동 프로그램에서는 걷기 프로그램, 이미 조직된 강습교실, 그리고 기술개발 프로그램 등과 같이 매우 개인적이고 실재적인 행사들도 반드시 포함해야 한다. 동기부여 준비의 초기단계 근로자들을 위한 행사로는 근로자들이 자신이 신체활동을 하지 못하는 가장 큰 이유를 1~2분 이내에 찾을 수 있도록 하는 장벽 평가행사를 예를 들 수 있다(그림 7.4); 프로그램의 그 다음 내용으로는 이들 장벽을 극복할 수 있는 문제해결 전략을 가르치는 내용이 포함되어야 할 것이다. 이러한 활동은 개인 또는 그룹 형식으로 수행할 수 있다.

또 다른 아이디어로는 근로자들이 개인적으로 좀 더 신체활동을 많이 하게 하고, 가족이나 동료와 함께 이러한 정보를 공유함으로써 얻을 수 있는 개인적인 혜택 획득 방법을 알게끔 하는 것이다. 신체활동과 관련된 부수적인 내용들이 포함된 문헌 혹은 웹사이트(예: www.americanheart.org)를 찾아서 이러한 정보를 읽게 하는 것이 초기단계 사람들의 단기 목표가 될 수 있다. 또한 유용한 자료들을 다른 근로자들에게 전달할 수 있도록 관련 자료들 혹은 웹사이트를 찾아서 참여자간 공유하게 하는 것도 고려해야 한다. 초청특강을 하거나 티셔츠, 신발 또는 물병과 같은 근로자 개개인에게 선물을 줌으로써 근로자들의 프로그램에 대한 인지도를 높일 수도 있다.

동기부여 준비의 초기단계에 있는 근로자들은 현재 더 많은 신체활동 프로그램에는 참여하고 싶지 않을 수도 있다. 하지만 그들은 체중 관리, 금연, 스트레스 감소, 또는 시간관리 등과 관련된 문제에는 관심을 가질 수도 있다. 이러한 주제들에 대해 잘 알게 되면 신체활동에 대한 자신감을 향상시킬 수 있다. 예를 들면 신체활동 시간을 늘릴 수 있는 새로운 시간관리 기술을 사용하게 하거나 혹은 약간의 신체활동만으로도 체중관리에 도움이 된다는 것으로 설득할 수 있다. 이 주제는 3, 4 및 5 단계의 사람들과도 관련된 것으로서, 그들이 보다 신체활동을 많이 할 수 있게 하거나 현재의 신체활동 수준을 유지하는 데 도움이 될 수 있다. 따라서 이러한 주제를 다룰 수 있는 프로그램들은 프로그램 제공자들의 시간과 돈을 절약할 수 있는 매우 유용한 방법이다.

참여에 대한 인센티브 부여

사업장 신체활동 중재 방법들에 대한 고찰을 하다보면 근로자들에게 참여에 대한 인센티브를 부여하면 프로그램의 효과가 증가된다는 것을 발견하게 된다(Dishman,

Oldenburg, O'Neal, & Shephard, 1998). 특히 처음 참여할 때 몇 가지 인센티브를 부여하면 근로자들을 프로그램에 참여시키는 데 도움이 된다. 금전적 인센티브는 참여 후 추가되는 프로그램에 대한 무료 혜택 혹은 돈을 돌려주는 방법 등이 포함될 수 있다. 고용주들은 프로그램에 가입한 근로자들에게 1개월 회원권을 제공하기 위해 지역 신체활동기관들과 연계협력을 할 수도 있다. 신체활동에 참여하게 하는 것뿐만 아니라 목표 달성을 위해 티셔츠와 같은 경품도 사용될 수 있다. 그러나 중요한 목표는 근로자들의 개별적인 최저 동기 수준에 분명히 맞추어 설정해야 한다는 것이다; 어떤 근로자들은 해당 주 5일 동안의 신체활동에 대한 내용을 읽기만 해도 목표를 달성할 수도 있지만, 반면에 어떤 근로자들은 해당 주 5일 동안의 신체활동에 참여해야 목표를 달성할 수도 있다. 트로피, 증서, 또는 사업장에서 공지 사항을 통해 수상 및 표창을 하는 것은 신체활동에 대한 사회적 기준을 만드는 데 도움이 될 수 있으며 참여하는 근로자들의 이름을 신문에 게시하는 것도 도움이 될 수 있다. 신체활동을 하도록 근로시간을 할애하는 것 또한 근로자들을 참여시키기 위한 인센티브로서 사용될 수 있다. 그러나 이것은 확실한 회사 경영 측면에서의 지원이 필수적인 부분이다.

다음은 프로그램 기획자들이 성공적인 사업장 신체활동 프로그램을 구현하는 방법의 사례가 될 수 있을 것이다.

사례

사업장에서의 변화창출

금연, 영양교육, 신체활동을 포함한 대규모의 건강증진 프로그램의 일환으로서 11개의 제조업 회사에 "Jump Start to Health" 프로그램을 도입하였다(Marcus et al., 1998). 신체활동 영역은 사업장 주위에 위치한 간판을 통해 광고되었고, 거의 움직이지 않는 근로자들과 신체활동을 하는데 동기부여가 덜 된 근로자들이 보다 많이 움직이도록 유도하기 위해 특별한 노력들이 이루어졌다. 이 프로그램에 참여하기로 동의한 근로자들에게 인센티브로 1달러 로드 아일랜드 복권을 제공하였다. 그리고 신체활동 동기부여단계와 그들의 신체활동 습관을 평가하기 위한 설문지를 작성하는 근로자들에게는 무료팝콘과 음료수가 제공되었다. 대부분의 사업장에서는 근로자들이 설문지를 완성하도록 근로시간을 할애해 주었다; 그러나 일부 사업장의 근로자들은 휴식시간, 점심 혹은 작업이 끝난 후에 설문지를 완료하였다. 평가는 노트북 컴퓨터로 이루어졌고, 약 15분 정도 소요되었다.

"Jump Start to Health" 프로그램은 미국심장협회AHA의 행동지향적인 표준 인쇄자료와 변화단계 및 사회적 인지이론에 근거한 동기부여적 맞춤형 인쇄자료의 효과성을 비교검정하기 위해 설계되었다. 참여에 동의한 각 근로자들은 단계별 중재 혹은 표준 중재 프로그램으로 무작위 할당되었다. 참여자들은 시작하는 날과 한 달 후 각각 인쇄된 자료를 제공받았다. 단계별 중재 프로그램에 할당된 근로자들은 시작하는 날에 변화를 위해서 자신들의 동기부여 준비단계에 맞추어진 설명서를 제공받았다. 한 달 후에 처음에 제공되었던 자신들의 수준에 맞추어진 설명서에 다음 단계를 위한 설명서가 추가되었다. 이들 설명서의 개별적인 내용에 포함된 주제들은 5장을 참조하기 바란다. 미국심장협회 설명서의 각 개별내용은 걷기, 수영, 자전거타기, 에어로빅댄스, 달리기 등과 같은 신체활동의 유형들이 논의되어 있다. 표준 중재 방법에 할당된 근로자들은 시작하면서 이들 설명서 중 하나를 제공받는다. 그리고 한 달 후에는 처음과 똑같은 설명서에 또 다른 활동 유형이 다루어져 있는 하나의 설명서를 더 받았다.

시작지점에서 평가받았던 신체활동 습관 변화는 3개월 후 다시 평가받았다. 프로그램 효과에 대한 분석결과 동기부여 준비단계에서 비단계별 집단(27%)보다는 단계별 집단(37%)의 대상자들이 더욱 신체활동을 많이 하는 것으로 나타났다. 이 프로그램은 1단계(무관심단계), 2단계(관심단계), 3단계(준비단계) 사람들에게 효과가 있었다. 각 단계는 대상자가 신체활동 하는데 얼마나 많은 시간을 할애하는가에 따라 진행되었다. 이러한 결과는 사업장 신체활동 프로그램에서 이미 신체활동을 하고 있거나 혹은 더욱 신체활동을 많이 하겠다는 동기가 부여된 근로자들을 유인하는데 주로 활용된다는 점에서 주목할 만하다.

사업장 신체활동 프로그램을 위한 단계별 특정 전략

사업장 신체활동 증진 프로그램을 평가할 경우 신체활동에 대한 근로자의 관심 정도와 회사의 경영적 지원 정도, 가용할 수 있는 예산, 프로그램을 운영하면서 사용하는 기자재들을 모두 동시에 평가해야 한다. 다음의 단계별 사업장 프로그램 전략은 프로그램을 진행하는 동안 근로자들이 새로운 프로그램을 요구할 경우 필요한 아이디어 생성에 도움이 될 수 있을 것으로 본다.

1단계

무관심단계

변화에 대해 생각을 하지 않고 주로 앉아 있는 근로자들을 위한 프로그램의 적절한 목표는 신체활동의 이점에 대한 근로자들의 인식을 향상시키고, 이 혜택을 받을 수 있는 신체활동 수준까지 대상자들이 신체활동을 하게 하는 것이다. 다음은 근로자들의 인식 향상과 그들의 일상생활에 신체활동이 어떤 역할을 할 것인지에 대해 생각해보도록 격려할 수 있는 전략들이다.

신체활동에 대한 인식을 향상시키는 방법들은 어떤 것들이 있는가?

- 프로그램 시작시 모든 근로자들에게 티셔츠를 주거나 초청특강과 같은 특별한 행사를 실시한다(USDHHS et al., 1999).
- 회사입구, 외부 손님 접객실 안, 엘리베이터나 계단 옆, 게시판, 혹은 커피나 스낵자판기 등과 같이 눈에 띄는 장소에 정보 표시물을 설치하거나 이메일을 통해 정보를 전달한다(USDHHS et al., 1999).
- 신체활동에 대한 정보를 읽거나 찾는 직원들에게 인센티브를 제공한다.
- 당장 신체활동을 하려 하지 않는 사람들을 대상으로 한 인쇄된 자료를 배포한다.
- 점심 식사시간을 이용해서 체력 테스트, 혈압측정, 체지방 측정을 포함하는 건강 박람회를 개최한다. 그리고 신체활동이 체력, 혈압, 체지방 등에 어떤 영향을 미치는지를 설명한다.

근로자들이 신체활동을 고려하는 데 필요한 정보는 어떤 것인가?

- 일반적인 편견을 해소하기 위한 설명서를 제공한다(예를 들면, 건강에 이득이 되기 위해서는 과도한 신체활동을 해야 한다 등과 같은 오해).
- 신체활동에 대한 새로운 권장수준과 지속적인 중등도 신체활동을 통해 얻은 수 있는 이득을 제시한다.
- 중강도의 신체활동을 수행하여 건강의 이득을 획득할 수 있도록 도움이 되는 일상생활의 활동들을 제시해준다(6장). "고통 없이는 얻는 것도 없다"와 같은 속담이 이 단계를 지속하는데 어느 정도의 역할은 할 것이다.

1단계

1단계에 속한 근로자들을 위한 개인적 신체활동을 개발하기 위한 전략들은 어떤 것이 있는가?

- 무료 체력평가를 제공하는 건강박람회를 실시한다(USDHHS et al., 1999).
- 프로그램의 목표와 관련지어서 집 혹은 사업장에서의 신체활동에 방해되는 요소들이 무엇인지 평가하고, 그러한 방해요소들을 극복하는 방법들을 제공해준다.
- 근로자들이 신체활동을 많이 함으로써 어떻게 개인적으로 혜택을 받을 수 있는지를 찾도록 한다.
- 근로자들이 일상생활을 하는 동안 어떻게 신체활동을 할 것인지를 알 수 있도록 도움이 되는 메시지를 개별화하여 제공한다.
- 체중감소, 시간관리, 스트레스 관리 혹은 금연과 관련된 주제로 워크숍이나 세미나를 개최한다. 이러한 행사에서는 이들 주제와 관련된 신체활동 방법도 내용에 포함한다.
- 개별 사업장의 상황에서 근로자들이 무엇을 가장 바라고 있는지, 그리고 체중감소, 건강상의 이익, 정신건강의 이익 등의 목표를 달성하기 위해 어떤 신체활동이 적합한지를 찾아내어야 한다.

1단계에 속한 근로자들과 특히 관련이 있는 특별행사는 어떤 것들이 있을까?

- Top 10 변명 티셔츠 선발대회를 개최한다(Glaros, 1997). 근로자들에게 신체활동을 하지 않는 가장 주된 변명을 말하도록 요청한다. 한 가지 변명은 납득이 갈 수 있는 합리적인 문제를 이야기하게 하고, 또 다른 변명은 유머스러운 것으로 대답하게 한다. 변명에 대한 판정을 하기 위해 직원 복지위원회 위원과 또 다른 임원들이 필요하다. 티셔츠에는 Top 10 변명이라는 글자를 인쇄하게 한다.
- 그리고 10가지 변명을 적어낸 근로자에게 무료로 티셔츠를 상품으로 준다. 그리고 모든 참가자들에게는 납득이 갈 수 있는 합리적인 변명거리를 어떻게 해결할 수 있는지에 대해 지지와 안내 혹은 제안을 해준다.
- 홍보자료를 제공하기 위한 선별된 우편을 보낼 대상자 목록은 가입자들의 목록을 이용한다.

2단계

관심단계

2단계에 속한 근로자들을 위한 첫 번째 목표는 신체활동의 이점에 대한 인식을 향상시키고, 사업장에서 근로자들이 신체활동을 해야 한다는 것을 받아들이게 하는 것이다. 두 번째 목표는 근로자들로 하여금 실제적으로 신체활동 습관을 가지기 위해 노력하게끔 하는 것이다. 다음은 이러한 목표달성을 위한 몇 가지 아이디어들이다.

신체활동에 대한 인식을 향상시키는 방법들은 어떤 것들이 있는가?

- 더 많은 신체활동을 하고자 하는 사람을 선별하여 인쇄된 자료를 배포한다.
- 신체활동에 대한 교육 자료 도서관을 구축한다(USDHHS et al., 1999).
- 1월 혹은 봄이 시작되는 날의 신년 결의서(한 해 동안의 결심), 매년 실시하는 근로자 신체검사, 혹은 정보우편물, 개최되는 행사 등을 활용한다(Glaros, 1997).
- 프로그램 시작하는 날 모든 근로자들에게 초청특강 혹은 티셔츠 제공과 같은 특별 행사를 실시한다(USDHHS et al., 1999).
- 회사입구, 안내데스크, 엘리베이터 또는 계단 옆, 게시판, 자판기, 화장실 등 사람들의 눈에 잘 띄는 곳에 정보를 볼 수 있는 장치를 설치하거나 전자메일로 정보를 전달한다.
- 신체활동에 대한 정보를 찾거나 자료를 읽은 근로자들에게 인센티브를 제공한다.

근로자들이 신체활동을 고려하는 데 필요한 정보는 어떤 것인가?

- 무료 체력진단평가를 제공할 수 있는 건강박람회를 실시한다(USDHHS et al., 1999).
- 신체활동을 위한 지역사회 자원 리스트를 확보하여 배포한다(USDHHS et al., 1999).
- 프로그램의 목표에 근거하여 집 혹은 사업장에서 신체활동 시 방해되는 요소가 어떠한 것이 있는지 평가하고, 방해요소를 극복하기 위한 추천할 수 있는 방법을 제안한다.
- 신체활동에 대한 계획(언제, 어디서, 어떤 신체활동을, 누구와 함께 등)을 수립하기 위한 워크숍을 개최한다.

근로자들이 신체활동하도록 장려하는 전략은 어떤 것이 있는가?

- 근로자들에게 근무하는 동안 10분 정도의 걷기 휴식을 취할 수 있는 기회를 제공한다.
- 엘리베이터 대신 계단을 이용하라고 엘리베이터 근처에 지시문을 게시한다.
- 근로자들이 "10분의 신체활동" 목표를 완전히 달성할 수 있도록 "시작 일"을 설정하고, 근로자들이 어떻게 하는지 지속적으로 추적 조사한다.

- 근로자들로 하여금 사내의 식당보다는 거리가 있는 혹은 길 건너에 있는 식당으로 걸어서 점심을 먹으러 가도록 제안한다.
- "움직이지 않는 것보다는 조금이라도 움직이는 것이 좋다"는 메시지를 전달한다.

이 단계에 속하는 근로자들을 위한 적절한 특별 이벤트의 예는 어떤 것이 있는가?

- "Walk a Mall in My Shoes"라고 불리는 행사를 개최한다(Glaros, 1997). 쇼핑몰 거리 정도의 걷기 경로를 설정한다. 체크포인트로서 적절한 간격에 있는 상점을 선택하고 걷기 코스를 걷는 동안 알 수 있도록 판매가격, 품목, 혹은 특징과 같은 변별적 특징들을 상점 창문에 게시해둔다.
- 대부분의 참여자들이 앉아 있을 것이기 때문에, 그들을 걷게 하고자 하는 거리에 대한 기대는 신중해야 한다(긴 거리를 걷게 할 수 있을 것이라는 기대). 참여자들은 지정한 순서대로 짝을 지어서 걷도록 권장한다.
- 인센티브로 쇼핑몰의 상품권을 준비한다.

3단계

준비단계

3단계의 근로자들은 국가 가이드라인에는 미치지 못하지만, 어느 정도의 신체활동을 하고 있어 사업장에서의 신체활동에 대한 홍보를 받아들이기 쉬울 것이다. 그러므로 이 그룹에 대한 프로그램 목표는 사업장에서 조금 더 신체활동을 하여 매주 신체활동량을 증가시킬 수 있도록 권장하는 것으로 설정한다. 이들에게 제공하려는 프로그램에 관한 의사소통을 하기 위해서는 사업장에서 가용할 수 있는 다양한 의사소통 채널을 사용해야 할 것이다. 다음은 이들 근로자를 목표 대상으로 한 몇 가지 아이디어들이다.

근로자들에게 메시지를 전달하기 위해 사용할 수 있는 의사소통 채널은 어떤 것이 있는가?

- 근무하는 동안 신체활동을 할 수 있는 시간을 만들거나 정기적으로 신체활동할 수 있는 체계를 수립하기 위한 전략을 만들기 위해 점심시간 워크숍을 실시한다.
- 하루에 한 가지의 팁을 제공할 수 있는 이메일 기반의 프로그램을 시작하고, 근로자들이 자신의 신체활동한 것을 이메일로 보고하도록 권장한다. 간단한 이메일 피드백을 통해 격려하고 지지한다.
- 에너지 소모량 차트를 게시한다.
- 신체활동의 우선순위 설정을 위해 점심시간 워크숍을 실시한다.
- 신체활동을 좀 더 하려고 생각하고 있는 근로자들을 대상목표로 한 인쇄자료를 배부한다.

근로자들이 보다 신체활동을 많이 하도록 도울 수 있는 전략은 어떤 것이 있는가?

- 근로자들이 매주 얼마나 신체활동하는지에 대해 지속적으로 파악하도록 권장한다.
- 보다 많은 신체활동을 하는 생활습관이 형성되도록 포인트 시스템을 만든다. 쌓인 포인트를 지역후원자들로부터 기부받은 선물 등으로 교환하는 것도 의미있는 보상이 될 수 있다(USDHHS et al., 1999).
- 엘리베이터 대신에 계단을 이용하도록 엘리베이터 근처에 지시문을 게시한다.
- 근로자들 간에 비공식적인 신체활동 지원 네트워크를 만들도록 돕는다(USDHHS et al., 1999).
- 근로자들의 체력수준에 맞는 운동처방을 제공한다.
- 하루 동안 근로자들이 앉아 있었던 시간과 움직였던 시간을 모니터링한다(6장).
- 근로자들로 하여금 걷는 동안 일대일 미팅을 가지도록 권장한다.
- 근로자들의 컴퓨터에 1시간에 한 번씩 알람을 울려서 2분 동안 걷도록 제안한다.

- 근로자들이 신체활동량을 증가시킬 수 있는 현실적인 목표를 설정하도록 격려한다.
- 근로자들이 안전한 환경에서 새로운 신체활동기술을 연마할 수 있도록 기회를 제공한다.

이 단계에서 근로자들을 위한 적절한 특별행사는 어떤 것이 있는가?

- "에베레스트 산 정복"이라 불리는 행사를 계획한다(Glaros, 1997). 이 여행을 준비하려면 몇 가지 계산이 필요하다. 에베레스트 산의 높이는 29,028피트(8,848 m)이다. 대부분의 사무실의 층간 거리는 13피트(4 m) 정도이다. 이 여행을 구상하는 한 가지 방법은 참여자들이 매주 5일 동안 하루에 130피트(40 m), 즉 10층을 걸어서 올라가야 한다. 4명이 한 조가 되는 "트랙팀"은 이 행사를 마치기 위해서는 약 11주가 필요하다. 각 팀에서 한 명은 팀을 조직하여 리더로서 봉사할 수 있는 "세르파(히말라야 산악지방의 안내인)"로 임명되어야 한다. 팀구성원들은 매주 세르파에게 자신의 등반에 대해 보고하고, 세르파는 집계를 내어서 보고하도록 해야 한다. 또 다른 방법으로는 운행 진행사항에 대해 간단히 기록할 양식을 작성해서 넣어놓을 수 있도록 각 계단의 바닥에 드롭박스를 비치해둘 수 있다.
- 근로자들에게 하루에 일주일 분량의 거리를 올라가려고 하기보다는 매일 규칙적으로 오르는 계단의 양을 증가시키도록 권장한다.

4단계

행동단계

4단계에 있는 근로자들은 국가 가이드라인에서 권장하는 수준까지 신체활동을 하고 있다. 이 그룹을 위한 프로그램의 목표는 장기간 지속적으로 신체활동 프로그램에 참여하도록 권장하는 것이다. 이를 달성하기 위해서는 다음과 같은 전략들을 활용할 수 있다.

근로자들에게 메시지를 전달하기 위한 의사소통 채널은 어떤 것이 있는가?

- 최근에 와서야 정기적으로 신체활동을 하게 된 대상자를 목표로 인쇄자료를 배포한다.
- 문제해결을 위한 인터넷 커뮤니티를 개설한다.
- 신체활동이 지루해지지 않도록 점심시간 워크숍을 실시한다.
- 하루에 한 가지의 팁을 제공할 수 있는 이메일 기반의 프로그램을 시작하고 근로자들이 자신의 신체활동을 이메일로 보고하도록 권장한다. 간단한 이메일 피드백을 통해 격려하고 지지한다.

근로자들이 지속적으로 신체활동할 수 있도록 돕는 전략은 어떤 것이 있는가?

- 인라인 스케이팅, 테니스, 킥복싱, 태보(태권도와 권투의 동작을 결합시킨 체조)와 같은 대체 신체활동 기술을 가르친다.
- 근로자들이 근무하거나 정신없이 바쁜 일상생활 동안 신체활동을 계속하거나 다시 시작하기 위한 계획을 세울 수 있도록 격려한다.
- 가족과 친구들을 포함하는 행사를 후원한다.
- 사업장의 바닥에 거리 표식기를 게시하여 사업장 내부에서 이동하는 경로의 거리를 측정할 수 있게 한다(USDHHS et al., 1999).
- 지역 운동시설을 이용하는 근로자를 위해 계약조건을 협상한다.
- 근로자들에게 매주 신체활동을 하는 시간만큼 포인트를 주어서, 그 포인트로 운동복, 영화티켓 또는 지역 운동시설 이용권 혹은 댄스 강좌 참가권 등과 같은 작은 선물을 교환할 수 있도록 한다(USDHHS et al., 1999).

이 단계의 근로자들에게 적합한 더 나은 활동은 어떤 것이 있는가?

- 지지 그룹을 장려한다(Glaros, 1997). 이 단계의 근로자들이 필요한 것이 무엇인지를 확실히 파악하기 위해 설문지나 포커스 그룹인터뷰를 이용한다. 대상 목표로 삼은 근로자들의 메일링 목록을 만들어서 지원 메시지를 보낸다.

- 신체활동 중재 그룹을 공식화해서 첫 번째 미팅시간, 날짜, 장소 등을 정한다. 첫 번째 미팅에 참여할 수 있는 내용 전문가(필요에 따라서는 향후의 미팅에도 참여시킬 수 있는)를 섭외한다. 그 미팅에서 전문가 소개 및 그룹의 목표를 결정하도록 하고 그룹을 위한 자신들의 고유한 아이디어를 공유하게 한다.
- 의사소통이나 실행계획에 도움을 줄 수 있는 잠재적인 그룹 지도자를 찾는다. 제안된 미팅 스케줄을 수립하고 회의장소를 예약하기 위해 지인을 이용한다. 필요하다면 회의실 관리권한을 얻을 수도 있다.
- 근로자들의 신체활동 상황과 현재의 상태 파악을 위해 정기적인 회의에 참여한다.

5단계

유지단계

5단계의 근로자들은 적어도 6개월 동안은 정규적으로 신체활동을 해왔기 때문에 신체활동에 익숙한 상태이다. 프로그램의 목표는 예상할 수 있는 일탈(깜빡 실수로 신체활동을 하지 않을 수 있는 경우)에도 신체활동을 지속하도록 하고, 신체활동으로 발생할 수 있는 위협적인 상황에 대한 대책을 세우게 하고, 오랜 기간 동안 신체활동을 지속할 수 있도록 동기부여하는 것이다. 다음은 이러한 목표를 달성하기 위한 몇 가지 제안들이다.

근로자들이 신체활동하면서 좌절하지 않도록 예방하는 데 도움이 될 수 있는 전략은 무엇인가?

- 적어도 6개월 이상은 신체활동을 해온 사람들을 목표 대상으로 한 인쇄자료를 배포한다.
- 걷기나 달리는 자선행사를 후원한다.
- 지속적인 목표설정을 장려하기 위해 만보기, 자가 모니터링 소책자, 자가 모니터링 형태의 마그넷 홍보자료를 무료로 제공한다(6장).
- 근로자들에게 함께 신체활동을 하고자 하는 가족, 친구, 직원 혹은 동료들에 대한 후원을 요청하도록 한다.
- 신체 부상을 예방하기 위한 워크숍을 실시한다.
- 신체활동이 지루하지 않기 위한 대체 운동기술을 가르친다.

이 단계에서 직원을 위해 적절한 특별행사는 어떤 것이 있는가?

- 10월에 개최되는 국가 조깅 날National Jogging Day은 1차 달리기 시즌이 종료되거나, 특히 북부 지역에서 겨울 동안 달리기가 힘든 출전자를 준비하게 하고, 달리기를 계속할 수 있도록 격려하는 기회이다(Glaros, 1997).
- (자선기금 모금을 위한) 5 km 걷거나 달리기 대회를 개최한다. 팀 행사를 위해 아버지와 아들과 같은 가족참여를 고려한다(Glaros, 1997).
- 추수감사절이나 새해 첫날에 끝나는, 도착지 기반 혹은 거리를 목표로 하는 걷기 · 달리기 프로그램을 시작한다(Glaros, 1997).
- 만약 사업장이 날씨변동이 많은 지역에 위치해 있다면, 추운 날씨에 신체활동하는 데 선보일 수 있는 훈련 방법과 특별한 의복 등을 주제로 세미나를 개최한다.
- 달리기를 하지 않지만 관심이 있는 사람들에게 달리기를 소개하는 세미나를 개최한다.
- 야외 걷기나 달리기에 대체할 수 있는 트레드밀을 소개하는 행사들을 계획한다.
- 특히 새로운 멤버들에게 걷기 동아리에 적극적으로 참여하도록 홍보한다.

■ 겨울 동안 실내 신체활동을 지속적으로 할 수 있는 지역 대학 혹은 지역 스포츠 시설들과 같은 장소 리스트를 발굴한다. 만약 가능하다면 그 장소의 지도를 제공한다(Glaros, 1997).

9장의 결론

대부분의 미국인들이 집 밖에서 일을 하기 때문에, 사업장 신체활동 프로그램은 많은 사람들에게 접근하기 좋은 방안이다. 전통적인 사업장 프로그램들은 대부분 신체활동을 하려고 동기부여된 근로자들만 유치하려는 경향이 있었다. 그러나 이 장에서 소개한 단계별 접근은 전통적인 프로그램보다 더 많은 근로자들을 유치하고 프로그램의 참여를 유지시킬 수 있다. 이 장을 통해 사업장에서의 모든 근로자들의 요구에 맞추어진 신체활동 프로그램을 개발하고, 프로그램 운영에 유익한 정보를 제공받았기를 기대한다.

CHAPTER 10

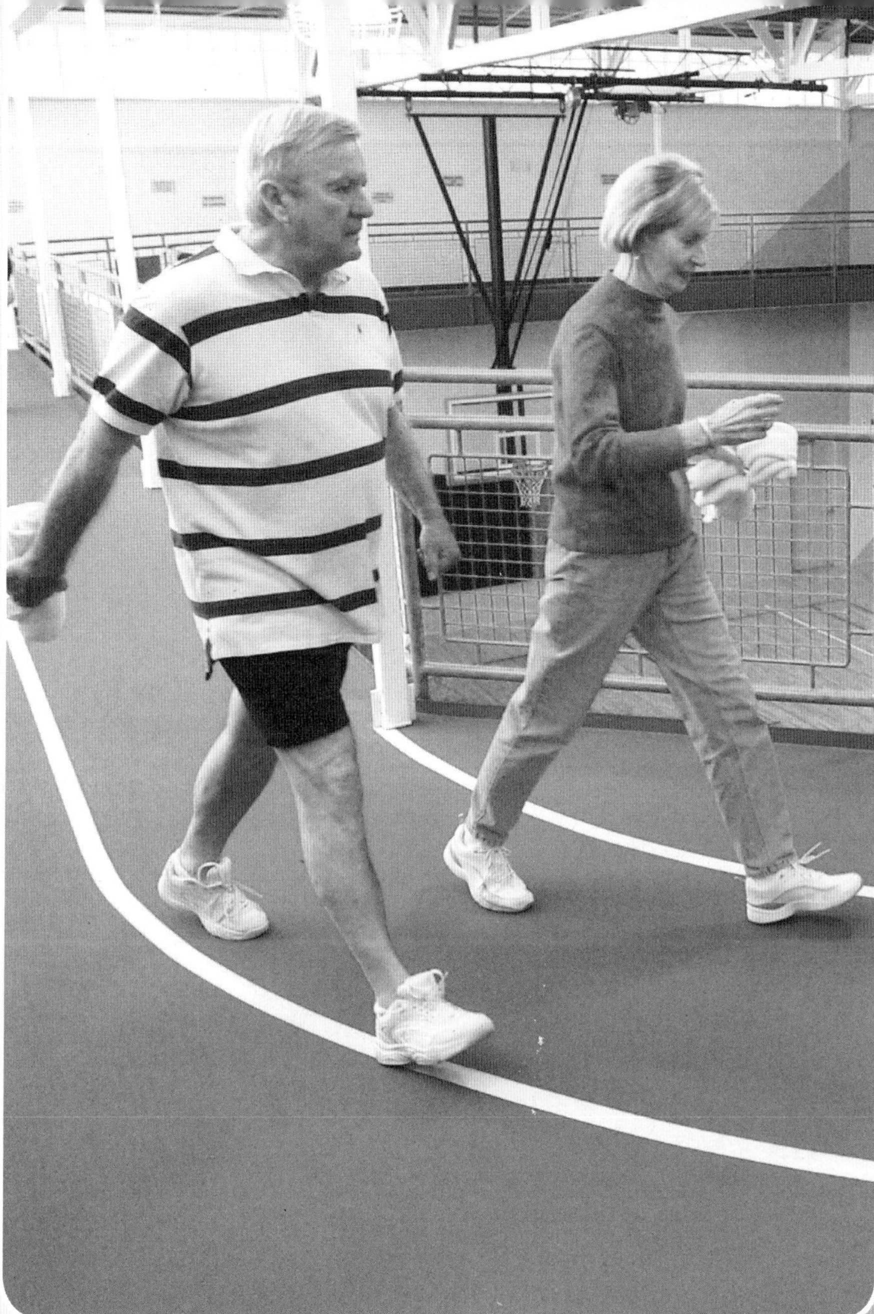

지역사회 프로그램에서 변화단계모형 적용

Using the Stages Model in Community Programs

지역사회 기반의 신체활동 프로그램을 설계 · 구현함으로써, 그 프로그램은 지역사회의 전체 주민에 영향을 줄 수 있을 것이다. 그러나 지역사회 전체 주민들의 요구를 충족할 수 있는 프로그램을 개발하는 것은 부담스러운 작업이 될 수 있다. 특정 지역사회의 사람들은 매우 다양한 특징을 가지고 있기 때문에 어떤 사람들을 주된 목표 대상으로 삼을 것인가? 어떤 프로그램이 사람들에게 가장 도움이 될 것인가? 등을 결정해야 한다. 또한 대규모의 프로젝트는 매우 비용이 많이 든다. 그러나 지역사회 프로그램은 대중매체, 인쇄 자료 그리고 지역사회 지도자들과 같은 다양한 의사소통 채널과 (자선기금 모금을 위한) 달리기 대회와 건강박람회와 같은 조직적인 행사를 통해 열의가 없는 많은 사람들에게도 접근할 수 있는 장점이 있다. 또한 스마트폰, 인터넷과 같은 과학기술을 활용하여 일인당 저비용으로 지역사회의 많은 주민들에게 접근할 수도 있다(Marcus, Owen, Forsyth, Cavill, & Fridinger, 1998; Marcus et al., 2007; Marshall, Owen, & Bauman, 2004).

신체활동을 포함한 심혈관 건강을 개선하기 위한 지역사회 캠페인은 30년 이상 해오고 있다. 스탠퍼드 5개 도시 프로젝트Stanford Five-City Project와 같은 프로그램(Young, Haskel, Taylor, & Fortmann, 1996)과 미네소타 심장건강 프로그램(Luepker, Murray, Jacobs, & Mittelmark, 1994)은 신체활동을 홍보하면서 혈압, 나쁜 식습관, 흡연을 포함하는 몇 가지 심혈관 위험요소들에도 초점을 맞추고 있다. 과거 지역사회 기반 프로젝트는 신체활동하기 위한 동기준비 수준을 고려하지 않고, 모든 사람들에게 일반적인 신체활동을 장려하기 위해 만든 접근법을 주로 이용하였다. 따라서 비록 신체활동의 이점에 대한 인식을 증가시키는 데에는 도움이 되는 프로그램일지라도 신체활동 습관을 향상시키는 데는 효과가 적었다(Marcus, Owen, et al., 1998).

이 장에서 소개하는 지역사회 신체활동 프로그램은 타깃 고객을 소집단으로 분할하여, 지역사회 주민들의 요구에 더욱 잘 부합되도록 하였고, 이들 각 하위집단에 맞는 프로그램 적용을 매우 중요하게 고려하였다. 그리고 주민들을 동기준비 단계별로 구분한 후, 단계별 맞춤형 메시지를 전달한 연구에서는 사람들의 행동을 변화시키기 위한 전통적인 접근보다 더욱 성공적이라는 것을 입증하였다(Marcus, Bock, et al., 1998; Marcus, Emmons et al., 1998; Will, Farris, Sander, Stockmyer & Finklestein, 2004). 5장에서는 점프 스타트Jump Start, 내딛기 프로젝트Project STRIDE, 움직임 속으로Step Into Motion와 같은 프로그램들에 대한 보다 자세한 설명을 제공하였다.

이 장에서는 지역사회 주민들을 위한 신체활동 프로그램을 설계하기 위해 동기준비단계의 활용 방법과 효과적인 전략들에 대해 논하고자 한다. 지역사회 프로그램을 설계하고 적용하기 위한 훌륭한 기초자료인 '신체활동 홍보하기: 지역사회 활동을 위한 가이드(USDHHS et al., 1999)' 또한 참조할 수 있다. 서론에서는 프로그램을 개발하기 위해 동기준비단계를 사용하는 이유에 대해 설명하고자 한다.

변화를 위한 지역사회의 준비상태 평가

전통적으로 변화모델을 위한 준비단계는 개인 수준의 행동변화를 설명하는 데 사용되었다(USDHHS et al., 1999). 그러나 지역사회 주민들에 대한 신체활동 우선순위를 설정하고 특정 지역사회가 어떻게 준비해야 하는지를 설명하기 위해 전체 지역사회에도 적용해왔다(Abrams, 1991; McLeroy, Bibeau, Steckler, & Glanz, 1998; USDHHS et al., 1999). 연구자들과 보건기획자들은 개별 행동변화를 위해 가장 중요하게 고려해야 할 점이 환경적 요인이라는 것을 주장해왔는데(Heath et al., 2006; Humpel, Owen, & Leslie, 2002; kahn et al., 2002), 예를 들면 보도 및 자전거 산책로는 개별 행동변화의 가능성을 향상시킬 수 있다. 고용주가 근로자들에게 신체활동을 하기 위한 시간 할애를 하지 않는 것과 같은 기관 요소들 역시 개인의 행동변화에 영향을 미친다. 지역사회 수준의 신체활동 준비단계도 지역사회 공무원의 지원 같은 사회 요인에 영향을 받는다. **그림 10.1**에 도식화되어 있는 환경적, 사회적 그리고 조직적 요인은 서로에게 영향을 미치기 때문에 변화를 위한 지역사회의 준비에 있어서 모두를 신중하게 고려해야 한다. 다음은 지역사회 수준에서 변화의 단계를 어떻게 해석할 수 있는지에 대한 구체적인 예이다(USDHHS et al., 1999, p.62):

- 근로자에게 신체활동을 하면 인센티브를 주는 것과 같이 건강혜택을 포함하는 변화를 고려하는 사업장은 '변화에 대해 생각을 하는 2단계'에 속한다고 볼 수 있다.
- 비용 효과적인 신체활동 프로그램을 제도화하기 위해 이미 적절한 조치를 취하고 있는 관리자가 있는 사업장은 '신체활동 습관을 형성하는 5단계'에 속한다고 볼 수 있다.
- 많은 학교에 그 프로그램을 적용하기 전에 한 가지 신체활동 모델을 시범운영하고 있는 학교가 있는 학군은 '약간의 신체활동을 하는 3단계'에 속한다고 볼 수 있다.
- 보행자 및 자전거 전용도로의 오래된 선로를 변환하려는 건설 시공단계에 있는 지역

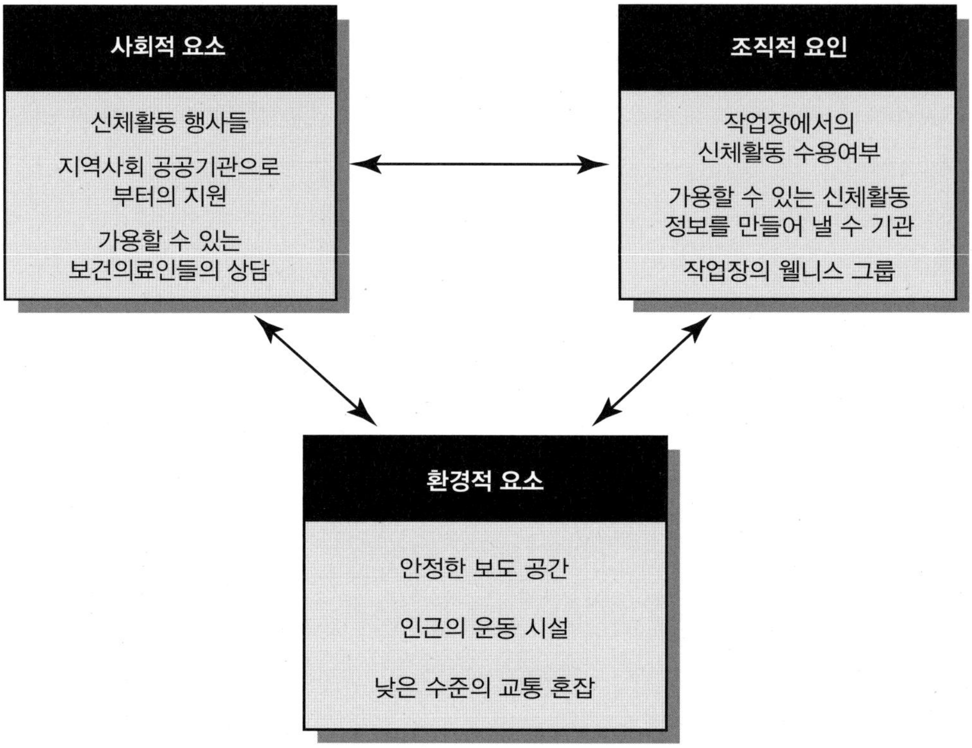

그림 10.1 변화를 위한 지역사회 준비와 관련된 사회적, 조직적, 환경적 요인의 영향

사회는 4단계 혹은 활동단계임을 보여준다.

지역사회의 동기부여 준비단계를 평가하게 되면 지역사회 수준에서 변화를 방해하는, 예를 들면 걷기에 안전하지 않은 지역, 신체활동과 관련된 행사부족, 지역사회 공무원으로부터의 지원 부족 등과 같은 장애요소와 신체활동을 위한 지역사회의 잠재적 지원체계를 파악하는 데 도움이 된다(예를 들면, 자신들의 환자의 신체활동에 대해서 기꺼이 상담을 해줄 수 있는 의료인, 이미 웰니스 그룹이 가동 중인 회사 등). 신체활동 증진을 위한 지역사회의 동기부여 준비는 다양한 방법으로 평가할 수 있다. 지역사회의 물리적 환경을 조사하거나, 이제 막 신체활동을 하려 하거나 현재는 신체활동을 쉬고 있는 주민들이 이미 지역사회의 지원 체계가 가동하고 있다고 믿고 있는지 여부를 확인하기 위해 다양한 연령층 및 사회 계층의 지역사회 구성원과 인터뷰를 할 수도 있다(예를 들면, 안전한 걷기 구역, 직장 내에서 신체활동의 수용, 인근의 지역사회 운동 시설). 또한 신체활동과 관련된 목표나 관행에 대한 지역사회의 의지를 확인해야 한다. 예를 들면, 신체활동에 유용한 정보를 제공하고자 희망하는 조직이 있는가? 신체활동 관련 행사가 개최되는가? 등.

지역사회의 동기부여 준비단계에 대한 평가는 신체활동 홍보활동에 대한 지역사회의 현재 상태, 지역사회가 신체활동 홍보활동을 하려는 의지, 그리고 현재 도달한 단계, 혹은 이미 그러한 활동을 수행하려고 하는 계획 등을 포함해야 한다(USDHHS et al., 1999). 또한 신체활동과 관련된 특정 행동 목표를 달성할 수 있는 지역사회의 능력도 평가해야 한다(USDHHS et al., 1999). 이와 같은 행동 목표는 이 분야에서 다음과 같은 활동을 포함할 수 있다.

■ **사회적 네트워크.** 지역사회의 워킹그룹을 개발한다. 지역의 보건의료 기관들 간의 연계협력을 조성한다. 기업과 운동시설 간의 파트너십을 장려한다. 지역사회의 구성원들에게 아이디어 및 정보를 제공하고 격려하기 위한 직통전화를 개설한다.

■ **환경.** 더 많은 자전거 및 도보 전용도로를 확보하기 위한 기금을 마련한다. 운동시설 주변의 주택지를 개발한다. 대중교통 노선을 증가시킨다. 인도에 적절한 조명시설을 설치한다.

■ **지역사회 규범.** 근무지에서 이동수단으로 헬멧을 착용하고 자전거를 타도록 장려한다. 체력 단련 시설 내에 보육시설의 필요성을 광고한다. 신체활동 메시지를 전달할 수 있는 지역사회의 지도자를 확보한다.

■ **정책 및 조례.** 근로자들을 위해 신체활동을 권장하는 회사에 대해 세금감면을 해주도록 로비한다. 녹색 공간에 대한 구역설정 법률을 통과시킨다.

구상 중인 프로그램에 대한 아이디어를 얻기 위해 지역사회의 동기준비단계를 평가하고 나면, 지역사회 내에서 개인의 요구를 충족시킬 수 있는 방법에 대한 생각을 시작할 수 있다.

지역사회 개별주민에게 접근하기

특정 지역에 있는 모든 사람들에게 영향을 미치는 목표는 비현실적이다. 결국 모든 사람에게 영향을 미치겠다는 목표를 가진 프로그램은 어느 누구에게도 확실한 도움을 줄 수 없다. 앞에서도 언급하였지만 일반적인 프로그램은 신체활동을 채택하는 데 영향을 미칠 개인차에 대해 설명해주지 못한다. 지역사회의 신체활동 프로그램에 대한 보다 적절한

사례

지역사회 내에서의 변화 창출

WISEWOMAN(전국 여성들의 개인적인 가치를 얼마나 성숙하게 통합하였는가를 평가하는 적격심사, Well-Integrated Screening and Evaluation for Women Across the Nation) 프로젝트는 전국적으로 중년이면서 재정적으로 어려운 여성들을 위해 초기 스크리닝을 하여 건강생활습관을 향상시키기 위해 CDC에서 개발된 사업이다(Will, Farris, Sanders, Stockmyer, & Finklestein, 2004). 보험에 가입 혹은 하지 않은 50~64세의 모든 여성들이 참여하는 '국제 유방암과 경부암 조기검진 프로그램'을 진행하는 병원을 통해 심혈관 질환 예방 프로젝트의 일환으로 WISEWOMAN에 참가할 여성들을 모집하였다. 병원들의 절반 정도는 스크리닝에 대한 최소한의 중재minimal intervention, MI를 제공하였고, 필요시 추천에 의해 추후관리를 하였다. 또한 보다 향상된 중재enhenced intervention, EI를 하는 병원은 사회적 인지이론과 사회생태학적 모델에 기반한 건강한 식습관, 금연, 그리고 중강도 신체활동 중재 프로그램들을 제공하였다. 그리고 많은 주에서 특별한 신체활동 중재 방법들이 다양하게 활용되었다. 향상된 중재EI 참여자들은 최소 중재MI 참여자들과는 대조적으로 12개월에 걸쳐 중강도에서 고강도 신체활동까지 향상되었다고 보고되었다(Jacobs et al., 2004; Staten et al., 2004; Stoddard, Palombo, Troped, Sorensen, & Will, 2004).

매사추세츠 프로그램에서 더 구체적으로 보면, 향상된 중재EI는 맞춤식, 자기 모니터링, 변화를 위한 준비, 자아효능감, 체형만들기, 사회적 지지, 장애요소 극복 방법 등을 포함하였다(Stoddard et al., 2004). 참가자들은 개별적인 신체활동 평가와 의사들로부터 상담과 평가를 하는 일대일 신체활동 상담(Calfas et al., 2002), 워킹그룹, 신체활동을 위한 지역사회 연계자원 목록, 또래 사회적 지지들을 제공받았다(Stoddard et al., 2004). 다양한 중재활동 중 4분의 3은 신체활동 기술을 익힐 수 있도록 참여자들에게 반복적인 기회를 제공하는 신체활동 구성요소가 포함되었다. 게다가 향상된 중재EI 방법 연구에 참여한 여성들은 제공되는 프로그램에 참여하면서 신체활동 구성내용을 선택하고, 설계하는 데에도 도움을 받았다. 사회적 상호작용과 지지는 이러한 활동을 장려하는 데 도움이 되었다. 그 결과 참가자의 96%는 그 프로그램의 신체활동 내용에 대해 매우 만족하였고, 사회적 지지는 신체활동을 향상시키는 데에 영향을 미치는 것으로 나타났다. 매사추세츠 연구의 연구자들은 문화적 및 연령에 적합하게 설계된 중재 방법과 반복적인 신체활동 기회를 제공하고, 사회적 지지를 향상시켜 주는 것이 서비스를 충분히 받지 못한 취약한 여성들의 신체활동 프로그램의 효과성을 증진시킬 수 있는 유망한 전략이 되었다고 보고하였다.

목표는 지역사회 내에 있는 보다 많은 주민에 접근하는 것이다.

대규모의 사람들을 위한 사업장 프로그램을 개발하려면, 우선적으로 접근하고자 하는 대상자들의 요구를 사정해야 한다(USDHHS et al., 1999). 지역사회 대부분의 주민들 혹은 목표 대상을 선별하여 단계를 판정할 수도 있다. 신체활동 프로그램을 기획하기 전에 신체활동에 대해 생각하고 있는 프로그램의 타깃 고객이 누구인지, 그들이 왜 좀 더 신체활동을 하려고 하는지, 이면에 숨기고 있는 것이 무엇인지, 정보를 얻을 수 있는 곳은 어딘지, 지원 가능한 자원이 있는지 등을 확인해야 한다. 그런 후에야 그들의 요구를 충족시키기 위한 메시지를 지정할 수 있다.

타깃 고객의 요구를 중심으로 한 프로그램 설계의 접근 방식은 사회적 마케팅이라는 비즈니스 마케팅의 원칙을 기반으로 한다(Kotler & Zaltman, 1971). 사회적 마케팅은 최선의 마케팅은 소비자가 무엇을 믿고 있는지에 귀를 기울이는 방법으로 마케팅 담당자가 소비자의 믿고 있는 것이 무엇인지에 귀 기울이는 것이 소비자에게 최상이며, 소비자를 위해 무엇이 최상인지를 말하게 하는 것보다는, 오히려 소비자의 인식에 맞추어서 해결책을 만들어 내는 방법이다. 소비자의 인식은 선별된 대상 중 대표가 될 수 있는 사람에게 개인 면담을 하거나 포커스 그룹 인터뷰를 통해 파악할 수 있다. 미국 전역을 통해 시도되었던 12 CDC 투자 WISEWOMAN 프로젝트는 일반적으로 이 사회적 마케팅 접근이 어려운 인구를 대상으로 하였음에 불구하고 긍정적인 결과를 얻어낸 좋은 사례라고 할 수 있다.

단계 맞춤형 메시지 개발

선별식targeting과 맞춤식tailoring 접근 방법은 신체활동 메시지를 전달하기 위해 매우 유용한 2가지 사회적 마케팅 전략이다(**그림 10.2**). 선별식 접근 방법은 동기준비단계와 같은 일부 특성에 따라 인구를 집단으로 나눈 후, 이러한 특성에 맞는 프로그램을 제공하는 것이다. 선별 접근 방법은 정해진 그룹의 구성원이 하나의 메시지를 그룹의 모든 구성원에게 효과적으로 의사소통할 수 있는 방법이라 할 수 있다. 동기부여단계에 의해 선별한 후, 신체활동에 관한 단계별 프린터 자료를 전달하는 것은 신체활동 태도를 효과적으로 증진시키는 것으로 나타났다(Marcus et al., 1992; Marcus, Emmons, et al., 1998). 5장에서는 Imagine Action and Jump Start: A Community-Based Study와 같은 프로그램들을 보다 자세히 기술하였다.

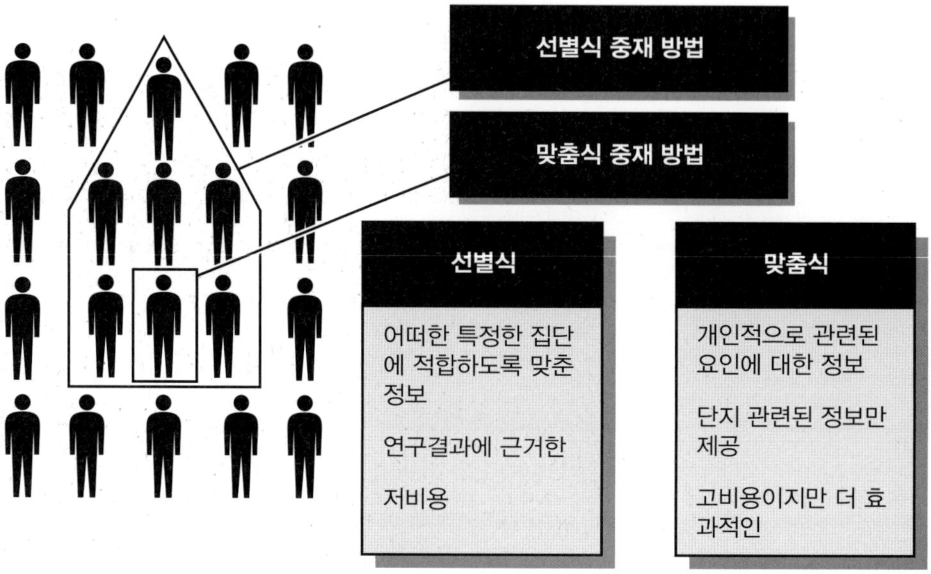

그림 10.2 신체활동 증진을 위한 선별 대 맞춤식 접근 방법

맞춤식(형) 프로그램은 동기부여 준비단계 수준에 따라 각 구성원을 맞추어 준다. 각 개인별 관련 메시지는 자아효능감, 인지적 및 행동적 전략의 이용, 성과에 대한 기대와 같은 요인들에 관한 질문에 대한 각 개인의 응답에 기초를 두고 만들어진다(Marcus, Nigg, Riebe, & Forsyth, 2000). 비록 맞춤식 접근 방법이 아직은 더 많은 검정이 필요하지만, 개인별 관련 메시지를 제공함으로써 사람들이 그 메시지를 읽고, 활용할 가능성이 높아질 것이라고 믿는다. 결국 이것은 개인의 행동변화를 위한 정보를 이용할 가능성을 증가시킨다고 보는 것이다.

비록 개인적으로 맞추어진 방법과 단계 맞춤식 메시지를 제공하는 것이 이상적으로 완전한 것 같지만, 하나의 선별된 메시지를 전달하는 것보다 고비용이고 집중적인 노력이 요구될 수도 있다. 선별식과 맞춤식 접근 방법 둘 중에 하나를 선택할 때 비용과 이점을 따져보아야 한다. 컴퓨터와 인터넷 등의 과학기술을 통해서는 개별적으로 맞추어진 신체활동에 대한 메시지 전달 방법이 비용 효과적이다. 게다가 이와 같은 과학기술들은 면대면 상담에 대한 의존을 넘어서 적절한 가격으로 개별적 맞춤식 상담으로 이어질 수 있게 한다(5장의 Jump Start: A Community-Based Study [Marcus, Bock, et al., 1998] and Project STRIDE [Marcus, Napolitano, et al., 2007]와 같은 컴퓨터로 만든 맞춤식 메시지를 이용한 프로그램의 설명 참조).

타깃 고객에 도달하기 위한 미디어(매체) 기반 접근의 이용

신체활동에 관한 선행 연구를 고찰해보면 메일, 통신과 같은 메시지 전달 프로그램에 미디어 기반접근을 이용한 중재는 면대면으로 전달하는 프로그램보다 더욱 효과적이라는 것을 알 수 있게 된다(Dishman & Buckworth, 1996). 미디어 기반 접근은 사람들에게 신체활동 프로그램을 실행하는 방법을 잘 선택하게 하고, 프로그램의 적응성도 증가시키기 때문에 더욱 효과적인 것으로 나타났다. 반면에 면대면 프로그램은 주로 상담사가 참석한 상태에서 일부의 신체활동을 수행해야 하는 단점이 있다. 게다가 대부분의 가정에 우편, 전화, 인터넷으로 접근 가능하기 때문에 미디어 기반접근법이 훨씬 효율적일 수 있다.

프린터

프린터 기반의 단계별로 선별된 신체활동 프로그램은 맞춤식, 자조 신체활동 프로그램의 메시지를 프린터된 인쇄물로 우편 전달함으로써, 신체활동을 거의 하지 않는 성인들이 신체활동을 더욱 많이 하는 데 도움이 되는 방법이다(예: Cardinal & Sachs, 1996; Marcus et al., 1992; Marcus, Bock, et al., 1998). 참가자에게는 변화의 과정, 자아효능감, 결정적 균형 설문지(부록 A의 설문지 4.1, 4.2, 4.4)와 같은 신체활동 관련 측정 방법과 변화단계 설문지(부록 A 설문지 2.1)가 함께 우편으로 배달된다. 각 개인은 이러한 설문조사가 배송된 하루 혹은 이틀 이내에 관련 인쇄자료를 받게 된다.

전화

대부분의 미국인 가정에서 가지고 있는 전화는 특정한 지역사회 내에 거주하는 많은 사람들에게 접근할 수 있는 또 다른 방안이다. 더욱이 전화에 의해 신체활동을 상담받는 것은 신체활동을 하지 않는 사람들을 더욱 많이 하도록 하는 데에도 도움이 된다. 예를 들면, 학사출신 보건교육사들이 전화로서 신체활동을 거의 하지 않는 노인들에게 가정 기반의 신체활동에 관해서 상담을 한 연구결과, 전화상담은 노인들로 하여금 조직화된 신체활동 강습보다 중강도에서 고강도의 신체활동 프로그램에 보다 잘 참여하도록 이끌었다는 것을 확인하였다(King, Haskell, Taylor, Kraemer, & DeBusk, 1991; King, Taylor, Haskell, & DeBusk, 1988).

또 다른 연구에서는 보건교육사들에 의해 전화로 신체활동에 대한 상담을 제공한 경우와 전화로 접속하여 컴퓨터를 통해 상담을 제공한 경우의 효과성을 비교하였다(King et al., 2002; King et al., 2007). 컴퓨터 기반의 프로그램에 참여한 사람들은 전화기의 좌판을 이용하여 주별 신체활동시간 혹은 보다 많이 움직이고자 하는 의도, 다음 주의 자신의 신체활동 목표, 신체활동과 관련된 주제에 대한 정보를 듣기를 원하는지의 여부 등을 입력하도록 하였다. 컴퓨터 시스템은 그들의 자료를 저장하여 참여자의 동기준비단계에 적합한 녹음된 음성 메시지를 전달하였다. 이와 같은 전화 프로그램은 즉각적인 지원과 피드백을 제공하는 이점이 있었으며(Marcus et al., 2000), 선행연구를 통해 그 효과가 입증되었다(Pinto at al., 2000). 이 프로그램은 전화하기 위해 기다리는 사람보다는 적극적으로 전화하는 사람들에게 이용될 수 있었다. 게다가, 사람들은 하루 동안 어떤 시간 혹은 일주일에 어떤 날도 상관없이 그들이 필요하다고 느낄 때, 신체활동을 위한 상담전화를 할 수 있었다(Marcus et al., 2000). 그들이 필요할 때 신체활동에 대한 상담을 받는다는 것은 실제 사람에게 상담을 받고자 할 때는 항상 가능한 것은 아니기 때문에 더욱 효과적이었다.

인터넷

인터넷의 이용은 급격히 증가하고 있다; 2005년 미국 성인의 73%가 인터넷에 접속하였다(Madden, 2006; Madden & Rainie, 2003). 인터넷 이용자의 10분의 8은 온라인으로 건강정보를 보고 있다(Fox, 2006; Rees, 2005). 그리고 13%는 특히 신체단련과 영양에 관한 정보를 검색한다(Fox, 2006). 최근 많은 수의 인터넷 이용자들이 온라인으로 건강관련 정보를 검색하기 때문에 이러한 숫자는 건강과 신체단련 관련 웹사이트가 그만큼 증가한 이유로 보인다. 특히 이들 사이트(예: www.sfapeup.org)에서는 이용자들의 맞춤식 정보를 제공하고 있다. 부록 B는 여러 가지 신체활동 관련 웹사이트 목록이다.

움직임 속으로Step Into Motion(Marcus, Lewis et al., 2007; 5장의 자세한 설명 참조)와 같은 프로그램들은 웹사이트에서 접속자가 자신의 변화단계를 질문하면, 대답을 해주고 그와 관련된 메시지를 제공한다. 그리고 또 다른 관련된 단계에 적합한 자료들과 링크할 수 있도록 해주고, 이러한 전달 방법은 신체활동하지 않는 성인들이 6~12개월 동안 추후관리를 통해 더욱 많은 신체활동을 하도록 도와준다.

월드와이드웹World Wide Web, WWW을 이용하여 신체활동 프로그램을 전달하는 경우는 참가자로 하여금 그들이 관심을 가졌던 정보를 얻을 수 있게 하고, 또한 그들 스스로 정보를 습득할 수 있도록 가르쳐준다. 이메일과 온라인 채팅게시판은 낮과 밤 어떤 시간에도 반복적으로 프로그램 지도자와 다른 프로그램 참여자들로부터 지지와 격려를 제공받을 수 있는 방안이다. 인터넷과 컴퓨터화된 전화시스템과 같은 과학기술은 단지 면대면 프로그램보다 비용효과적인 것뿐만 아니라 지역사회 모든 주민들에게 신체활동에 관련된 조언에 보다 잘 접근할 수 있게 한다.

타깃 고객에 도달하기 위해 지역사회 지도자들과 함께 활동하기

신체활동 프로그램을 지역사회에 전달하기 위한 또 다른 유망한 방법은 목표 대상으로 삼으려고 노력하는 사람들 집단에 가장 영향력을 행사하는 사람들을 통해서이다(King, 1998). 이들 영향력 있는 사람들은 의사, 리포터, 방송기자, 그리고 선생님들이다. 예를 들면 환자들에게 단계별 신체활동 상담을 제공할 수 있는 의사, 간호사, 심리상담사, 그리고 다른 보건전문가들을 훈련하기 위해 신체활동 증진에 관한 학점인정 보수교육 과정을 개발할 수 있다(King, 1998). 이와 유사한 것으로 일상생활 활동을 향상시킬 수 있는 체육교육 지도자들은 그들이 가르치는 학생에게 인지 및 행동전략을 이용하도록 권장하는 방향으로 훈련할 것을 제안할 수 있다(King, 1998). 여론에 영향력을 미치는 정치가, 성직자, 그리고 다른 지역사회 지도자들 또한 지역사회 혹은 최소한 목표 대상으로 삼고 있는 지역사회 내의 주민들에게 본 프로그램을 공식적으로 지지하는 것을 보여주는 것도 도움이 될 수 있다.

지역사회 신체활동 프로그램을 위한 단계 특성별 전략

다음은 지역사회 신체활동 프로그램의 설계를 돕기 위한 중재전략 목록이다. 이 장과 다른 장에서 강조하였던 바대로 모든 사람들에게 적용할 수 있는 단일화된 프로그램은 없다. 그래서 프로그램 개발을 위한 단계적이고 자세한 가이드를 제공해줄 수는 없다. 오히려 다음에 제시한 전략들 중 몇 개를 선택하여 프로그램 설계자의 고유한 아이디어를 보태어 개발하기를 희망한다. 왜냐하면 목표로 하는 대상자들의 요구와 그들이 속해 있는 지역사회의 변화단계, 그리고 설계하는 과정 중의 시간적 제약, 재정적 여건을 고려한 프로그램을 만들어야 하기 때문이다.

1단계

무관심단계

이 단계에 속한 인구집단을 위한 목표는 (a) 신체활동의 이익, (b) 지역사회 내에서의 지지, (c) 다른 지역사회 주민들의 신체활동에 대한 인식을 향상시키는 데 도움을 주는 것이다. 다음은 인식 향상과 일상생활에서 할 수 있는 신체활동의 역할에 관한 생각을 시작하도록 격려할 수 있는 몇 가지 전략들이다.

신체활동을 고려하지 않는 사람들에게 접근하기 위해 이용할 수 있는 의사소통 채널은 어떤 것인가?

- 현재 신체활동을 하겠다는 생각을 하지 않는 사람들을 대상으로 한 인쇄된 자료를 배포한다.
- 메시지에 대한 시각적인 효과를 높이기 위해 미디어를 활용한다. 다음과 같은 활동을 수행하면 가능할 것이다(USDHHS et al., 1999):
  - 시각적 혹은 뉴스거리로 가치가 있는 행사에 신문기자를 초대한다.
  - 특집기사 작성을 리포터와 함께한다.
  - 적시에 보도 자료나 신문 기사를 제공한다.
  - 라디오나 텔레비전의 토크쇼에 게스트로 참가한다.
  - 라디오, 텔레비전, 또는 케이블 광고 시간을 구매한다.
- 상점 정면의 창문, 옥외 광고 간판, 지역사회 게시판, 주요도로 혹은 지역사회의 주요 위치에 플랜카드를 이용하여 프로그램의 주된 메시지와 로고를 게시한다(USDHHS et al., 1999).
- 신체활동과 건강증진 메시지가 포함된 매우 큰 스티커를 디자인한다(USDHHS et al., 1999).

- 공익기업, 은행, 그리고 다른 기관의 급여통지서에 홍보 및 교육 자료를 게재할 수 있도록 요청한다. 그리고 병원의 대기실과 회비를 지불하고 가입하는 종합적인 건강관리 기관, 사적인 의사들의 사무실, 병원, 정신건강센터, 노인복지회관 등에 홍보 및 교육 자료를 게시할 수 있도록 요청한다(USDHHS et al., 1999).

초기단계의 사람들과 주로 관련된 정보형태는 어떤 것인가?

- 운동부하 검사, 혈압 측정, 혹은 체지방 성분평가를 포함한 건강박람회를 개최한다.
- 신체활동으로 얻을 수 있다고 믿기 어려운 장기적 이익보다는 신체활동을 하면 활기가 북돋우어지고, 잠이 잘 오며, 스트레스가 완화되고, 자신감이 생기는 등의 단기적인 이익에 대해 강조한다.
- "고통 없이 얻을 수 있는 것은 없다(고통스러울 만큼 신체활동을 해야 효과가 있다)", "신체활동을 하면 심장마비와 같은 과도한 위험이 초래될 수 있다" 등과 같은 신체활동에 대한 오해를 없애도록 한다.
- 신체활동을 하지 않음으로써 놓칠 수 있는 것(예를 들면, 신체활동함으로써 즐거워지고, 자존감이 향상되는 등)에 대한 인식을 향상시킨다.

변화를 고려하는 사람들을 신체활동할 수 있게 하는 또 다른 전략은 어떤 것들이 있는가?

- 사람들에게 자신이 성공한 상황을 그려보도록 도와준다. 즉, 행복하고, 건강하며, 활기찬 일상생활을 하는 등.
- 신체활동이 그들에게 어떻게 이익을 가져다줄 것인가에 관해 생각하거나, 그러한 이익에 대한 글을 읽도록 장려한다. 이러한 집단을 위해서는 신체활동하지 않아서 생기는 위험요인에 대한 생각으로 머물러 있기보다는 오히려 신체활동의 이점에 대해 초점을 맞추는 것이 좋다.
- 활발한 신체활동을 함으로써 얻어질 수 있는 이점과 사람들이 생각하는 가장 우선순위를 두는 삶, 가치 있다고 여기는 삶(예: 가족과의 관계, 개인의 종교 및 신념, 건강, 행복 등)과 연결시킨다.
- 사람들로 하여금 그들이 움직이지 않는 생활태도가 개인적으로 그리고 다른 사람들의 삶 혹은 생활에 어떻게 영향을 미치는지를 알도록 격려한다(예: 신체활동을 하지 않는 부모가 자식들에게 건강하지 않는 라이프스타일의 모델이 되는 것 등).

1단계

신체활동을 위한 지역사회의 지원 정도를 어떤 방법으로 보여줄 수 있겠는가?

- 보건의료인들이 그들의 환자들에게 신체활동으로부터 어떻게 혜택을 받을 수 있는지에 관해 조언하도록 권장한다.
- 목표 대상으로 하는 사람들에게 신뢰가 있고 존경하며, 믿음이 있거나 사람들의 인식을 향상시키는 데 도움이 될만한 대변자를 선택하게 한다. 지역사회 내의 롤모델을 찾는다. 프로그램을 지지할 수 있는 지역 사람들을 모집한다(USDHHS et al., 1999).
- 다음과 같은 선별적인 정보전달 캠페인(USDHHs et al., 1999)과 세션을 개최한다:
  - Lunch-'n'-learn 혹은 지역사회 강좌
  - 워크숍, 세미나 혹은 성인 학습강좌
  - 청소년 그룹 프로그램
  - 일대일 상담 혹은 지도
  - 라디오와 텔레비전 토크쇼에 게스트로 참석
  - 신문에 사설 혹은 특집기사 투고
- 사업장, 학교와 로터리클럽, 기업과 전문직 여성, 혹은 미국은퇴협회American Association of Retired Persons 등과 같은 지역사회 조직에 신체활동과 관련된 유용한 정보가 되는 발표물을 제공한다(USDHHS et al., 1999).

2단계

관심단계

이 단계에 속한 인구집단을 위한 목표 중의 하나는 신체활동의 이익과 지역사회 지원 그리고 이러한 행동에 대한 사회적 규범들에 대한 인식을 향상시키는 것이다. 또 다른 목표는 이 단계의 사람들을 능동적으로 신체활동하게 하는 것이다. 다음은 이러한 목표를 달성하기 위한 몇 가지 아이디어들이다.

여러분이 사용할 수 있는 의사소통 채널은 어떤 것인가?

- 더욱 많은 신체활동을 하겠다고 생각하는 사람들을 대상으로 제작된 인쇄자료를 배포하거나 건강과 신체활동 팁이 포함된 일반적인 출판물을 배포한다(USDHHS et al., 1999).
- 메시지에 대한 시각적인 효과를 높이기 위해 미디어를 활용해야 한다는 인식을 증가시킨다(USDHHS et al., 1999):
    - 시각적이거나 뉴스거리로 가치가 있는 행사에 신문기자를 초대한다.
    - 특집기사 작성을 리포터와 함께한다.
    - 적시에 보도 자료나 신문기사를 제공한다.
    - 라디오나 텔레비전의 토크쇼에 게스트로 참가한다.
    - 라디오, 텔레비전, 또는 케이블 광고 시간을 구매한다.
- 상점정면의 창문, 옥외 광고 간판, 지역사회 게시판, 주요도로 혹은 지역사회의 주요 위치에 플랜카드를 이용하여 프로그램의 주된 메시지와 로고를 게시한다(USDHHS et al., 1999).
- 신체활동과 건강증진이 포함된 매우 큰 스티커를 디자인한다(USDHHS et al., 1999).
- 공익기업, 은행, 그리고 다른 기관의 급여통지서에 홍보 및 교육 자료를 게재할 수 있도록 요청한다. 그리고 병원의 대기실과 회비를 지불하고 가입하는 종합적인 건강관리 기관, 사적인 의사들의 사무실, 병원, 정신건강센터, 노인복지회관 등에 홍보 및 교육자료를 게시할 수 있도록 요청한다(USDHHS et al., 1999).
- DVD 대여점과 도서관 등에서 건강관련 영상으로 활용할 수 있는 자료를 확보한다.
- 단계별로 적합한 신체활동과 관련해서 링크할 수 있는 웹사이트와 건강관련 웹사이트를 설정한다.

2단계

조금 더 신체활동을 하려고 고려하는 사람들과 관련된 정보의 유형은 주로 어떤 것인가?

- 신체활동을 많이 하는 라이프스타일을 완성하는 데 필요한 적절한 신발과 의류를 고르는 방법과 같은 기본적인 정보를 제공한다(USDHHS et al., 1999).
- 혼자 혹은 가족 및 친구들과 함께 할 수 있는 여러 가지 다양한 활동들에 대해 설명한다.
- 각 개인의 일상생활에서 규칙적인 신체활동을 할 수 있는 방법을 제안한다. 예를 들면 사업장에서 계단 오르기 등.
- "고통 없이 얻을 수 있는 것은 없다(고통스러울 만큼 신체활동을 해야 효과가 있다)", "신체활동을 하면 심장마비와 같은 과도한 위험이 초래될 수 있다" 등과 같은 신체활동에 대한 오해를 없애도록 한다.

어느 정도 신체활동을 하려고 하는 사람들을 움직일 수 있게 하는 또 다른 전략들은 어떤 것들이 있는가?

- 목표 대상인 사람들과 관련된 가치 있는 신체활동이나 주제들이 포함된 메시지를 제공한다.
- 신체활동을 많이 하는 라이프스타일의 장단점의 가중치가 도움이 된다. 신체활동을 하는데 투여되는 노력, 에너지, 그리고 신체활동을 전혀 하지 않는 라이프스타일을 극복하기 위해 포기해야 하는 것 등 신체활동과 관련된 유무형의 비용과 그 비용을 다룰 수 있는 방법들에 대해 강조해야 한다.
- 5분 혹은 10분간 걷기와 같이 서서히 신체활동을 시작하여 점진적으로 늘려가도록 권장하고 그들의 목표를 달성했을 때 어떻게 보상할 것인지를 설명한다.
- 신체활동 준비 설문지(7장의 PAR-Q, Physical Activity Readiness Questionnaire)와 의사결정 균형 설문지(부록 A의 설문지 4.4)와 같은 자가평가 설문지를 제공한다.
- 사람들에게 자신이 성공한 상황을 그려보도록 도와준다. 즉, 행복하고, 건강하며, 활기찬 일상생활을 하는 등.

어느 정도의 신체활동을 시도하도록 하기 위한 지역사회의 지원을 어떤 방법으로 보여줄 수 있겠는가?

- 운동부하 검사, 혈압 측정, 혹은 체지방 성분평가를 포함한 건강박람회를 개최한다. 이러한 것이 신체활동에 어떻게 영향을 미치는지를 연관시켜 설명한다.

- 목표 대상으로 하는 사람들에게 신뢰가 있고 존경하면 믿음이 있거나 사람들의 인식을 향상시키는 데 도움이 될만한 대변자를 선택하게 한다. 지역사회 내의 롤모델을 찾는다. 여러분의 프로그램을 지지할 수 있는 지역 사람들을 모집한다(USDHHS et al., 1999).
- 보건의료인들로 하여금 자신들의 환자에게 신체활동으로부터 어떻게 이익을 얻을 수 있는지와 신체활동을 활발히 하는 라이프스타일을 시작하기 위한 몇 가지 단계에 대해 조언을 해준다.
- 다음과 같은 선별적인 정보전달 캠페인(USDHHs et al., 1999)과 세션을 개최한다:
  - Lunch-'n'-learn 혹은 지역사회 강좌
  - 워크숍, 세미나 혹은 성인 학습강좌
  - 청소년 그룹 프로그램
  - 일대일 상담 혹은 지도
  - 라디오와 텔레비전 토크쇼에 게스트로 참석
  - 신문에 사설 혹은 특집기사 투고
- 사업장, 학교와 로터리클럽, 기업과 전문직 여성, 혹은 미국은퇴협회American Association of Retired Persons 등과 같은 지역사회 조직에 신체활동과 관련된 유용한 정보가 되는 발표물을 제공한다(USDHHS et al., 1999).
- 신체활동에 관해 의문이 있는 사람들을 위한 신체활동 전용회선을 설치한다(USDHHS et al., 1999).

3단계

준비단계

이 단계에 속한 사람들은 신체활동과 관련된 메시지에 대해 수용적일 수 있다. 왜냐하면 그들은 국가 가이드라인에서 미치지는 못하지만, 어느 정도는 신체활동을 하고 있기 때문이다. 그러므로 이 그룹에 대한 목표는 매주의 신체활동량을 증가시키도록 격려하는 것이다. 이러한 목표를 달성하기 위해 선택할 수 있는 활동들은 다음과 같다.

이들 단계에 있는 사람들에게 사용할 수 있는 의사소통 채널은 어떤 것이 있는가?

- 보다 더 많은 신체활동을 하려고 하는 사람들을 목표로 한 인쇄자료를 배포한다.
- DVD 강습, CD들, 컴퓨터 기반 강습, 초보가이드, 매뉴얼, 키트 등과 같은 유용한 독학용 자료를 개발 혹은 확보한다(USDHHS et al., 1999).
- 워크숍, 강습회, 세미나, 데모, 강좌, 강의 등과 같은 공식, 비공식 활동기반 지도 프로그램을 제공한다(USDHHS et al., 1999).
- 지역사회의 구성원이 다양한 실무기술을 연마한 사람들로부터 직접적으로 학습할 수 있도록 "숙련가와의 만남" 행사를 주선한다(USDHHS et al.,1999).
- 신체활동에 관해 의문이 있는 사람들을 위한 신체활동 전용회선을 설치한다(USDHHS et al., 1999).
- 신체활동과 연관하여 링크할 수 있는 웹사이트와 건강관련 웹사이트를 구축한다.

신체활동 수준을 향상시키고자 하는 사람들과 주로 관련된 정보유형은 어떤 것이 있는가?

- 규칙적인 활동을 위한 계획서를 어떻게 개발하는지를 논의한다.
- 신체활동을 보다 즐겁게 할 수 있는 아이디어를 제공한다.
- 자신의 신체활동 진행사항을 추적하기 위한 자가모니터링 방법을 가르친다.
- 신체활동을 방해하는 요소와 그러한 요소들을 극복하는 방법에 대해 논의한다.
- 대상자들이 보다 더 신체활동을 많이 할 수 있도록 그들의 환경을 재편성할 수 있는 방법을 제안한다(예: 운동기구를 지하에 숨겨놓기 보다는 잘 보이는 곳에 옮겨 놓기; 사업장에서 운동화를 신고 있거나 집에서 문 옆에 운동화를 두는 것).
- 올바르고 안전한 운동기구 사용법에 대해 논의한다.
- 스트레칭, 준비운동 그리고 마무리 운동기술에 대해 설명한다.

규칙적인 신체활동에 대한 국가 가이드라인 수준까지 근접할 수 있게 하는 전략은 어떤 것들이 있는가?

- 더욱더 많은 신체활동을 하기 위해서 필요한 개인별 요구사항을 파악할 수 있는 운동 검사를 포함하는 건강 및 피트니스 박람회를 개최한다(USDHHS et al., 1999).
- 작고, 구체적이면서 현실적인 목표를 강조한다.
- 목표를 달성했을 때 자기 보상을 하는 방법을 이용할 수 있도록 권장한다.
- 걷기 동아리, 친구, 혹은 점심시간 동안 함께 운동하는 동료들과 같은 사회적 네트워크를 만들도록 권장한다.
- 의자에 앉아 있거나, 서 있을 때, 텔레비전을 보는 동안 할 수 있는 동작을 제안한다.
- 걷기 혹은 조깅 프로그램을 시작한다.

더 많은 신체활동을 하기 위한 지역사회의 지원을 어떤 방법으로 보여줄 수 있는가?

- 사람들이 운동기술을 개발할 수 있는 기회나 강좌를 어디에서 찾을 수 있을지 알 수 있도록 지역사회 자원 목록을 개발한다.
- 경연대회, 경품, 인센티브, 홍보, 포상, 보상, 재미있는 홍보 항목 등을 가지고 지역사회의 경쟁적 컨텐츠를 보여준다. 개인, 이웃사람, 교회, 조직, 기업들 간에 경쟁하는 프로그램을 만든다. 인센티브는 레크리에이션 시설 이용 할인권, 피트니스 클럽 멤버십, 운동기구 혹은 의류, 무료 점심, 책, 티셔츠, 운동화, 대중으로부터 인정 그리고 지역사회의 표창들을 포함할 수도 있다(USDHHS et al., 1999).
- 보건의료인들로 하여금 환자들에게 신체활동 수준을 높이도록 조언하게 하고, 지역사회의 많은 자원들을 확인할 수 있도록 권장한다.
- 여러 가지 일일 혹은 단일 행사에 도전해볼 수 있는 기회를 제공한다(USDHHS et al., 1999):
  - 지역사회 걷기 행사
  - 하루 혹은 일주일 동안 엘리베이터 대신 계단을 이용하기
  - 자전거 타고 출근하는 요일 지정 혹은 다른 자전거 행사들
  - 정기적인 재미있는 달리기 행사
  - 지역회사 혹은 쇼핑몰에서의 점심시간 도보그룹 참여
  - 대표선수 선발대회 멤버십과 레크리에이션 시설을 이용할 수 있는 손님용 입장권
- 다양한 연령과 경험을 가진 집단, 체육교육지도자, 운동처방사, 운동생리학자들을 위한 적합하고 질적인 지도 프로그램을 개발한다.

4단계

행동단계

이 단계의 사람들은 국가 권장 가이드라인 수준까지 최근에 신체활동을 하는 사람들이다. 이들을 위한 목표는 지속적으로 신체활동에 참여할 수 있도록 장려하고, 신체활동을 위한 지역사회의 지속적인 지원을 북돋우어 주는 것이다. 다음은 이러한 목표를 달성하기 위한 활동들이다.

규칙적으로 신체활동하고 있는 사람들에게 접근하기 위한 의사소통 채널은 어떤 것들이 있는가?

- 국가권장 가이드라인 수준까지 신체활동을 하지만 과거 신체활동 수준으로 돌아갈 위험이 있는 사람들을 목표 대상으로 하는 인쇄자료를 배포한다.
- 신체활동에 관한 의문이 있는 사람들을 위한 전용회선을 설치한다(USDHHS et al., 1999).
- 사람들이 새로운 운동기술을 개발할 수 있는 기회나 강좌를 어디에서 찾을 수 있을지 알 수 있도록 지역사회 자원 목록을 개발한다.
- 지역사회의 구성원이 다양한 실무기술을 연마한 사람들로부터 직접적으로 학습할 수 있도록 "숙련가와의 만남" 행사를 주선한다(USDHHS et al.,1999).
- 신체활동과 관련하여 링크할 수 있는 웹사이트와 건강관련 웹사이트를 구축한다.

규칙적으로 신체활동하는 사람들과 주로 관련된 정보의 유형은 어떤 것들이 있는가?

- 부상과 지루함의 위험을 감소시킬 수 있는 활동 목록을 제공하고 그런 사람들에게 다른 신체활동을 시도해보라고 권장한다.
- 스트레칭, 준비운동, 마무리 운동을 설명한다.
- 대상자들이 보다 더 신체활동을 많이 할 수 있도록 그들의 환경을 재편성할 수 있는 방법을 제안한다(예를 들면, 운동기구를 지하에 숨겨 놓기보다는 잘 보이는 곳에 옮겨 놓기; 사업장에서 운동화를 신고 있거나 집에서 문 옆에 운동화를 두는 것)
- 신체활동으로 인한 부상의 위험을 줄일 수 있는 방법을 지도한다.
- 자신의 신체활동 진행사항을 추적하기 위한 자가모니터링 방법을 가르친다.

이 단계의 사람들이 이 단계에 머무를 수 있도록 도움이 되는 다른 전략은 어떤 것들이 있는가?

- 걷기 동아리, 친구, 혹은 점심시간 동안 함께 운동하는 동료들과 같은 사회적 네트워크를 만들도록 권장한다.

- 일탈(깜박 잊고 신체활동을 안 하거나 평상시보다 적게 하는)에 대해 미리 예측할 수 있는 방법을 가르쳐주고, 일상에서 잠시 신체활동을 그만두거나 적게 하는 것을 실패로 볼 수 없기 때문에 변화의 과정에서 그러한 일시적인 행동은 정상적인 한 부분이라는 것을 받아들이게 한다.
- 일탈(깜박 잊고 신체활동을 안 하거나 평상시보다 적게 하는)할 수 있게 하는 상황을 파악할 수 있도록 도와주고, 이 상황에서도 신체활동을 지속적으로 할 수 있게끔 하는 계획서를 개발한다.
- 이 단계의 사람들이 지속적으로 동기부여되도록 할 수 있는 보상 방법을 만들도록 권장한다. 새로운 운동화와 같은 가시적인 유형의 보상 혹은 목표 달성에 대해서 머릿속에 적어두는 것(멘탈노트mental note)과 같은 무형의 보상 등.
- 이 단계의 사람들이 몇 달 이내에 5마일(8 km) 달리기 대회에 참여하는 등의 장기 목표를 설정하도록 도와주고, 이러한 장기 목표를 달성하는 데 도움이 되는 단기 목표(주당 0.5마일[0.8 km] 정도의 걷기를 늘려나가는)를 설정하도록 돕는다.

국가권장 수준으로 신체활동을 지속하기 위한 지역사회의 지원을 어떤 방법으로 보여줄 수 있는가?

- 경연대회, 경품, 인센티브, 홍보, 포상, 보상, 재미있는 홍보 항목 등을 가지고 지역사회의 경쟁적 컨텐츠를 보여준다. 개인, 이웃사람, 교회, 조직, 기업들 간에 경쟁하는 프로그램을 만든다. 인센티브는 레크리에이션 시설 이용 할인권, 피트니스 클럽 멤버십, 운동기구 혹은 의류, 무료 점심, 책, 티셔츠, 운동화, 대중으로부터 인정 그리고 지역사회의 표창들을 포함할 수도 있다(USDHHS et al., 1999).
- 보건의료인들로 하여금 그들의 환자들이 신체활동에 관한 질문에 대답해주도록 하고 신체활동을 위한 지역사회 자원들에 관해 말해주도록 한다.
- 여러 가지 일일 혹은 단일 행사에 도전해볼 수 있는 기회를 제공한다(USDHHS et al., 1999):
  - 지역사회 걷기 행사
  - 하루 혹은 일주일 동안 엘리베이터 대신 계단을 이용하기
  - 자전거 타고 출근하는 요일 지정 혹은 다른 자전거 행사들
  - 정기적인 재미있는 달리기 행사
  - 지역회사 혹은 쇼핑몰에서의 점심시간 도보그룹
  - 대표선수 선발대회 멤버십과 레크리에이션 시설을 이용할 수 있는 손님용 입장권

5단계

유지단계

이 단계에 속한 사람들은 적어도 6개월간은 지속적으로 신체활동을 해왔기 때문에 신체활동에 매우 익숙한 사람들이다. 이들에 대한 목표는 예측할 수 있는 일탈(깜박 잊고 신체활동을 안 하거나 평상시보다 적게 하는) 상황에서도 계속적으로 신체활동할 수 있게 하고, 신체활동하면서 발생할 수 있는 위협적인 상황에 대한 대비책을 세울 수 있게 하며, 장기간 동안 동기부여될 수 있도록 하는 것이다. 다음은 이러한 목표를 달성하기 위한 몇 가지 제안이다.

규칙적으로 신체활동하고 있는 사람들에게 접근하기 위한 의사소통 채널은 어떤 것들이 있는가?

- 최소한 6개월 동안은 지속적으로 신체활동을 해온 사람들을 목표 대상으로 한 프린터 자료를 배포한다.
- 신체활동 혹은 신체활동과 관련된 부상에 관한 의문사항에 응답할 수 있는 전용회선을 설치한다(USDHHS et al., 1999).
- 새로운 신체활동기술을 개발할 수 있는 기회나 강좌를 어디에서 찾을 수 있을지 알 수 있도록 지역사회 자원 목록을 개발한다.
- 지역사회의 구성원이 다양한 실무기술을 연마한 사람들로부터 직접적으로 학습할 수 있도록 "숙련가와의 만남" 행사를 주선한다(USDHHS et al.,1999).

이 단계에 속한 사람들과 밀접하게 관련된 정보의 유형은 어떤 것들이 있는가?

- 일탈에 대해 미리 예측할 수 있는 방법을 가르쳐주고, 일상에서 잠시 신체활동을 그만두거나 적게 하는 것을 실패로 볼 수 없기 때문에 변화의 과정에서 그러한 일시적인 행동은 정상적인 한 부분이라는 것을 받아들이게 한다.
- 일탈할 수 있게 하는 상황을 파악할 수 있도록 도와주고, 이 상황에서도 신체활동을 지속적으로 할 수 있게끔 하는 계획서를 개발한다.
- 규칙적으로 신체활동하는 사람들이 지속적인 동기부여를 유지하는 것에 대한 보상을 할 수 있는 방법을 만들어야 함을 명심한다. 이 단계의 사람들이 동기부여를 유지할 수 있도록 하는 보상하는 방법을 만들도록 권장한다. 새로운 운동화와 같은 가시적인 유형의 보상 혹은 목표 달성에 대해서 머릿속에 적어두는 것(멘탈노트)과 같은 무형의 보상 등.
- 부상과 지루함의 위험을 감소시킬 수 있는 활동 목록을 제공하고 그러한 사람들에게 다른 신체활동을 시도해보라고 권장한다.

이 단계의 사람들이 이 단계에 머무를 수 있도록 도움이 되는 다른 전략은 어떤 것들이 있는가?

- 걷기 동아리, 친구, 혹은 점심시간 동안 함께 신체활동하는 동료들과 같은 사회적 네트워크를 만들도록 권장한다.
- 사람들에게 변화를 지속하기 위한 개인적인 책임을 인식하게 도와주고 칭찬한다.
- 이 단계의 사람들이 다른 사람들의 롤모델로서 봉사할 수 있도록 하는 방법을 제안한다.

규칙적인 신체활동을 지속하기 위한 지역사회 지원을 어떻게 보여줄 수 있는가?

- 경연대회, 경품, 인센티브, 홍보, 포상, 보상, 재미있는 홍보 아이템 등을 가지고 지역사회의 경쟁적 컨텐츠를 보여준다. 개인, 이웃사람, 교회, 조직, 기업들 간에 경쟁하는 프로그램을 만든다. 인센티브는 레크리에이션 시설 이용 할인권, 피트니스 클럽 멤버십, 운동기구 혹은 의류, 무료 점심, 책, 티셔츠, 운동화, 대중으로부터 인정 그리고 지역사회의 표창들을 포함할 수도 있다(USDHHS et al., 1999).
- 보건의료인들로 하여금 그들의 환자들이 신체활동에 관한 질문에 대답해주도록 하고 일탈 방지에 대한 상담을 해주도록 격려한다.
- 여러 가지 일일 혹은 단일 행사에 도전해볼 수 있는 기회를 제공한다(USDHHS et al., 1999):
  - 지역사회 걷기 행사
  - 하루 혹은 일주일 동안 엘리베이터 대신 계단을 이용하기
  - 자전거 타고 출근하는 요일 지정 혹은 다른 자전거 행사들
  - 정기적인 재미있는 달리기 행사
  - 지역회사 혹은 쇼핑몰에서의 점심시간 도보그룹
  - 대표선수 선발대회 멤버십과 레크리에이션 시설을 이용할 수 있는 손님용 입장권

10장의 결론

일단 지역사회 프로그램의 목표 대상으로 누구를 결정할 것인지, 신체활동에 대한 지역사회 주민의 요구와 인식이 어떤지, 전달하고자 하는 메시지 유형이 무엇인지, 그리고 어떤 방법으로 메시지를 전달할 것인지 등을 고려하여 프로그램을 기획해야 한다. 선택하는 전략은 반드시 프로젝트의 규모와 가용할 수 있는 예산에 근거한 것이어야 한다. 단계별-구체화된 전략 섹션은 신체활동의 태도 변화를 목표로 하는 대상자들의 동기부여 준비단계에 근거한 프린터 자료, 대중매체 표지, 지역사회 행사들에 대해 몇 가지를 제안한 것이다. 지역사회 주민들의 신체활동 실천율을 향상시키기 위해서 이 장에서 제안한 방법과 프로그램을 제공하고자 하는 주체자들의 고유한 아이디어를 병합해서 사용하기를 바란다.

APPENDIX 부록 A
설문지

이 책은 행동과학연구의 이론과 개념을 신체활동 프로그램의 기획, 개발, 실행, 평가하는 건강 전문가에게 유용한 핸드북으로 만드는 데 중점을 두었습니다. 이러한 역할을 하는 전문가에게 설문지는 소중한 도구가 될 수 있습니다. 복사하고 활용하여 효과적 신체활동 개입을 만드는 데 활용하길 바랍니다(더 자세한 정보는 4장을 참조하기 바랍니다).

설문지 2.1 신체활동 변화단계 진단 설문지

설문지 4.1 변화과정 진단 설문지

설문지 4.2 자신감(자아효능감)

설문지 4.3 신체활동 참여에 대한 사회적 지지

설문지 4.4 의사결정 균형

설문지 4.5 운동결과 기대

설문지 4.6 신체활동 즐김 척도

설문지 7.1 신체활동 경력

설문지 2.1 신체활동 변화단계 진단 설문지

아래의 각 질문을 주의 깊게 읽고 '예', 혹은 '아니오'에 표기하십시오.

신체활동이나 운동은 한 번에 10분 이상의 활발한 걷기, 조깅, 자전거 타기, 수영 혹은 이보다 힘든 모든 활동(직업, 가사, 여가, 이동 등)을 모두 포함한 것입니다.

	아니오	예
1. 나는 현재 신체활동을 하고 있다.	0	1
2. 나는 향후 6개월 이내에 신체활동량을 증가시킬 것이다.	0	1
'규칙적 신체활동'이란 운동이나 활동을 한 번에 10분 이상, 한 주에 총 150분[75분] 이상하는 것을 말합니다. 즉 하루 30분씩 5일 이상 혹은 하루 50분씩 3일 이상, 하루 75분씩 2일 이상 등. 또한 한 번에 30분을 걷는 것이나 한 번에 10분씩 3번을 합하여 30분 걷는 것이나 동일합니다.		
	아니오	**예**
3. 나는 신체활동을 규칙적으로 하고 있다.	0	1
4. 나는 지난 6개월 동안 신체활동을 규칙적으로 해 왔다.	0	1

※ 위의 질문 4가지로 변화의 단계를 결정하는 채점 요령은 아래와 같습니다.

질문 1 = 0 그리고 질문 2 = 0 이면 귀하는 행동변화 1단계(무관심 계)

질문 1 = 0 그리고 질문 2 = 1 이면 귀하는 행동변화 2단계(관심단계)

질문 1 = 1 그리고 질문 3 = 0 이면 귀하는 행동변화 3단계(준비단계)

질문 1 = 1 , 질문 3 = 1, 그리고 질문 4 = 0 이면 귀하는 행동변화 4단계(행동단계)

질문 1 = 1 , 질문 3 = 1, 그리고 질문 4 = 1 이면 귀하는 행동변화 5단계(유지단계)

From B. Marcus and L. Forsyth, 2009, *Motivating people to be physically active*, 2nd ed. (Champaign, IL: Human Kinetics). Reprinted, by permission, from B.H. Marcus et al., 1992, "The stages and processes of exercise adoption and maintenance in a worksite sample," *Health Psychology* 11: 386–395.

설문지 4.1 변화과정 진단 설문지

신체활동이나 운동은 한 번에 10분 이상의 활발한 걷기, 조깅, 자전거 타기, 수영 혹은 이보다 힘든 모든 활동(직업, 가사, 여가, 이동 등)을 모두 포함한 것입니다.

아래의 경험은 사람들의 운동습관에 영향을 미치는 것들입니다. 현재 혹은 **지난 한 달간**의 귀하의 유사한 행동을 생각해 보고 해당되는 빈도를 고르시오.

1 = 전혀 그렇지 않음, 2 = 거의 그렇지 않음, 3 = 가끔, 4 = 자주, 5 = 반복적으로

1. 나는 비활동적으로 지내는 대신에 약간이라도 신체활동을 한다.	1 2 3 4 5
2. 내가 원하기만 하면 신체활동에 참여할 수 있다고 스스로에게 다짐한다.	1 2 3 4 5
3. 나는 신체활동을 상기시키기 위한 물건을 집 안에 두었다.	1 2 3 4 5
4. 내가 열심히 노력하면 더 신체적으로 활동적일 거라 스스로에게 다짐한다.	1 2 3 4 5
5. 사람들이 개인적으로 내게 알려준 신체활동 이익과 관련된 정보들을 기억한다.	1 2 3 4 5
6. 신체활동 참여를 선언한다.	1 2 3 4 5
7. 신체활동을 하면 스스로에게 보상한다.	1 2 3 4 5
8. 나는 신체활동을 생활의 일부분으로 만드는 방법에 관한 글이나 홍보물에서 얻은 정보에 대해 생각한다.	1 2 3 4 5
9. 나는 신체활동을 더 많이 하도록 상기시키는 것들을 직장(일터)에 둔다	1 2 3 4 5
10. 나는 신체활동 친화적으로 사회가 변해간다는 것을 발견한다.	1 2 3 4 5
11. 신체활동 부족이 건강에 위협이 된다는 경고가 내게 감정적으로 영향을 미친다.	1 2 3 4 5
12. 신체활동 부족의 나쁜 결과에 관한 극적인 묘사는 나의 감정에 영향을 미친다.	1 2 3 4 5
13. 신체활동이 부족한 일상생활에 대한 경고에 감정적으로 반응한다.	1 2 3 4 5
14. 신체활동 부족이 내 몸에 해로울까봐 걱정된다.	1 2 3 4 5
15. 규칙적 신체활동이 주변사람들보다 더 건강하고 행복한 사람으로 만들어 줄 것이라 생각한다.	1 2 3 4 5
16. 나는 신체활동에 관한 문제가 생겼을 때 의지할 수 있는 사람이 있다.	1 2 3 4 5
17. 나는 신체활동에 대해 더 알려고 기사나 글을 읽는다.	1 2 3 4 5
18. 나는 지나친 신체활동을 목표를 세워 실패하기보다는 현실적 목표를 세운다.	1 2 3 4 5
19. 나는 신체활동을 안 하고 싶을 때 하도록 격려하는 주변사람이 있다.	1 2 3 4 5

20. 나는 신체활동을 할 때 내 몸을 돌보는 좋은 일을 한다고 스스로 다짐한다.	1 2 3 4 5
21. 내가 신체활동을 하느라 보내는 시간은 스트레스에서 벗어나고 일상의 근심에서 회복되는 시간이지 별도로 시간을 내어야 할 과제가 아니다.	1 2 3 4 5
22. 나는 요즘 점점 더 많은 사람들이 나에게 신체활동 참여를 격려하는 것을 느낀다.	1 2 3 4 5
23. 나는 신체활동을 더 많이 하기 위해 스스로에게 멋진 무언가를 한다.	1 2 3 4 5
24. 나에게는 신체활동을 안 하는 나의 자기합리화(변명)를 지적해 주는 사람이 있다.	1 2 3 4 5
25. 나는 나의 신체활동에 대해 지적해 주는 사람이 있다.	1 2 3 4 5
26. 나는 신체활동을 어렵게 하는 것들을 치운다.	1 2 3 4 5
27. 내가 내 건강에 책임이 있는 유일한 사람이고, 신체활동 참여 여부를 결정할 수 있다.	1 2 3 4 5
28. 나는 신체활동에 관한 정보를 찾아본다.	1 2 3 4 5
29. 나는 신체비활동을 부추기는 환경에 오래 머무는 것을 피한다.	1 2 3 4 5
30. 내가 규칙적인 신체활동을 한다면 타인들에게 좋은 본보기가 될 것이다.	1 2 3 4 5
31. 내가 규칙적 신체활동을 하면 어떤 종류의 사람이 될 것인지에 대해 생각한다.	1 2 3 4 5
32. 나는 더욱 많은 기업들이 직원들이 신체활동에 참여할 수 있도록 운동시설과 시간을 제공한다는 것을 발견한다.	1 2 3 4 5
33. 나의 신체활동 부족이 가까운 사람들에게 어떤 영향을 미칠지 궁금하다.	1 2 3 4 5
34. 내가 신체활동을 더 많이 하면 타인들도 더욱 건강하게 하는데 영향을 미칠 것이다.	1 2 3 4 5
35. 나는 내가 규칙적 신체활동을 못하면 스스로에 대해 실망한다.	1 2 3 4 5
36. 나는 많은 헬스 클럽이 고객에게 아기돌봄 서비스를 제공한다는 것을 알고 있다.	1 2 3 4 5
37. 나로 인해 내 가까운 친구들도 더 많은 신체활동에 참여한다.	1 2 3 4 5
38. 내가 규칙적 신체활동을 하면 더 많은 자신감을 느낄 것이라고 생각한다.	1 2 3 4 5
39. 나는 피로를 느낄 때, 신체활동을 하면 나중에 컨디션이 좋아질 것을 알기 때문에 반드시 신체활동을 한다.	1 2 3 4 5
40. 나는 긴장을 느낄 때, 신체활동이 근심에서 벗어나는 최고의 방법이라는 것을 발견한다.	1 2 3 4 5

From B. Marcus and L. Forsyth, 2009, *Motivating people to be physically active*, 2nd ed. (Champaign, IL: Human Kinetics). Reprinted, by permission, from B.H. Marcus et al., 1992, "The stages and processes of exercise adoption and maintenance in a worksite sample," *Health Psychology* 11: 386–395.

설문지 4.2 자신감(자아효능감)

신체활동이나 운동은 한 번에 10분 이상의 활발한 걷기, 조깅, 자전거 타기, 수영 혹은 이보다 힘든 모든 활동(직업, 가사, 여가, 이동 등)을 모두 포함한 것입니다.

다음의 상황에서 귀하는 신체활동(운동)을 할 자신이 얼마나 있으십니까? 보기에서 해당되는 답을 골라 기입해 주십시오.

척도

① 전혀 자신 없다.
② 거의 자신 없다.
③ 보통이다.
④ 자신 있다.
⑤ 매우 자신 있다.

1. 피곤할 때	1	2	3	4	5
2. 기분이 안 좋을 때	1	2	3	4	5
3. 시간이 없다고 느낄 때	1	2	3	4	5
4. 여행 중일 때	1	2	3	4	5
5. 비나 눈이 올 때	1	2	3	4	5

From B. Marcus and L. Forsyth, 2009, *Motivating people to be physically active*, 2nd ed. (Champaign, IL: Human Kinetics). Reprinted with permission from *Research Quarterly for Exercise and Sport*, Vol. 63, pgs. 60–66. Copyright 1992 by the American Alliance for Health, Physical Education, Recreation and Dance, 1900 Association Drive, Reston, VA 20191.

설문지 4.3 신체활동 참여에 대한 사회적 지지

아래 질문은 귀하의 신체활동 참여에 대한 사회적 지지에 관한 내용입니다.

아래 목록은 신체활동을 규칙적으로 실천하는 사람을 대상으로 사람들이 표현할 수 있는 행동이나 평가내용입니다. 모든 질문을 읽고 기입해 주세요. 귀하가 신체활동에 참여하지 않고 있으면 일부 질문은 귀하에게 적용되지 않을 수 있습니다. 각 질문은 두 번 평가해 주세요.

"가족" 평가는 지난 3개월간 가족 구성원이 기술되어 있는 언어표현이나 행동을 얼마나 했는지 평가해 주세요. "친구" 평가는 지난 3개월간 친구, 지인, 직장동료들이 언어표현이나 행동을 얼마나 했는지 평가해 주세요.

공란에 해당하는 평가척도의 숫자를 기입해 주세요. 1. 없다 2. 거의 없다. 3. 조금 4. 종종 5. 매우 자주 0 = 답변 불가		
	가족	**친구**
1. 나와 함께 신체활동에 참여한다.		
2. 나와 함께 신체활동에 참여할 것을 제안했다.		
3. 신체활동 참여를 상기시켜 준다("오늘 밤 신체활동 할거지?")		
4. 내 신체활동 프로그램을 계속할 수 있도록 격려한다.		
5. 일정을 변경해서라도 신체활동을 함께 한다.		
6. 신체활동에 대해서 나와 상의한다.		
7. 내가 신체활동으로 시간 보내는 것을 불평한다.		
8. 내가 신체활동하는 것을 비난하거나 놀린다.		
9. 신체활동 참여에 대해 보상해 준다(내가 좋아하는 것을 준다).		
10. 레크레이션 소풍에 신체활동을 기획한다.		
11. 내 신체활동 관련 이벤트 기획을 도왔다.		
12. 좀더 많은 신체활동을 위한 아이디어를 요청했다.		
13. 신체활동을 얼마나 좋아하는지 이야기해 준다.		

From B. Marcus and L. Forsyth, 2009, *Motivating people to be physically active*, 2nd ed. (Champaign, IL: Human Kinetics). Reprinted from *Preventive Medicine*, Vol. 16, J.F. Sallis et al., "The development of scales to measure social support for diet and exercise behaviors," pgs. 825–836. Copyright 1987, with permission from Elsevier.

설문지 4.4 의사결정 균형

신체활동이나 운동은 한 번에 10분 이상의 활발한 걷기, 조깅, 자전거 타기, 수영 혹은 이보다 힘든 모든 활동(직업, 가사, 여가, 이동 등)을 모두 포함한 것입니다.

다음의 표현들이 당신이 신체활동을 결정하는 데 얼마나 중요한지를 평가해 주세요. 각각의 사례는 과거에 느꼈던 혹은 느끼고 싶은 감정들이 아닌 **지금** 느끼고 있는 생각의 수준입니다.

척도

1. 전혀 중요하지 않다　　2. 거의 중요하지 않다.
3. 보통이다.　　4. 중요하다.
5. 매우 중요하다.

1. 내가 신체활동을 규칙적으로 한다면, 내게 가족과 친구들을 위한 더욱 많은 에너지가 생길 것이다.	1 2 3 4 5
2. 규칙적 신체활동은 나의 긴장을 풀어줄 것이다.	1 2 3 4 5
3. 신체활동까지 한다면 나의 일상 업무를 처리하기에 너무 피곤할 것이다.	1 2 3 4 5
4. 내가 규칙적 신체활동을 한다면 자신감이 더 생길 것이다.	1 2 3 4 5
5. 내가 규칙적 신체활동을 한다면 잠을 더욱 잘 잘 것이다.	1 2 3 4 5
6. 내가 규칙적 신체활동을 해내면 내가 더욱 좋게 느껴질 것이다.	1 2 3 4 5
7. 내가 좋아하고 또 날씨에 영향을 안 받는 신체활동 장소를 찾기가 어려울 것이다.	1 2 3 4 5
8. 내가 규칙적 신체활동을 한다면 나의 신체를 더 좋아할 것이다.	1 2 3 4 5
9. 내가 규칙적 신체활동을 한다면 매일 신체적 할 일을 수행하기 쉬워질 것이다.	1 2 3 4 5
10. 내가 규칙적 신체활동을 하면 스트레스를 덜 받을 것이다.	1 2 3 4 5
11. 내가 신체활동을 할 때 숨이 차고 맥박이 오르면 불편하게 느낄 것이다.	1 2 3 4 5
12. 내가 규칙적 신체활동을 하면 내 몸을 더욱 편안하게 느낄 것이다.	1 2 3 4 5
13. 규칙적 신체활동을 하려면 시간이 너무 많이 소요된다.	1 2 3 4 5
14. 규칙적 신체활동을 하게 되면 인생을 더욱 긍정적으로 보내게 될 것 같다.	1 2 3 4 5
15. 내가 규칙적 신체활동을 하게 되면 나의 가족, 친구들과 보내는 시간이 줄어든다.	1 2 3 4 5
16. 일과 후 신체활동을 하기엔 나는 너무 지쳐있다.	1 2 3 4 5

From B. Marcus and L. Forsyth, 2009, *Motivating people to be physically active*, 2nd ed. (Champaign, IL: Human Kinetics). Reprinted, by permission, from B.H. Marcus, W. Rakowski, and J.S. Rossi, 1992, "Assessing motivational readiness and decision-making for exercise," *Health Psychology* 11: 257-261.

설문지 4.5 운동결과 기대

신체활동이나 운동은 한 번에 10분 이상의 활발한 걷기, 조깅, 자전거 타기, 수영 혹은 이보다 힘든 모든 활동(직업, 가사, 여가, 이동 등)을 모두 포함한 것입니다.
아래 내용에 대한 동의 혹은 비동의 정도를 표시해 주세요.

1. 신체적으로 더 좋아진 느낌이다.	1 2 3 4 5
2. 전반적으로 기분이 더 좋아지게 한다.	1 2 3 4 5
3. 피로를 덜 느끼게 한다.	1 2 3 4 5
4. 근육이 더 강해지게 한다.	1 2 3 4 5
5. 활동이 기분 좋아지게 한다.	1 2 3 4 5
6. 개인적 성취감을 불러온다.	1 2 3 4 5
7. 정신적으로 무장되게 한다.	1 2 3 4 5
8. 일상생활 중 업무 지구성을 개선시킨다(개인관리, 요리, 쇼핑, 청소, 쓰레기 수거).	1 2 3 4 5
9. 뼈를 튼튼하게 한다.	1 2 3 4 5

From B. Marcus and L. Forsyth, 2009, *Motivating people to be physically active*, 2nd ed. (Champaign, IL: Human Kinetics). Reprinted, by permission, from B. Resnick et al., 2000, "Outcome expectations for exercise scale: Utility and psychometrics," *Journal of Gerontology: Social Sciences* 55B: S352–S356.

설문지 4.6 신체활동 즐김 척도

신체활동 시 느낌을 평가해 주세요. 아래는 신체활동에 대한 느낌 목록표입니다. 가장 적합한 느낌(정도)에 표시해 주세요.

	1	2	3	4	5	6	7	
1. 나는 신체활동을 즐긴다.								나는 (신체활동을) 증오한다.
2. 나는 (신체활동이) 지겹다.								나는 (신체활동이) 흥미롭다.
3. 나는 (신체활동을) 싫어 한다.								나는 (신체활동을) 좋아한다.
4. 나는 (신체활동이) 유쾌하다.								나는 (신체활동이) 불쾌하다.
5. 나는 (신체활동에) 빠져 있다.								나는 (신체활동에) 빠져있지 않다.
6. (신체활동은) 전혀 재미없다.								(신체활동은) 매우 재미있다.
7. (신체활동은) 힘이 나게 한다.								(신체활동은) 지치게 한다.
8. (신체활동은) 우울하게 한다.								(신체활동은) 행복하게 한다.
9. (신체활동은) 매우 즐겁다.								(신체활동은) 매우 기분 나쁘다.
10. 신체활동 중에 몸 상태를 좋게 느낀다.								신체활동 하는 동안 몸 상태를 나쁘게 느낀다.
11. (신체활동은) 힘이 나게 한다 .								(신체활동은) 전혀 힘나게 안 한다.
12. 나는 (신체활동에) 좌절해 있다.								나는 (신체활동에) 좌절해 있지 않다.
13. 나는 (신체활동을) 갈망한다.								나는 (신체활동을) 전혀 갈망 않는다.
14. (신체활동은) 명랑하게 한다.								(신체활동은) 전혀 명랑하게 안 한다.
15. 전혀 자극적이지 않다.								매우 자극적이다.
16. 강한 성취감을 준다.								전혀 성취감을 안 준다.
17. 매우 신선하게 한다.								전혀 신선하게 안 한다.
18. 어떤 활동이라도 할 것이다.								실천할 활동이 없다.

From B. Marcus and L. Forsyth, 2009, *Motivating people to be physically active*, 2nd ed. (Champaign, IL: Human Kinetics). Adapted, by permission, from D. Kendzierski and K.J. DeCarlo, 1991, "Physical activity enjoyment scale: Two validation studies," *Journal of Sport & Exercise Psychology* 13(1): 62–63.

설문지 7.1 신체활동 경력

귀하께서 현재 규칙적 신체활동이나 운동을 하고 있지 않다면 아래 질문에 답해 주십시오.

1. 귀하께서 규칙적 신체활동이나 운동을 중단한 지 얼마나 되셨습니까?

☐ 1) 6개월 미만

☐ 2) 6개월 이상 1년 미만

☐ 3) 1년 이상 2년 미만

☐ 4) 2년 이상 5년 미만

☐ 5) 5년 이상 10년 미만

☐ 6) 10년 이상

☐ 7) 규칙적 신체활동을 해 본 적이 없다.

귀하께서 현재 규칙적 신체활동이나 운동을 하고 계신다면 다음 질문에 답해 주십시오.

1. 일주일에 며칠간 신체활동이나 운동을 하십니까?________

2. 신체활동이나 운동을 할 때 약 몇 분간 하십니까?________

3. 얼마나 오래 지금의 수준으로 신체활동(운동)을 해왔습니까?________

4. 어떤 종류의 신체활동(운동)을 하십니까?________________________________

귀하께서 현재 규칙적 신체활동이나 운동을 하시건 안하시건 다음 질문에 답해 주십시오.

1. 성인이 된 후에 적어도 3개월 이상 규칙적인 신체활동(운동)을 하시다가 적어도 3개월 이상 규칙적인 신체활동(운동)을 그만둔 적이 있습니까?

☐ 1) 예

☐ 2) 아니오

2. '예' 라고 대답하셨다면 몇 번이나 그러셨습니까?________번

3. 가장 최근의 경우 규칙적 신체활동(운동)을 그만둔 이유는 무엇입니까?(가능한 여러 가지 체크해 주십시오)

☐ 직장이나 학교 때문에 시간이 부족

☐ 신체활동(운동)을 같이 할 사람이 없어서

☐ 가사일이나 가정일 때문에 시간이 부족

☐ 신체활동(운동)에 흥미가 없어서

- ☐ 자녀양육 때문에 시간이 부족
- ☐ 사회적 활동 때문에 시간이 부족
- ☐ 배우자 때문에 시간이 부족
- ☐ 경제적 사정
- ☐ 시설의 부족
- ☐ 건강문제로
- ☐ 다쳐서
- ☐ 계절이나 날씨 때문에
- ☐ 개인적 스트레스
- ☐ 기타:_______________________

귀하의 성별은 ☐ 남자 ☐ 여자

귀하의 최종 학력은? ________학교 ☐ 졸업 ☐ 재학

귀하의 나이는? 만 _____세

귀하의 전공은?____________

From B. Marcus and L. Forsyth, 2009, *Motivating people to be physically active*, 2nd ed. (Champaign, IL: Human Kinetics).

APPENDIX 부록 B
사용가능한 자원현황

아래 내용은 프로그램 강화를 위하여 사용할 수 있는 관련 기관, 추천 저서, 웹사이트 내역이다.

관련 기관

미국스포츠의학회(ACSM)
www.acsm.org

미국심장협회(American Heart Association National Center)
www.heart.org

행동예방의학센터(Centers for Behavioral and Preventive Medicine)
www.lifespan.org

미국질병통제예방센터(Centers for Behavioral and Preventive Medicine)
www.cdc.gov/nccdphp/dnpa

쿠퍼인스티튜트(The Cooper Institute)
www.cooperinst.org

스탠포드 건강증진 프로그램(Stanford Health Promotion Program)
hip.stanford.edu

휴먼키네틱(Human Kinetics)
www.HumanKinetics.com

미 국립보건원(NIH) 산하 국립심장폐혈액연구소(National Heart, Lung, and Blood Institute_NHLBI)
www.nhlbi.nih.gov

미 대통령직속스포츠위원회(President's Council on Physical Fitness and Sports_PCPFS)
www.hhs.gov

추천 저서

신체활동과 공중보건(2016). 서울: 계축문화사

건강관련 신체활동 설문지 모음
A collection of physical activity questionnaires for health-related research. (1997). *Medicine and Science in Sports and Exercise, 29*(Suppl. 6).

운동검사 및 처방 가이드라인
American College of Sports Medicine. (2018). *Guidelines for exercise testing and prescription* (10th ed.). Philadelphia : *Wolters Kluwer*

일상생활 신체활동 증진전략
Blair, S.N., Dunn, A.L., Marcus, B.H., Carpenter, R.A., & Jaret, P. (2011). *Active Living Every Day: Get activie with a proven step-by-step program* (2nd ed.). Champaign, IL: Human Kinetics.

신체활동 · 체력의 건강영향요인 정보
Bouchard, C., Shephard, R., & Stephens, T. (1993). *Physical activity, fitness, and health: International proceedings and consensus statement*. Champaign, IL: Human Kinetics.

지역사회중심 신체활동 활성화 전략
Centers for Disease Control. (2010). *Promoting physical activity: A guide for community action* (2nd ed.). Champaign, IL: Human Kinetics.

직장 내 신체활동 활성화 전략
Glaros, T.E. (1997). *Health promotion ideas that work: 84 proven activities for the workplace*. Champaign, IL: Human Kinetics.

신체활동 활성화 홍보전략
Marcus, B.H., Owen, N., Forsyth, L.H., Cavill, N.A. & Fridinger, F. (1998). Physical activity interventions using mass media, print media, and information technology. *American Journal of Preventive Medicine 15*(4), 362-378.

신체활동 측정
Measurement of physical activity [Special issue]. (2000). *Research Quarterly for Exercise and Sport, 71.*

신체활동과 건강

U.S. Department of Health and Human Services. (1996). *Physical activity and health: A report of the Surgeon General. Atlanta*, GA: Centers for Disease Control and Prevention, National Center for Chronic Disease Prevention and Health Promotion.

웹사이트

국내

체육포털: www.sportal.or.kr

- 체육 및 스포츠 캠페인, 스포츠 대회, 스포츠 강습, 체육시설 등

국민체육진흥공단: www.kspo.or.kr

- 국민체력100 : 운동 프로그램, 체력측정 및 평가, 체력인증센터 안내 등
- 스포츠바우처 : 저소득층 스포츠 강좌이용 지원 등

한국건강증진개발원: www.khealth.or.kr

- 신체활동 프로그램, 신체활동 상담매뉴얼, 신체활동 환경조성 가이드 등

한국스포츠정책과학원: www.sportal.or.kr

- 체육 및 스포츠 정책 연구 등

학생건강정보센터: www.schoolhealth.kr

- 학생 체력증진 프로그램, 학교스포츠클럽, 신체활동 프로그램, 학교체육시설, 관련 사이트 등

한국보건교육건강증진학회: www.khep.or.kr

- 신체활동증진 관련 연구자료 등

국외

국제보건기구(WHO): www.who.int

- 국제 신체활동 통계, 국제 신체활동 가이드라인, 신체활동 정책 관련 보고서 등

미국보건부: health.gov

- 미국 신체활동 가이드라인, 신체활동 캠페인, 신체활동 정책 전략 등

국제 건강증진교육협회: www.iuhpe.org

- 건강증진 전문가 양성, 건강증진관련 보고서 등

미국 운동의회: acefitness.org

- 건강증진 전문가 양성, 건강증진관련 보고서 등

참고문헌

1장

American College of Sports Medicine. (2000). *ACSM's guidelines for exercise testing and prescription* (6th ed.). Philadelphia, PA: Lippincott Williams & Wilkins.

Barnes, P.M., & Schoenborn, C.A. (2003). *Physical activity among adults: United States, 2000*. Atlanta, GA: U.S. Department of Health and Human Services, Centers for Disease Control and Prevention, National Center for Health Statistics.

Caspersen, C.J. (1989). Physical activity epidemiology: Concepts, methods, and applications to exercise science. *Exercise and Sport Sciences Reviews, 17,* 423-473.

DeBusk, R.F., Stenestrand, U., Sheehan, M., & Haskell, W.L. (1990). Training effects of long versus short bouts of exercise in healthy subjects. *American Journal of Cardiology, 65,* 1010-1013.

Ebisu, T. (1985). Splitting the distance of endurance running on cardiovascular endurance and blood lipids. *Japanese Journal of Physical Education, 30,* 37-43.

Fletcher, G.F., Blair, S.N., Blumenthal, J., Caspersen, C., Chaitman, B., Epstein, S., et al. (1992). *American Heart Association position statement on exercise.* Dallas: American Heart Association.

Haskell, W.L., Lee, I.M., et al. (2007). Physical activity and public health. Updated recommendation for adults from the American College of Sports Medicine and the American Heart Association. *Medicine and Science in Sports and Exercise, 39,* 1423-1434.

King, A.C., Haskell, W.L., Taylor, C.B., Kraemer, H.C., & DeBusk, R.F. (1991). Group vs. home-based exercise training in healthy older men and women. *Journal of the American Medical Association, 266,* 1535-1542.

Marcus, B.H., Lewis, B.A., Williams, D.M., Dunsiger, S.I., Jakicic, J.M., Whiteley, J.A., Albrecht, A.E., Napolitano, M.A., Bock, B.C., Tate, D.F., Sciamanna, C.A., & Parisi, A.F. (2007a). A comparison of Internet and print-based physical activity interventions. *Archives of Internal Medicine, 167*(9), 944-949.

Marcus, B.H., Lewis, B.A., Williams, D.M., Whiteley, J. A., Albrecht, A.E., Jakicic, J.M., Parisi, A.F., Hogan, J.W., Napolitano, M.A., & Bock, B.C. (2007). Step into motion: A randomized trial examining the relative efficacy of Internet vs. print-based physical activity interventions. *Contemporary Clinical Trials,* 28(6):737-47.

Marcus, B.H., Napolitano, M.A., King, A.C., Lewis, B.A., Whiteley, J.A., Albrecht, A., Parisi, A., Bock, B., Pinto, B., Sciamanna, C., Jakicic, J., & Papandonatos, G. (2007). Telephone versus print delivery of an individualized motivationally tailored physical activity intervention: Project STRIDE. *Health Psychology, 26,* 401-409.

Marcus, B.H., Napolitano, M.A., Lewis, B.A., King, A.C., Whiteley, J.A., Albrecht, A.E., Parisi, A.F., Pinto, B.M., Bock, B.C., Sciamanna, C.A., Jakicic, J.M., & Papandonatos, G.D. (2007b). Examination of print and telephone channels for physical activity promotion: Rationale, design, and baseline data from project STRIDE. *Contemporary Clinical Trials, 28*(1), 90-104.

Marcus, B.H., Nigg, C.R., Riebe, D., & Forsyth, L.H. (2000). Interactive communication strategies: Implications for population-based physical activity promotion. *American Journal of Preventive Medicine, 19*(2), 121-126.

Marcus, B.H., Williams, D.M., Dubbert, P.M., Sallis, J.R., King, A.C., Yancey, A.K., Franklin, B.A., Buchner, D., Daniels, S., & Claytor, R. (2006). Physical activity intervention studies: What we know and what we need to know. *Circulation, 114*(24), 2739-2752.

Nelson, M.E., Rejeski, W.J., Blair, S.N., Duncan, P.W., Judge, J.O., King, A.C., Macera, C.A., & Castaneda-Sceppa, C. (2007). Physical activity and public health in older adults. Recommendation from the American College of Sports Medicine and the American Heart Association. *Circulation, 116*(9):1094-105.

NIH Consensus Development Panel on Physical Activity and Cardiovascular Health: NIH Consensus Conference. (1996). Physical activity and cardiovascular health. *Journal of the American Medical Association, 276,* 241-246.

Pate, R.R., Pratt, M., Blair, S.N., Haskell, W.L., Macera, C.A., Bouchard, C., et al. (1995). Physical activity and public health: A recommendation from the Centers for Disease Control and Prevention and the American College of Sports Medicine. *Journal of the American Medical Association, 273,* 402-407.

Prochaska, J.O., & DiClemente, C.C. (1983). The stages and processes of self-change in smoking: Towards an integrative model of change. *Journal of Consulting and Clinical Psychology, 51,* 390-395.

U.S. Department of Health and Human Services. (1996). *Physical activity and health: A report of the Surgeon General.* Atlanta, GA: Centers for Disease Control and Prevention, National Center for Chronic Disease Prevention and Health Promotion.

U.S. Department of Health and Human Services. (2000). *Healthy People 2010.* Washington, DC: U.S. Department of Health and Human Services. *Healthy People 2010.* 2nd ed. With Understanding and Improving Health and Objectives for Improving Health. 2 vols. Washington, DC: U.S. Government Printing Office, November 2000.

U.S. Department of Health and Human Services & U.S. Department of Agriculture. (2005). *Dietary guidelines for Americans, 2005* (6th ed.). Washington, DC: U.S. Government Printing Office.

2장

Bandura, A. (1986). *Social foundations of thought and action: A social cognitive theory.* Englewood Cliffs, NJ: Prentice Hall.

Bandura, A. (1977). Self-efficacy: Toward a unifying theory of behavior change. *Psychological Reviews, 84,* 192-215.

Bandura, A. (1997). *Self-efficacy: The exercise of control.* New York: H. Freeman.

Dunn, A.L., Marcus, B.H., Kampert, J.B., Garcia, M.E., Kohl, H.W., III, & Blair, S.N. (1997). Reduction in cardiovascular disease risk factors: 6-month results from Project Active. *Preventive Medicine, 26,* 883-892.

Haskell, W.L., Lee, I.M., et al. (2007). Physical activity and public health. Updated recommendation for adults from the American College of Sports Medicine and the American Heart Association. *Medicine and Science in Sports and Exercise, 39,* 1423-1434.

Janis, I.L., & Mann, L. (1977). *Decision making: A psychological analysis of conflict, choice and commitment.* New York: Free Press.

Marcus, B.H., Bock, B.C., Pinto, B.M., Forsyth, L.H., Roberts, M.B., & Traficante, R.M. (1998). Efficacy of an individualized, motivationally-tailored physical activity intervention. *Annals of Behavioral Medicine, 20,* 174-180.

Marcus, B.H., Rossi, J.S., Selby, V.C., Niaura, R.S., & Abrams, D.B. (1992). The stages and processes of exercise adoption and maintenance in a worksite sample. *Health Psychology, 11,* 386-395.

Marcus, B.H., Selby, V.C., Niaura, R.S., & Rossi, J.S. (1992).Self-efficacy and the stages of exercise behavior change. *Research Quarterly for Exercise and Sport, 63,* 60-66.

Marcus, B.H., & Simkin, L.R. (1993). The stages of exercise behavior. *Journal of Sports Medicine and Physical Fitness, 33,* 83-88.

Prochaska, J.O. (1979). *Systems of psychotherapy: A transtheoretical analysis.* Homewood, IL: Dorsey Press.

Prochaska, J.O., & DiClemente, C.C. (1983). The stages and processes of self-change in smoking: Towards an integrative model of change. *Journal of Consulting and Clinical Psychology, 51,* 390-395.

Prochaska, J.O., DiClemente, C.C., & Norcross, J.C. (1992). In search of how people change: Applications to addictive behaviors. *American Psychologist, 47,* 1102-1114.

Prochaska, J.O., Velicer, W.F., DiClemente, C.C., & Fava, J. (1988). Measuring processes of change: Applications to the cessation of smoking. *Journal of Consulting and Clinical Psychology, 56,* 520-528.

Skinner, B.F. (1953). *Science and human behavior.* New York: Free Press.

U.S. Department of Health and Human Services. (1996). *Physical activity and health: A report of the Surgeon General.* Atlanta, GA: Centers for Disease Control and Prevention, National Center for Chronic Disease Prevention and Health Promotion.

3장

Badland, H., & Schofield, G. (2005). Transport, urban design, and physical activity: An evidence-based update. *Transport Research Part D, 10,* 177-196.

Bandura, A. (1986). *Social foundations of thought and action: A social cognitive theory.* Englewood Cliffs, NJ: Prentice Hall.

Bandura, A. (1997). *Self-efficacy: The exercise of control.* New York: W.H. Freeman and Co.

Bandura, A. (2001). Social cognitive theory: An agentic perspective. *Annual Review of Psychology, 52,* 1-26.

Brownell, K.D., Stunkard, A.J., & Albaum, J.M. (1980). Evaluation and modification of exercise patterns in the natural environment. *American Journal of Psychiatry, 137,* 1540-1545.

Epstein, L.H. (1998). Integrating theoretical approaches to promote physical activity. *American Journal of Preventive Medicine, 15,* 257-265.

Glanz, K., & Rimer, B.K. (1995). *Theory at a glance: A guide for health promotion practice.* Bethesda, MD: U.S. Department of Health and Human Services, Public Health Service, National Institutes of Health, and National Cancer Institute.

Humpel, N., Owen, N., & Leslie, E. (2002). Environmental factors associated with adults' participation in physical activity. *American Journal of Preventive Medicine, 22*(3), 188-199.

Janis, I.L., & Mann, L. (1977). *Decision making: A psychological analysis of conflict, choice, and commitment.* New York: Collier Macmillan.

King, A.C., Blair, S.N., Bild, D.E., Dishman, R.K., Dubbert, P.M., Marcus, B.H., et al. (1992). Determinants of physical activity and interventions in adults. *Medicine and Science in Sports and Exercise, 24,* S221-S223.

Lewis, B.A., Marcus, B.H., Pate, R.P., & Dunn, A.L. (2002). Psychosocial mediators of physical activity behavior among adults and children. *American Journal of Preventive Medicine, 23*(2S), 26-35.

Marcus, B.H., Rakowski, W., & Rossi, J.S. (1992). Assessing motivational readiness and decision-making for exercise. *Health Psychology, 11,* 257-261.

Marcus, B.H., Selby, V.C., Niaura, R.S., & Rossi, J.S. (1992). Self-efficacy and the stages of exercise behavior change. *Research Quarterly for Exercise and Sport, 63,* 60-66.

Marlatt, G.A., & Gordon, J.R. (1985). *Relapse prevention: Maintenance strategies in the treatment of addictive behaviors.* New York: Guilford Press.

McLeroy, K.R., Bibeau, D., Steckler, A., & Glanz, K. (1988). An ecological perspective on health promotion programs. *Health Education Quarterly, 15,* 351-377.

Paffenbarger, R.S., Hyde, R.T., Wing, A.L., & Hsieh, C. (1986). Physical activity, all-cause mortality, and longevity of college alumni. *New England Journal of Medicine, 314,* 605-613.

Saelens, B.E., & Epstein, L.H. (1998). Behavioral engineering of activity choice in obese children. *International Journal of Obesity, 22,* 275-277.

Saelens, B.E., & Epstein, L.H. (1999). The rate of sedentary activities determines the reinforcing value of physical activity. *Health Psychology, 18,* 655-659.

Sallis, J.F., Bauman, A., & Pratt, M. (1998). Environmental and policy interventions to promote physical activity. *American Journal of Preventive Medicine, 15,* 379-397.

Sallis, J.F., Hovell, L.M.R., Hofstetter, C.R., Faucher, P., Elder, J.P., Blanchard, J., et al. (1989). A multivariate study of determinants of vigorous exercise in a community sample. *Preventive Medicine, 18,* 20-34.

Skinner, B.F. (1953). *Science and human behavior.* New York: Free Press.

U.S. Department of Health and Human Services. (1996). *Physical activity and health: A report of the Surgeon General.* Atlanta, GA: Centers for Disease Control and Prevention, National Center for Chronic Disease Prevention and Health Promotion.

Wankel, L.M. (1984). Decision-making and social support strategies for increasing exercise involvement. *Journal of Cardiac Rehabilitation, 4,* 124-135.

4장

Bandura, A. (1986). *Social foundations of thought and action: A social cognitive theory.* Englewood Cliffs, NJ: Prentice Hall.

Bandura, A. (1997). *Self-efficacy: The exercise of control.* New York: W.H. Freeman.

Baranowski, T., Anderson, C., & Carmack, C. (1998). Mediating variable framework in physical activity interventions: How are we doing? How might we do better? *American Journal of Preventive Medicine, 14,* 266-297.

Baron, R.M., & Kenny, D.A. (1986). The moderator-mediator variable distinction in social psychological research: Conceptual, strategic, and statistical considerations. *Journal of Personality and Social Psychology, 51,* 1173-1182.

Bauman, A.E., Sallis, J.F., Dzewaltowski, D.A., & Owen, N. (2002). Toward a better understanding of the influences on physical activity: The role of determinants, correlates, causal variables, mediators, moderators, and confounders. *American Journal of Preventive Medicine, 23*(2S), 5-14.

Blair, S.N., Dunn, A.L., Marcus, B.H., Carpenter, R.A., & Jaret, P. (2001). *Active living every day.* Champaign, IL: Human Kinetics.

Brassington, G.S., Atienza, A.A., Perczek, R.E., DiLorenzo, T.M., & King, A.C. (2002). Intervention-related cognitive versus social mediators of exercise adherence in the elderly. *American Journal of Preventive Medicine, 23*(2S), 80-86.

Cohen, S., Mermelstein, R., Kamarck, T., & Hoberman, H.M. (1985). Measuring the functional components of social support. In I.G. Sarason & B.R. Sarason (Eds.), *Social support: Theory, research, and applications* (pp. 73-94). The Hague: Martinus Nijhoff.

Courneya, K.S., & McAuley, E. (1995). Cognitive mediators of the social influence-exercise adherence relationship: A test of the theory of planned behavior. *Journal of Behavioral Medicine, 18,* 499-515.

DiClemente, C.C., Prochaska, J.O., Fairhurst, S.K., Velicer, W.F., Rossi, J.J., & Velasquez, M. (1991). The process of smoking cessation: An analysis of precontemplation, contemplation, and preparation stages of change. *Journal of Consulting and Clinical Psychology, 59,* 295-304.

Dishman, R.K., Motl, R.W., Saunders, R., Felton, G., Ward, D.S., Dowda, M., & Pate, R.R. (2005). Enjoyment mediates effects of a school-based physical activity intervention. *Medicine and Science in Sports and Exercise, 37,* 478-487.

Dunn, A.L., Marcus, B.H., Kampert, J.B., Garcia, M.E., Kohl, H.W., & Blair, S.N. (1997). Reduction in cardiovascular disease risk factors: 6-month results from Project Active. *Preventive Medicine, 26,* 883-892.

Hallam, J., & Petosa, R. (1998). A worksite intervention to enhance social cognitive theory constructs to promote exercise adherence. *American Journal of Health Promotion, 13,* 4-7.

Janis, I.L., & Mann, L. (1977). *Decision making: A psychological analysis of conflict, choice, and commitment.* New York: Collier Macmillan.

Kendzierski, D., & DeCarlo, K.J. (1991). Physical activity enjoyment scale: Two validation studies. *Journal of Sport and Exercise Psychology, 13,* 50-64.

King, A.C., Stokols, D., Talin, B., Brassington, G.S., & Killingsworth, R. (2002). Theoretical approaches to the promotion of physical activity: Forging a transdisciplinary paradigm. *American Journal of Preventive Medicine, 23*(2S), 15-25.

Leslie, E., Owen, N., Salmon, J., Bauman, A., Sallis, J.F., & Kai Lo, S. (1999). Insufficiently active Australian college students: Perceived personal, social, and environmental influences. *Preventive Medicine, 28*, 20-27.

Lewis, B.A., Marcus, B.H., Pate, R.R., & Dunn, A.L. (2002). Psychosocial mediators of physical activity behavior among adults and children. *American Journal of Preventive Medicine, 23,* 26-35.

Lewis, B.A., Forsyth, L.H., Pinto, B.M., Bock, B.C., Roberts, M., & Marcus, B.H. (2006). Psychosocial mediators of physical activity in a randomized controlled intervention trial. *Journal of Sport and Exercise Psychology, 28,* 193-204.

Marcus, B.H., Bock, B.C., Pinto, B.M., Forsyth, L.H., Roberts, M., & Traficante, R. (1998). Efficacy of individualized, motivationally tailored physical activity intervention. *Annals of Behavioral Medicine, 20,* 174-180.

Marcus, B.H., & Owen, N. (1992). Motivational readiness, self-efficacy and decision making for exercise. *Journal of Applied Social Psychology, 22*(1), 3-16.

Marcus, B.H., Rakowski, W., & Rossi, J.S. (1992). Assessing motivational readiness and decision-making for exercise. *Health Psychology, 11,* 257-261.

Marcus, B.H., Rossi, J.S., Selby, V.C., Niaura, R.S., & Abrams, D.B. (1992). The stages and processes of exercise adoption and maintenance in a worksite sample. *Health Psychology, 11,* 386-395.

Marcus, B.H., Selby, V.C., Niaura, R.S., & Rossi, J.S. (1992). Self-efficacy and the stages of exercise behavior change. *Research Quarterly for Exercise and Sport, 63,* 60-66.

Miller, Y.D., Trost, S.G., & Brown, W.J. (2002). Mediators of physical activity behavior change among women with young children. *American Journal of Preventive Medicine, 23*(2S), 98-103.

Miller, Y.D., Trost, S.G., & Brown, W.J. (2006). Will you take care of the kids? Mediating effects of partner support in changing physical activity among women with young children. *American Journal of Preventive Medicine, 23*(2S), 98-103.

Nichols, J.F., Willman, E., Caparosa, S., Sallis, J.F., Calfas, K.J., & Rowe, R. (2000). Impact of a worksite behavioral skills intervention. *American Journal of Health Promotion, 14,* 218-221.

Oka, R., King, A.C., & Young, D.R. (1995). Sources of social support as predictors of exercise adherence in women and men ages 50-65 years. *Women Health Research and Gender Policy, 1*, 161-175.

Pinto, B.M., Lynn, H., Marcus, B.H., DePue, J., & Goldstein, M.G. (2001). Physician-based activity counseling: Intervention effects on mediators of motivational readiness for exercise. *Annals of Behavioral Medicine, 23,* 2-10.

Prochaska, J.O., & DiClemente, C.C. (1983). Stages and processes of self-change of smoking: Toward an integrative model of change. *Journal of Consulting and Clinical Psychology, 51,* 390-395.

Resnick, B., Zimmerman, S.I., Orwig, D., Furstenberg, A., & Magaziner, J. (2000). Outcome expectations for exercise scale: Utility and psychometrics. *Journal of Gerontology: Social Sciences, 55B*, S352-S356.

Rosen, C.S. (2000). Is the sequencing of change processes by stage consistent across health problems? A meta-analysis. *Health Psychology, 19,* 593-604.

Rovniak, L.S., Anderson, E.S., Winett, R.A., & Stephens, R.S. (2002). Social cognitive determinants of physical activity in young adults: A prospective structural equation analysis. *Annals of Behavioral Medicine, 24*, 149-156.

Sallis, J.F., Calfas, K.J., Alcaraz, J.E., Gehrman, C., & Johnson, M.F. (1999). Potential mediators of change in a physical activity promotion course of university students: Project GRAD. *Annals of Behavioral Medicine, 21,* 149-158,

Sallis, J.F., Grossman, R.M., Pinski, R.B., Patterson, T.L., & Nader, P.R. (1987). The development of scales to measure social support for diet and exercise behaviors. *Preventive Medicine, 16*, 825-836.

Sallis, J.F., Pinski, R.B., Grossman, R.M., Patterson, T.L., & Nader, P.R. (1988). The development of self-efficacy scales for health-related diet and exercise behaviors. *Health Education Research, 3*(3), 283-292.

Sarason, I.G., & Sarason, B.R. (1985). *Social support: Theory, research, and applications.* The Hague: Martinus Nijhoff.

Steinhardt, M.A., & Dishman, R.K. (1989). Reliability and validity of expected outcomes and barriers for habitual physical activity. *Journal of Occupational Medicine, 31,* 536-546.

Stevens, M., Lemmink, K.A., de Greef, M.H., & Rispens, P. (2000). Gronigen Active Living Model (GALM): Stimulating physical activity in sedentary older adults; first results. *Preventive Medicine, 31,* 547-553.

Stoddard, A.M., Palombo, R., Troped, P.J., Sorensen, G. & Will, J.C. (2004). Cardiovascular disease risk reduction: The Massachusetts WISEWOMAN project. *Journal of Women's Health* (Larchmont), *13*(5), 539-546.

U.S. Department of Health and Human Services. (1996). *Physical activity and health: A report of the Surgeon General.* Atlanta, GA: Centers for Disease Control and Prevention, National Center for Chronic Disease Prevention and Health Promotion.

Wankel, L.M. (1993). The importance of enjoyment to adherence and psychological benefits from physical activity. *International Journal of Sport Psychology, 24,* 151-169.

Williams, D.M., Anderson, E.S., & Winett, R.A. (2005). A review of the outcome expectancy construct in physical activity research. *Annals of Behavioral Medicine, 29,* 70-79.

Williams, D.M., Papandonatos, G.D., Napolitano, M.A., & Lewis, B.A. (2006). Perceived enjoyment moderates the efficacy of an individually tailored physical activity intervention. *Journal of Sports and Exercise Psychology, 28,* 300-309.

5장

American Heart Association. (1984a). *Dancing for a healthy heart.* Dallas: Author.

American Heart Association. (1984b). *Running for a healthy heart.* Dallas: Author.

American Heart Association. (1984c). *Swimming for a healthy heart.* Dallas: Author.

American Heart Association. (1984d). *Walking for a healthy heart.* Dallas: Author.

American Heart Association. (1989). *Cycling for a healthy heart.* Dallas: Author.

Barnes, P.M., & Schoenborn, C.A. (2003). *Physical activity among adults: United States, 2000.* Advance data from vital and health statistics; no. 333. Hyattsville, MD: National Center for Health Statistics, 2003.

Bock, B.C., Marcus, B.H., Pinto, B., & Forsyth, L. (2001). Maintenance of physical activity following an individualized motivationally tailored intervention. *Annals of Behavioral Medicine, 23,* 79-87.

Dishman, R.K. (1994). *Advances in exercise adherence.* Champaign, IL: Human Kinetics.

Dunn, A.L., Garcia, M.E., Marcus, B.H., Kampert, J.B., Kohl, H.W., & Blair, S.N. (1998). Six-month physical activity and fitness changes in Project Active: A randomized trial. *Medicine and Science in Sports and Exercise, 30,* 1076-1083.

Dunn, A.L., Marcus, B.H., Kampert, J.B., Garcia, M.E., Kohl, H.W., III, & Blair, S.N. (1999). Comparison of lifestyle and structured interventions to increase physical activity and cardio-respiratory fitness: A randomized trial. *Journal of the American Medical Association, 281,* 327-334.

Fletcher, G.F., Blair, S.N., Blumenthal, J., Casperson, C., Chaitman, B., Epstein, S., et al. (1992). *American Heart Association position statement on exercise.* Dallas: American Heart Association.

Haskell, W.L., Lee, I.M., et al. (2007). Physical activity and public health. Updated recommendation for adults from the American College of Sports Medicine and the American Heart Association. *Medicine and Science in Sports and Exercise, 39,* 1423-1434.

Madden M. (2006). Reports: Internet evolution: Internet penetration and impact. PEW Internet and American Life Project. Retrieved August 9, 2006, from www.pewinternet.org/PPF/r/182/report_display.asp.

Marcus, B.H., Banspach, S.W., Lefebvre, R.C., Rossi, J.S., Carleton, R.A., & Abrams, D.B. (1992). Using the stages of change model to increase the adoption of physical activity among community participants. *American Journal of Health Promotion, 6,* 424-429.

Marcus, B.H., Bock, B.C., Pinto, B.M., Forsyth, L.H., Roberts, M.B., & Traficante, R.M. (1998). Efficacy of an individualized, motivationally-tailored physical activity intervention. *Annals of Behavioral Medicine, 20,* 174-180.

Marcus, B.H., Dubbert, P.M., Forsyth, L.H., McKenzie, T.L., Stone, E.J., Dunn, A.L., & Blair, S.N. (2000). Physical activity behavior change: Issues in adoption and maintenance. *Health Psychology, 19*(1), 32-41.

Marcus, B.H., Emmons, K.M., Simkin-Silverman, L.R., Linnan, L.A., Taylor, E.R., Bock, B.C., et al. (1998). Evaluation of motivationally tailored vs. standard self-help physical activity interventions at the workplace. *American Journal of Health Promotion, 12,* 246-253.

Marcus, B.H., Lewis, B.A., Williams, D.M., Dunsiger, S.I., Jakicic, J.M., Whiteley J.A., Albrecht, A.E., Napolitano, M.A., Bock, B.C., Tate, D.F., Sciamanna, C.A., & Parisi, A.F. (2007a). A comparison of Internet and print-based physical activity interventions. *Archives of Internal Medicine, 167*(9), 944-949.

Marcus, B.H., Lewis, B.A., Williams, D.M., Whiteley, J. A., Albrecht, A.E., Jakicic, J.M., Parisi, A.F., Hogan, J.W., Napolitano, M.A., & Bock, B.C. (2007b). Step Into Motion: A randomized trial examining the relative efficacy of Internet vs. print-based physical activity interventions. *Contemporary Clinical Trials, 28*(6), 737-747.

Marcus, B.H., Napolitano, M.A., King, A.C., Lewis, B.A., Whiteley, J.A., Albrecht, A.E., Parisi, A.F., Bock, B.C., Pinto, B.M., Sciamanna, C., Jakicic, J.M., & Papandonatos, G.D. (2007). Telephone versus print delivery of an individualized motivationally-tailored physical activity intervention: Project STRIDE. *Health Psychology, 26*(4), 401-409.

Marcus, B.H., Napolitano, M.A., Lewis, B.A., King, A.C., Whiteley, J.A., Albrecht, A.E., Parisi, A.F., Pinto, B.M., Bock, B.C., Sciamanna, C.A., Jakicic, J.M., & Papandonatos, G.D. (2007). Examination of print and telephone channels for physical activity promotion: Rationale, design, and baseline data from project STRIDE. *Contemporary Clinical Trials, 28*(1), 90-104.

Pate, R.R., Pratt, M., Blair, S.N., Haskell, W.L., Macera, C.A., Bouchard, C., et al. (1995). Physical activity and public health: A recommendation from the Centers for Disease Control and Prevention and the American College of Sports Medicine. *Journal of the American Medical Association, 273,* 402-407.

U.S. Department of Health and Human Services. *Healthy People 2010.* 2nd ed. With Understanding and Improving Health and Objectives for Improving Health. 2 vols. Washington, DC: U.S. Government Printing Office, November 2000.

U.S. Department of Health and Human Services. (1996). *Physical activity and health: A report of the Surgeon General.* Atlanta, GA: Centers for Disease Control and Prevention, National Center for Chronic Disease Prevention and Health Promotion.

6장

A collection of physical activity questionnaires for health-related research. (1997). *Medicine and Science in Sports and Exercise, 29*(Suppl. 6).

Borg, G. (1998). *Perceived exertion and pain scales.* Champaign, IL: Human Kinetics.

Haskell, W.L., Lee, I., Pate, R.R., Powell, K.E., Blair, S.N., Franklin, B.A., Macera, C.A., Heath, G.W., Thompson, P.D., & Bauman, A. (2007). Physical activity and public health: Updated recommendation for adults from the American College of Sports Medicine and the American Heart Association. *Medicine and Science in Sports and Exercise* [Special report], 1423-1434.

Heyward, V.H. (2006). *Advanced fitness assessment and exercise prescription* (5th ed.). Champaign, IL: Human Kinetics.

Marcus, B.H., & Simkin, L.R. (1993). The stages of exercise behavior. *Journal of Sports Medicine and Physical Fitness, 33,* 83-88.

Measurement of physical activity [Special issue]. (2000). *Research Quarterly for Exercise and Sport, 71.*

Welk, G.J., Differding, J.A., Thompson, R.W., Blair, S.N., Dziura, J., & Hart, P. (2000). The utility of the Digi-Walker step counter to assess daily physical activity patterns. *Medicine and Science in Sports and Exercise 32*(9), S481-S488.

7장

Blair, S.N., Dunn, A.L., Marcus, B.H., Carpenter, R.A., & Jaret, P. (2001). *Active living every day.* Champaign, IL: Human Kinetics.

Physical Activity Readiness Questionnaire (PAR-Q) © 2002. Canadian Society for Exercise Physiology. http://www.csep.ca.

8장

Bandura, A. (1986). *Social foundations of thought and action: A social cognitive theory.* Englewood Cliffs, NJ: Prentice Hall.

Bandura, A. (1997). *Self-efficacy: The exercise of control.* New York: W.H. Freeman and Co.

Blair, S.N., Dunn, A.L., Marcus, B.H., Carpenter, R.A., & Jaret, P. (2001). *Active living every day.* Champaign, IL: Human Kinetics.

Dunn, A.L., Garcia, M.E., Marcus, B.H., Kampert, J.B., Kohl, H.W., & Blair, S.N. (1998). Six-month physical activity and fitness changes in Project Active, a randomized trial. *Medicine and Science in Sports and Exercise, 30,* 1076-1083.

Dunn, A.L., Marcus, B.H., Kampert, J.B., Garcia, M.E., Kohl, H.W., III, & Blair, S.N. (1997). Reduction in cardiovascular disease risk factors: 6-month results from Project Active. *Preventive Medicine, 26,* 883-892.

Dunn, A.L., Marcus, B.H., Kampert, J.B., Garcia, M.E., Kohl, H.W., III, & Blair, S.N. (1999). Project Active: A 24-month randomized trial to compare lifestyle and structured physical activity interventions. *Journal of the American Medical Association, 281,* 327-334.

Haskell, W. L., Lee, I.M., et al. (2007). Physical activity and public health. Updated recommendation for adults from the American College of Sports Medicine and the American Heart Association. *Medicine and Science in Sports and Exercise, 39,* 1423-1434.

Marcus, B.H., Banspach, S.W., Lefebvre, R.C., Rossi, J.S., Carleton, R.A., & Abrams D.B. (1992). Using the stages of change model to increase the adoption of physical activity among community participants. *American Journal of Health Promotion, 6,* 424-429.

Marcus, B.H., Bock, B.C., Pinto, B.M., Forsyth, L.H., Roberts, M., & Traficante, R. (1998). Efficacy of individualized, motivationally tailored physical activity intervention. *Annals of Behavioral Medicine, 20,* 174-180.

Marcus, B.H., Emmons, K.M., Simkin-Silverman, L.R., Linnan, L.A., Taylor, E.R., Bock, B.C., et al. (1998). Evaluation of stage-matched versus standard self-help physical activity interventions at the workplace. *American Journal of Health Promotion, 12,* 246-253.

Marcus, B.H., Lewis, B.A., Williams, D.M., Dunsiger, S.I., Jakicic, J.M., Whiteley J.A., Albrecht A.E., Napolitano M.A., Bock, B.C., Tate, D.F., Sciamanna C.A., & Parisi, A.F. (2007). A comparison of Internet and print-based physical activity interventions. *Archives of Internal Medicine, 167*(9), 944-949.

Marcus, B.H., Napolitano, M.A., King, A.C., Lewis, B.A., Whiteley, J.A., Albrecht, A.E., Parisi, A.F., Bock, B.C., Pinto, B.M., Sciamanna, C., Jakicic, J.M., & Papandonatos, G.D. (2007). Telephone versus print delivery of an individualized motivationally-tailored physical activity intervention: Project STRIDE. *Health Psychology, 26*(4), 401-409.

Pate, R.R., Pratt, M., Blair, S.N., Haskell, W.L., Macera, C.A., Bouchard, C., et al. (1995). Physical activity and public health: A recommendation from the Centers for Disease Control and Prevention and the American College of Sports Medicine. *Journal of the American Medical Association, 273,* 402-407.

Prochaska, J.O., & DiClemente, C.C. (1983). The stages and processes of self-change in smoking: Towards an integrative model of change. *Journal of Consulting and Clinical Psychology, 51,* 390-395.

Rinne, M., & Toropainen, E. (1998). How to lead a group: Practical principles and experiences of conducting a promotional group in health-related physical activity. *Patient Education and Counseling, 33,* S69-S76.

U.S. Department of Health and Human Services. (1996). *Physical activity and health: A report of the Surgeon General.* Atlanta, GA: Centers for Disease Control and Prevention, National Center for Chronic Disease Prevention and Health Promotion.

9장

Chan, C.B., Ryan, D.A., & Tudor-Locke, C. (2004). Health benefits of a pedometer-based physical activity intervention in sedentary workers. *Preventive Medicine, 39,* 1215-1222.

Dishman, R.K., Oldenburg, B., O'Neal, H., & Shephard, R.J. (1998). Worksite physical activity interventions. *American Journal of Preventive Medicine, 15,* 344-361.

Glaros, T.E. (1997). *Health promotion ideas that work: 84 proven activities for the workplace.* Champaign, IL: Human Kinetics.

Marcus, B.H., Emmons, K.M., Simkin-Silverman, L.R., Linnan, L.A., Taylor, E.R., Bock, B.C., et al. (1998). Evaluation of stage-matched versus standard self-help physical activity interventions at the workplace. *American Journal of Health Promotion, 12,* 246-253.

Marshall, A.L., Owen, N., & Bauman, A.E. (2004). Mediated approaches for influencing physical activity: Update of the evidence on mass media, print, telephone and website delivery of interventions. *Journal of Science in Medicine and Sport, 7*(Suppl.), 74-80.

Proper, K.I., Hildebrandt, V.H., Van der Beek, A.J., Twisk, J.W., & Van Mechelen, W. (2003). Effect of individual counseling on physical activity fitness and health: A randomized controlled trial in a workplace setting. *American Journal of Preventive Medicine, 24,* 218-226.

Sharratt, M.T., & Cox, M. (1988). Employee fitness: State of the art. *Canadian Journal of Public Health, 79,* S40-S43.

Shephard, R.J. (1992). A critical analysis of work-site fitness programs and their postulated economic benefits. *Medicine and Science in Sports and Exercise,24,* 354-370.

U.S. Department of Health and Human Services. (1993). *1992 national survey of worksite health promotion activities.* Washington, DC: U.S. Government Printing Office.

U.S. Department of Health and Human Services, Public Health Service, Centers for Disease Control and Prevention, National Center for Chronic Disease Prevention and Health Promotion, & Division of Nutrition and Physical Activity. (1999). *Promoting physical activity: A guide for community action.* Champaign, IL: Human Kinetics.

Wanzel, R.S. (1994). Decades of worksite fitness programmes: Progress or rhetoric? *Sports Medicine, 17,* 324-337.

10장

Abrams, D.B. (1991). Conceptual models to integrate individual and public health interventions: The example of the workplace. In *Proceedings of the International Conference on Promoting Dietary Change in Communities* (pp. 170-190). Seattle: Fred Hutchinson Cancer Research Center.

Calfas, K.J., Sallis, J.F., Zabinski, M.F., et al. (2002). Preliminary evaluation of a multi-component program for nutrition and physical activity change in primary care: PACE+ for adults. *Preventive Medicine 34*(2), 153-161.

Cardinal, B.J., & Sachs, M.L. (1996). Effects of mail-mediated, stage-matched exercise behavior change strategies on female adults' leisure-time exercise behavior. *Journal of Sports Medicine and Physical Fitness, 36,* 100-107.

Dishman, R.K., & Buckworth, J. (1996). Increasing physical activity: A quantitative synthesis. *Medicine and Science in Sports and Exercise, 28,* 706-719.

Fox, S. (2006): Most internet users start at a search engine when looking for health information online. Very few check the source and date of the information they find. The PEW Internet & American Life Project. Available at www.pewinternet.org. October 29, 2006.

Heath, G.W., Brownson, R.C., Kruger, J., Miles, R., Powell, K.E., Ramsey, C.T., & the Task Force on Community Preventive Services (2006). The effectiveness of urban design and land use and transport policies and practices to increase physical activity: A systematic review. *Journal of Physical Activity and Health, 3*(Suppl. 1), S55-S76t.

Humpel, N., Owen, N., & Leslie, E. (2002). Environmental factors associated with adults' participation in physical activity: A review. *American Journal of Preventive Medicine, 22,* 188-199.

Jacobs, A.D., Ammerman, A.S., Ennett, S.T., Campbell, M.K., Tawney, K.W., Aytur, S.A., Marshall, S.W., Will, J.C., & Rosamond, W.D. (2004). Effects of a tailored follow-up intervention on health behaviors, beliefs, and attitudes. *Journal of Women's Health* (Larchmont), *13*(5), 557-568.

Kahn, E.B., Ramsey, L.T., Brownson, R.C., Heath, G.W., Howze, E.H., Powell, K.E., Stone, E.J., Rajab, M.W., & Corso, P. (2002). The effectiveness of interventions to increase physical activity: A systematic review. *American Journal of Preventive Medicine, 22,* 73-107.

King, A.C. (1998). How to promote physical activity in the community: Research experiences from the U.S. highlighting different community approaches. *Patient Education and Counseling, 33,* S3-S12.

King, A.C., Friedman, R., Marcus, B.H., Castro, C., Forsyth, L.H., Napolitano, M., et al. (2002). Harnessing motivational forces in the promotion of physical activity: The Community Health Advice by Telephone (CHAT) project. *Health Education Research* [Special issue], *17*(5), 627-636.

King, A.C., Friedman, R.H., Marcus, B.H., Castro, C., Napolitano, M., Ahn, D., & Baker, L. (2007). Ongoing physical activity advice by humans versus computers: The Community Health Advice by Telephone (CHAT) trial. *Health Psychology, 26*(6):718-727.

King, A.C., Haskell, W.L., Taylor, C.B., Kraemer, H.C., & DeBusk, R.F. (1991). Group vs. home-based exercise training in healthy older men and women. *Journal of the American Medical Association, 266,* 1535-1542.

King, A.C., Taylor, C.B., Haskell, W.L., & DeBusk, R.F. (1988). Strategies for increasing early adherence to and long-term maintenance of home-based exercise training in healthy middle-aged men and women. *American Journal of Cardiology, 61,* 628-632.

Kotler, P., & Zaltman, G. (1971). Social marketing: An approach to planned social change. *Journal of Marketing, 35,* 3-12.

Luepker, R.V., Murray, D.M., Jacobs, D.R., Jr., & Mittelmark, M.B. (1994). Community education for cardiovascular disease prevention: Risk factor changes in the Minnesota Heart Health Program. *American Journal of Public Health, 84,* 1383-1393.

Madden, M. (2006). Reports: Internet evolution. Internet penetration and impact. Pew Internet and American Life Project. Retrieved May 9, 2007, from www.pewinternet.org/PPF/r/182/report_display.asp.

Madden M, & Rainie, L. (2003): America's online pursuits: The changing picture of who's online and what they do. The Pew Internet & American Life Project. Available at www.pewinternet.org. December 28, 2003.

Marcus, B.H., Banspach, S.W., Lefebvre, R.C., Rossi, J.S., Carleton, R.A., & Abrams, D.B. (1992). Using the stages of change model to increase the adoption of physical activity among community participants. *American Journal of Health Promotion, 6,* 424-429.

Marcus, B.H., Bock, B.C., Pinto, B.M., Forsyth, L.H., Roberts, M., & Traficante, R. (1998). Efficacy of individualized, motivationally tailored physical activity intervention. *Annals of Behavioral Medicine, 20,* 174-180.

Marcus, B.H., Emmons, K.M., Simkin-Silverman, L.R., Linnan, L.A., Taylor, E.R., Bock, B.C., et al. (1998). Evaluation of stage-matched versus standard self-help physical activity interventions at the workplace. *American Journal of Health Promotion, 12,* 246-253.

Marcus, B.H., Lewis, B.A., Williams, D.M., Dunsiger, S I., Jakicic, J.M., Whiteley J.A., Albrecht, A.E., Napolitano, M.A., Bock, B.C., Tate, D.F., Sciamanna, CA., & Parisi, A.F. (2007). A comparison of Internet and print-based physical activity interventions. *Archives of Internal Medicine, 167*(9), 944-949.

Marcus, B.H., Napolitano, M.A., King, A.C., Lewis, B.A., Whiteley, J.A., Albrecht, A.E., Parisi, A.F., Bock, B.C., Pinto, B.M., Sciamanna, C., Jakicic, J.M., & Papandonatos, G.D. (2007). Telephone versus print delivery of an individualized motivationally-tailored physical activity intervention: Project STRIDE. *Health Psychology, 26*(4), 401-409.

Marcus, B.H., Nigg, C.R., Riebe, D., & Forsyth, L.H. (2000). Interactive, preventive communication strategies: A proactive approach for reaching out to large populations. *American Journal of Health Promotion, 19*(2), 121-126.

Marcus, B.H., Owen, N., Forsyth, L.H., Cavill, N.A., & Fridinger, F. (1998). Physical activity interventions using mass media, print media, and information technology. *American Journal of Preventive Medicine, 15,* 362-378.

Marshall, A.L., Owen, N., & Bauman, A.E. (2004). Mediated approaches for influencing physical activity: Update of the evidence on mass media, print, telephone and website delivery of interventions. *Journal of Science, Medicine, & Sport, 7*(Suppl.), 74-80.

McLeroy, K.R., Bibeau, D., Steckler, A., & Glanz, K. (1998). An ecological perspective on health promotion programs. *Health Education Quarterly, 15,* 351-377.

Pinto, B.M., Friedman, R., Marcus, B., Ling, T., Tennstedt, S., and Gillman, M. (2000) Physical activity promotion using a computer-based telephone counseling system. *Annals of Behavioral Medicine, 22,* S212 (abstr.).

Rees, T. (2005). More Americans going online looking for health information. *Profiles in Healthcare Marketing, 21*(4), 2.

Staten, L.K., Gregory-Mercado, K.Y., Ranger-Moore, J., Will, J.C., Giuliano, A.R., Ford, E.S., & Marshall, J. (2004). Provider counseling, health education, and community health workers: The Arizona WISEWOMAN project. *Journal of Women's Health* (Larchmont), *13*(5), 547-556.

Stoddard, A.M., Palombo, R., Troped, P.J., Sorensen, G., & Will, J.C. (2004). Cardiovascular disease risk reduction: The Massachusetts WISEWOMAN project. *Journal of Women's Health* (Larchmont), *13*(5), 539-546.

U.S. Department of Health and Human Services, Public Health Service, Centers for Disease Control and Prevention, National Center for Chronic Disease Prevention and Health Promotion, & Division of Nutrition and Physical Activity. (1999). *Promoting physical activity: A guide for community action.* Champaign, IL: Human Kinetics.

Will, J.C., Farris, R.P., Sander, C.G., Stockmyer, C.K., & Finklestein, E.A. (2004). Health promotion interventions for disadvantaged women: Overview of the WISEWOMAN projects. *Journal of Women's Health* (Larchmont), *13*(5), 484-502.

Young, D.R., Haskell, W.L., Taylor, C.B., & Fortmann, S.P. (1996). Effect of community health education on physical activity knowledge, attitudes, and behavior. *American Journal of Epidemiology, 144,* 264-274.

찾아보기

ㄱ

개인 상담 98
개입전략 14
걷기 테스트 77
격려적 지원 42
결과 기대 43
고객맞춤형 사업 48
관심단계 12, 101
그룹 상담 122
그룹 활동 124

ㄴ

내딛기 프로젝트 54

ㄷ

단계 맞춤식 자료 141
대상자 선택 139
대화 검사 64
도구적 지원 41
동기부여 변화단계모형 9, 11
동기부여 준비 138

ㅁ

맞춤식(형) 프로그램 164
메시지 개발 163
목표 심박수 64
무관심단계 12, 98
미디어 165

ㅂ

범지역적 신체활동 49
변화의 과정 15, 17, 40
변화의 과정 측정하기 39
변화준비 19
보수계 69
분류요소 45

ㅅ

사업장 신체활동 프로그램 136
사업장 프로그램 137
사회생태적 모형 29
사회인지이론 27
사회적 네트워크 161
사회적 지원 41
사회적 지지 186
상호결정론 27
선별식 접근 방법 163
설문지 181
신체활동 6, 22
신체활동 경력 190
신체활동 권고기준 6
신체활동 권장기준 4
신체활동 사업 8
신체활동 시간 69
신체활동 실천 목표 119
신체활동의 유익 4
신체활동적 생활 4
신체활동 준비 설문지 84
신체활동 즐김 척도 189
신체활동 증진가들 8

ㅇ

안정시 심박수 76
운동 7
운동결과 기대 188
운동 자각 65
운동 훈련 8
움직임 속으로 55, 166
월드와이드웹 166
유지단계 13, 109
의사결정 균형 24, 42, 187
의사결정이론 24
의사소통 채널 176
인센티브 145
인센티브 부여 144
인지적 과정 16
인터넷 166
일상적 신체활동 7
일시적 중단 31

ㅈ

자신감 92
자신감(자아효능감) 185
자아효능감 27, 40
자연적 보상 23
적응 22
전화 165
정보유형 174
정보의 유형 176
정보적 지원 41
정보형태 169
정서적 지원 42
정책 및 조례 161
준비단계 12, 104
중강도 신체활동 5
중개요소 46
중개요인 36
중단고착효과 31
지역사회 158
지역사회 규범 161
지역사회의 지원 175, 177
지역사회 캠페인 158
직장 프로그램 50

ㅊ

체력 7
체력 평가 78
초기단계 근로자 144

ㅋ

커뮤니티 기반 연구 52

ㅌ

퇴보방지 모형 30

ㅍ

표적 대상 141
프린터 165

ㅎ

학습이론 23
행동단계 13, 106
행동 목표 161
행사기획 143
행위적 과정 16, 17
행태선택이론 25
헬스프로모터 140
환경 161
환경적 영향인자 30
활동적 프로젝트 53, 114, 120
효과적 중개요인 37
효율성 평가 123

기타

IDEA 기법 89
Project STRIDE 54
Step Into Motion 55, 166
Use the Talk Test 64